“十二五”制药类、生物技术类、药学类高职高专规划教材

U0267131

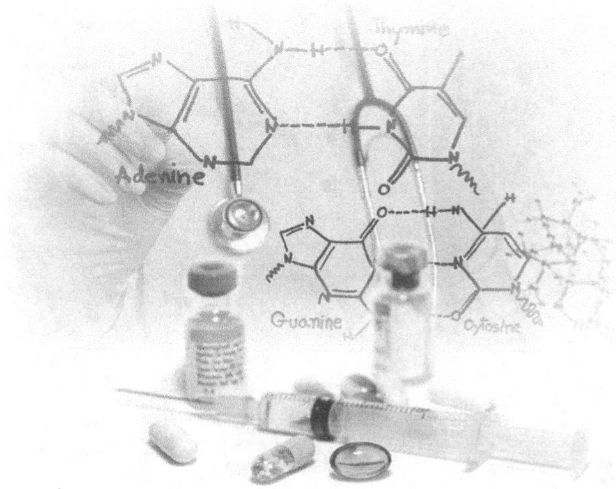

药物分析检测技术

YAOWU FENXI JIANCE JISHU

揭 晶◎主编

长江出版传媒 湖北科学技术出版社

图书在版编目（CIP）数据

药物分析检测技术 / 揭晶主编. 一武汉：湖北科学技术出版社, 2014.2（2021.12 重印）

ISBN 978-7-5352-6347-6

Ⅰ. ①药… Ⅱ. ①揭… Ⅲ. ①药物分析②药物一检测Ⅳ. ①R917 ②R927.1

中国版本图书馆 CIP 数据核字(2013)第 293028 号

责任编辑：冯友仁　　封面设计：戴　旻

出版发行：湖北科学技术出版社　　电话：027-87679447
地　　址：武汉市雄楚大街 268 号　　邮编：430070
（湖北出版文化城 B 座 13-14 层）
网　　址：http://www.hbstp.com.cn

印　　刷：武汉图物印刷有限公司　　邮编：430070

787mm ×1092mm　1/16　13.5 印张　350 千字
2016 年 8 月第 1 版　　2021 年 12 月第 8 次印刷
定价：40.00 元

本书如有印装质量问题 可找承印厂更换

前　言

药物分析是我国高等学校药学专业中规定设置的一门专业主干课程，是整个药学学科中的一个重要组成部分。它是一门综合性较强的应用学科，主要采用化学、物理化学或生物化学等的方法和技术，研究化学合成药物和结构已知的天然药物及其制剂的组成、理化性质、真伪鉴别、纯度检查以及有效成分的含量测定等，同时也涉及生化药物、基因工程药物以及中药制剂的质量控制。所以，药物分析是研究和发展药品质量控制的一门方法性学科。

药物分析课程是在有机化学、分析化学、药物化学以及其他有关课程的基础上开设的。学生学习药物分析，应该具有强烈的药品质量观念，综合运用所学的知识，始终围绕药品质量问题，研究控制药品质量的内在规律和方法，以及探索提高药品质量的有效途径。学习药物分析的整个过程中，应紧紧围绕药品质量，在理解记忆、分析归纳的前提下，综合运用所学的知识和技能，研究和探索解决药品质量问题的新思路、新途径和新方法。

本书主要内容包括药物分析的基本知识、药物检验工作的基本程序、各类常见药物的化学结构、理化性质和质量分析方法。本教材以常用的分析方法为主线，以典型的药物分析为示例，注重讲解每类药物的鉴别、检查和含量测定方法，培养学生的实际操作能力。

本教材在编写时力求适合制药专业的培养目标，注重内容的实用性、科学性、先进性，可作为高等学校制药及相关专业课程教材，也可供质量检验部门及有关科研人员参考使用。

参加本教材编写的人员有：武汉生物工程学院的揭晶（第一章至第十五章，字数总计 15 万字以上）、武汉生物工程学院的王随华（实训项目）。全书由揭晶通读审阅定稿。

本书在编写过程中得到了参编单位有关教师的协助与支持，在此一并表示衷心的感谢。由于编者水平有限，书中如有不妥及疏漏之处，希望读者在使用过程中提出宝贵意见。

编者

2014 年 1 月

目　录

第一章 绪 论

章节要点

1.掌握 药品质量标准的概念及药品检验工作的基本程序。

2.熟悉 药物分析的性质和任务。

3.了解 常见的国内外药典概况。

第一节 药物分析的性质和任务

一、药物分析的性质

药品，是指用于预防、治疗和诊断人的疾病，有目的地调节人的生理功能，并规定有功能主治或适应证和用法用量的物质，是一种关系人民身体健康的特殊商品，包括化学药品、生物制品、中药材和中成药等。药品质量的优劣，直接影响到预防与治疗的效果和人民的生命安危。因此，加强药品质量监督，确保人民群众用药安全、有效，是我们每个药学工作者的神圣职责。

药品质量的内涵包括：药品的真伪、纯度及品质优良度，最终应体现在临床应用中的有效性和安全性。有效性是药物发挥治疗效果的前提，疗效不确切或无效，也就失去了作为药物的作用；安全性则是保证药物在发挥其对机体作用的同时，没有或少有不良的副作用。安全性和有效性是相辅相成、相互制约的两个方面，它们受到药物纯度、制剂的生物利用度或生物等效性的影响。评价一种药物的质量优劣，不仅要从其生产、供应、贮藏及调配等方面入手，而且要深入到药品临床使用过程中，掌握其在人体内的吸收、分布、代谢及消除的规律。因此，保证人们能够使用高质、有效和安全的药品，是每一位药物分析工作者的职责。药物分析就是一门研究和发展药品全面质量控制的科学方法。

药物分析是研究检测药物的性状、鉴定药物的化学组成、检查药物的杂质限量以及测定药物组分含量的原理和方法的一门应用型学科，它是药学科学领域中的一门重要分支。药物分析所采用的方法主要是化学分析法、仪器分析法、生物化学法，也涉及物理常数测定法。

二、药物分析的任务

药物分析研究的对象是药物，它包括化学结构已经明确的天然药物和合成药物及其制剂，也包括合成药物的原料、中间体和副产品及药物的降解产物和体内代谢产物等。

药物分析的主要任务是根据药品质量标准的规定及药品生产管理规范的有关规定，

全面控制药品生产质量，保证药品的安全性和有效性。为了全面控制药品的质量，药物分析工作者应与生产单位紧密配合，积极开展药物及其在生产过程中的质量控制，严格控制中间体的质量，并研究影响药品质量的主要工艺流程，从而优化生产工艺条件，促进生产和提高质量。药物分析工作者也应与经营管理部门密切协作，注意药物在贮藏过程中的质量与稳定性考察，以便采取科学合理的贮藏条件和管理方法，保证药品的质量。

从药物研究的角度来看，在新药研制开始，如化学合成原料药和生化药物的纯度测定、中药提取物中有效化学成分的测定等，离不开作为重要研究手段的高分离效能、高灵敏度的分析方法。在研究药物的吸收、分布、代谢过程中，以及研究药物的作用特性和作用机制时，都会对药物分析提出各种各样的任务和要求，都需要药物分析工作者的密切协作和配合。从方法学的角度来看，不断改进和提高现有的药物分析技术，不断创立新的药物分析方法，以满足生产和科研的需求，也是药物分析的任务。

总之，药物分析的任务，已不再仅仅是静态的实验常规检验，而是要运用现代分析的方法和技术，深入到药品生产工艺流程、反应历程、生物体内代谢过程和综合评价的动态分析监控中。

第二节 药品质量标准

对任何物质进行定性定量分析都需要有相应的质量标准，药品分析同样要有相应的质量标准。只要有药品的生产、销售和使用，就必须要有药品质量标准的监测和保证。

药品质量标准是对药物的各品种做出的质量指标和检验方法的技术规定。它是药品生产、检验、管理、供应和使用部门必须遵循的依据，具有法律的约束力。它对保证药品质量，促进药品生产和管理，确保用药的安全有效均有极其重要的作用。

一、药品质量标准的类别

根据药品质量标准使用范围的不同，我国的药品质量标准可以分为如下几类。

(一)国家药品标准

1.《中华人民共和国药典》(简称《中国药典》，Chinesepharmacopoeia，缩写为 Ch.P.)

《中国药典》是我国用于药品生产和管理的法典，收载的品种为疗效确切、被广泛应用、能批量生产、质量水平较高，并有合理的质量控制手段的药品。《中国药典》已出版了9版，分别为1953、1963、1977、1985、1990、1995、2000、2005、2010年版。1953年版为一部，1963年版至2000年版分成一、二部。2005、2010年版分成三部，一部收载中药材及饮片、植物油脂和提取物、成方制剂和单味制剂等；二部收载化学药品、抗生素、生化药品、放射性药品以及药用辅料；三部收载生物制品。2010年版《中国药典》收载品种4 600余种，其中新增1 300余种，基本覆盖国家基本药物目录品种和国家医疗保险目录品种。

2.局(部)颁药品标准

局颁药品标准包括所有未收载入《中国药典》的，由国家食品药品监督管理局颁布的药品质量标准。如《新药转正标准》以及《药品卫生标准》等。局颁标准收载的药品范围包括：①国家食品药品监督管理局批准的新药；②疗效确切，但质量仍需进一步改进的新药；③上版药典收载，而新版未收载的疗效确切，国内仍生产、使用，需要统一标准的品种；④原来地方标准收载的，医疗常用、疗效较好、生产地较多，需要统一标准的品种。

部颁药品标准系指《中华人民共和国卫生部药品标准》，是由卫生部将历年陆续颁发的药品标准汇编而成的。如中药成方制剂（1～20册）、蒙药部颁标准、维药部颁标准等。

（二）企业药品标准

企业药品标准是由药品生产企业自己制定并用于控制相应药品质量的标准，也称为企业内部标准。企业药品标准仅在本厂或本系统内有约束力，属于非法定标准。企业药品标准一般或是所用的检验方法虽不够成熟，但能达到某种程度的质量控制；或是高于法定标准的要求，如增加了检验项目或提高了限度要求。企业药品标准在企业竞争、创优，特别是保护优质产品、严防假冒伪劣产品等方面均起到了积极的作用。应指出的是，一种药品的质量标准，随着科学技术和生产水平的不断发展与提高，也将相应地提高，如果原有的质量标准不足以控制药品质量时，可以修订某项指标、补充新的内容、增删某些项目，甚至可以改进一些检验技术。视具体情况，有些药品标准可能上升为药典标准；同时药典或药品标准中，某些由于医疗水平、生产技术或检验技术的发展而显得陈旧落后的品种，也可能降级，甚至被淘汰。所以，一种药品的质量标准仅在某一历史时期内有效，并非一劳永逸、一成不变。

二、药品质量管理规范

全面控制药品的质量涉及药物的研究、生产、供应、临床及检验各环节。因此，一个有科学依据、切合实际的药品质量标准，应当是从药物的研制到临床使用整个过程工作成果的概括。为了实行有效的质量管理，我国根据实际情况，结合国务院关于加强医药管理决定和全面质量管理的要求，制定了对药品质量控制全过程起指导作用的法令性文件。

（一）药品生产质量管理规范

药品生产质量管理规范简称 GMP，是药品生产和质量管理的基本准则，旨在最大限度地对管理文件、工艺、质量监督、卫生、包装、仓贮、销售和回收等严格控制，实行全过程的质量管理。生产厂家为了生产出符合药品标准的药品，必须按照 GMP 的规定组织生产，严格把关。

（二）药品经营质量管理规范

药品经营质量管理规范简称 GSP，是为了加强药品经营质量管理，保证人民用药安全有效而制定的。要求药品经营企业应在药品的购进、储运和销售等环节实行质量管理，建立包括组织结构、职责制度、过程管理及设施设备等方面的质量体系，并使之有效运行。该规范是药品经营质量管理的基本准则，适用于中华人民共和国境内经营药品的专营或兼营企业。

（三）药品非临床研究质量管理规范

药品非临床研究质量管理规范简称 GLP，是为了提高药品非临床研究的质量，确保实验资料的真实性、完整性和可靠性，保障人民用药安全而制定的。主要适用于为申请药品注册而进行的非临床研究。非临床研究系指在实验室条件下，对药物进行各种化学、药效学、毒理学等研究。其中安全性评价研究必须执行该规范。

（四）药品临床试验管理规范

药品临床试验管理规范简称 GCP，是为了保证药品临床试验过程规范、结果科学可靠、保护受试者的权益并保障其安全而制定的，是临床试验全过程的标准规定，包括方案设计、组织、实施、监察、稽查、记录、分析总结和报告。药物进行临床试验（包括生物等效性试验），必须经过国家食品药品监督管理局的批准，并必须按此规范执行。

第三节 药品检验工作的基本程序

药品检验工作是药品质量控制中的一个重要环节，其根本目的是保证人们用药安全、有效。中国食品药品生物制品检定所是国家检验药品生物制品质量的法定机构和最高技术仲裁机构，各省、自治区、直辖市食品药品检验所承担各辖区内的药品检验工作。

药品检验工作的基本程序一般包括取样、性状观察、鉴别、检查、含量测定、检验记录等步骤。

（一）取样

取样是指从大量的样品中取出能代表样本整体质量的少量样品。取样的基本原则是均匀、合理，要体现科学性、真实性和代表性，否则就失去了分析的意义。

取样的数量要因样品的件数多少而定，假如样品的总件数为 x，当 $x\leqslant 3$ 时，逐件取样；当 x 为 4～300 时，按$\sqrt{x+1}$的取样件数随机取样；当 $x>300$ 时，按$(\sqrt{x}/2)+1$ 的取样件数随机取样。

取样量为全检所需量的 1～3 倍，特殊情况另有规定；对于原辅料和成品，原则上为检验用量和法定留样量之和。当检验失败时，按照增补取样的方式取得。法定留样量依据实际情况决定，通常不少于项目全检量的 2 倍（不包括微生物、无菌和热原检查所需的样品量）。稳定性考察的取样量，根据考察项目、每次试验用量、考察期的长短等因素决定，考察期一般超过有效期，通常是到检测的项目出现不合格为止。

（二）性状观察

药物的性状是该药物具有的物理性质，是药品质量的重要表征之一。包括某一药品应具有的外观（如药物的聚集状态、晶型、色泽等）、臭、味、溶解度及各项物理常数（如熔点、沸点、比重、折光率、比旋度、吸收系数等）。测定药品的物理常数，不仅具有鉴别意义，而且在一定程度上能反映药品的纯度及疗效。药物取样后，首先观察性状是否符合规定，只有性状符合规定，才能依次进行鉴别、检查及含量测定。

（三）鉴别

鉴别是根据药物的化学结构和理化性质，进行某些化学反应、测定某些理化常数或光谱特征，以判断药物及其制剂的真伪。选用鉴别方法的原则是准确、简便、快速、灵敏。鉴别时，对某一药品不能以一个鉴别试验作为判断的唯一依据，必须同时考虑其他有关项目的试验结果，全面综合评价一个药物，才能得出结论。只有在鉴别药物无误后，方可进行药物的检查、含量测定等分析。

（四）检查

药物中的杂质检查是利用药物成分与杂质成分间物理、化学性质的不同，选择适当有效的方法进行测定。《中国药典》检查项下包括药物的有效性、均一性、纯度要求及安全性四个方面。药典中规定的杂质检查均为限度检查，通常不测定其准确含量。只要药物中含有的杂质在一定限度内，不超过规定的最大允许量，不致对人体有害，不影响疗效和稳定性，就可供医疗保健使用。药物的检查应经鉴别无误后，按照药品质量标准规定的检查项目逐一进行试验。

药物中的常见杂质（称一般杂质）及其检查方法收载于《中国药典》附录中，每种药物中特有的杂质（称特殊杂质）列入该药物的检查项下。

（五）含量测定

对药物进行含量测定是控制药物中有效成分的含量、保证疗效的重要手段。药物含量测定的方法应采用国家药品标准中所规定的方法。含量测定时所用的化学试剂、供试品量、计量单位等，均应按药典凡例中的规定进行。本教材主要介绍的是化学测定法和仪器分析测定法。

综上所述，判断一个药物的质量是否符合要求，必须全面考虑。只有药品的鉴别、检查和含量测定的各项检验结果都符合规定后，才能得出“符合规定”的结论，称为合格药品。若有任何一项与规定不符合，则该药品“不符合规定”，称为不合格品。

（六）检验记录与报告

药品检验记录必须真实、完整、科学。在检验过程中应将观察到的现象、检验数据、结果、结论、处理意见等完整书写。一般不得涂改，如果记录时写错，应将错处划出（用钢笔画线），并在其旁边改正。记录本在规定时间内应妥善保存，以供备查。

检验报告是对药品质量作出的技术鉴定，是具有法律效力的技术文件，应长期保存。药品检验报告书应完整、无破损缺页，字迹清楚，文字简练，意思全面。报告内容应包括所有记录内容及检验结果和结论。检验报告书应由检验人员签名，经检验室主任复核签字后，交业务技术科（室）和主管业务的所长审核签字，核对无误后，盖章发出。不合格检品的检验报告书应提出处理意见并抄送主管部门及有关单位。

第四节 药 典

药典是记载药品质量标准的法典，是国家监督、管理药品质量的法定技术标准，与其他法令一样具有法律效力。

一、《中国药典》(2010年版)

《中国药典》2010 年版（第 9 版）是我国现行版药典，于 2010 年 1 月出版，2010 年 10 月 1 日起执行。《中国药典》(2010 年版)的基本组成包括凡例、正文、附录和索引四部分。

(一)凡例

凡例是解释和使用《中国药典》正确进行质量检定的基本原则，并把与正文、附录及质量检定有关的共性问题加以规定，避免在全书中重复说明。主要包括 9 个方面的内容：①名称及编排；②项目与要求；③检验方法和限度；④标准品、对照品；⑤计量；⑥精确度；⑦试药、试液、指示剂；⑧动物试验；⑨说明书、包装、标签。

凡例中的有关规定具有法定的约束力。药典收载的凡例、附录对药典以外的其他化学药品国家标准具有同等效力。凡例和附录中采用“除另有规定外”这一用语，表示存在与凡例或附录有关规定不一致的情况时，在正文品种中另作规定，并按此规定执行。

(二)正文

正文系根据药物自身的理化与生物学特性，按照批准的处方来源、生产工艺、贮藏运输条件等所制定的，用以检测药品质量是否达到用药要求，并衡量其质量是否稳定均一的技术规定。正文内容根据品种和剂型的不同，按顺序可分别列有：①品名(包括中文名、汉语拼音名、英文名)；②有机药物的结构式；③分子式与分子量；④来源或有机药物的化学名称；⑤含量或效价规定；⑥处方；⑦制法；⑧性状；⑨鉴别；⑩检查；⑪含量或效价测定；⑫类别；⑬规格；⑭贮藏；⑮制剂等。

(三)附录

附录包括制剂通则、药用辅料、通用检测方法及指导原则等，按分类编码，避免了在正文中重复。

1.制剂通则　制剂通则项下收载了片剂、注射剂、酊剂、栓剂、胶囊剂、眼用制剂、耳用制剂、鼻用制剂、贴剂等剂型；每种剂型项下列有多种亚类剂型。每种剂型均有基本要求和常规检查项目。除另有规定外，各种制剂应进行相应剂型的常规检查并应符合规定。

2.药用辅料　药用辅料是《中国药典》二部新增的附录。系指生产药品和调配处方时使用的赋形剂和附加剂，其除了赋形、充当载体、提高稳定性外，还具有增溶、助溶、缓控释等重要功能，是可能会影响到药品的质量、安全性和有效性的重要成分。

药用辅料一般可从来源、作用和用途、给药途径等进行分类。其质量标准的内容主要包括两部分：①与生产工艺及安全性有关的常规试验，如性状、鉴别、检查、含量测定等项目；②影响制剂性能的功能性试验，如黏度等。根据不同的生产工艺及用途，药用辅料的残留溶剂、微生物限度或无菌应符合要求，注射用药用辅料的热原或细菌内毒素、无菌等应符合要求。

3.通用检测方法　包括一般鉴别试验，分光光度法，色谱法，物理常数测定法，一般杂质检查法，制剂、抗生素、放射性药品检测方法，生物检定统计法等。附录中，既有所收载方法的原理和操作介绍，也有应用的相关规定，如规定使用色谱法时应进行色谱系统适用性试验。

4.指导原则　收载了药品质量标准分析方法验证指导原则、药物制剂人体生物利用度和生物等效性试验指导原则、原料药与药物制剂稳定性试验指导原则、药品杂质分析指导原则、药物引湿性试验指导原则等 11 项指导原则。这些指导是为执行药典、考察药品质量、起草与复核药品质量标准所制定的指导性规定，无法律约束力。

此外，附录还收载了试药、试液、试纸、缓冲液、指示剂与指示液、滴定液、标准品与对照品，制药用水，灭菌法，原子量表等。

（四）索引

索引排在药典的最后，包括中文索引、英文索引。中文索引按照检索内容中文名称第一个汉字的汉语拼音顺序排列，可检索药物、辅料及附录的有关内容；英文索引则按照英文字母顺序排列。

二、常见的国外药典

据不完全统计，世界上已有近 40 个国家编制了国家药典，另外还有 3 种区域性药典和世界卫生组织（WHO）组织编制的《国际药典》等，这些药典对世界医药科技交流和国际医药贸易具有极大的促进作用。

美国药典《The United States Pharmacopoeia》简称 USP，现行版为 36 版（2013 年）；英国药典《British Pharmacopoeia》简称 BP，现行版为 2013 版（2013 年）；日本药局方《Pharmacopoeia of Japan》简称 JP，现行版为第 16 版（2012 年）；国际药典《Pharmacopoeia Internationalis》简称 Ph. Int.，是世界卫生组织（WHO）为了统一世界各国药品的质量标准和质量控制的方法而编纂的，但它对各国无法律约束力，仅作为各国编纂药典时的参考标准。

第五节　药物分析专业术语与规定

一、项目与要求

（一）性状

性状项下记载药品的外观、臭、味，溶解度以及物理常数等。

1.外观性状

外观性状是对药品的色泽和外表感观的规定。

2.溶解度

溶解度是药品的一种物理性质。各正文品种项下选用的部分溶剂及其在该溶剂中的溶解性能，可供精制或制备溶液时参考；对在特定溶剂中的溶解性能需作质量控制时，应在该品种检查项下另作具体规定。药品的近似溶解度以下列名词术语表示(表 1-1)。

表 1-1 药品的溶解度表示方法

术语	定义
极易溶解	系指溶质 1g(mL)能在溶剂不到 1mL 中溶解
易溶	系指溶质 1g(mL)能在溶剂 1～10mL 中溶解
溶解	系指溶质 1g(mL)能在溶剂 10～30mL 中溶解
略溶	系指溶质 1g(mL)能在溶剂 30～100mL 中溶解
微溶	系指溶质 1g(mL)能在溶剂 100～1 000mL 中溶解
极微溶解	系指溶质 1g(mL)能在溶剂 1 000～10 000mL 中溶解
几乎不溶或不溶	系指溶质 1g(mL)在溶剂 10 000mL 中不能完全溶解

试验法：除另有规定外，称取研成细粉的供试品或量取液体供试品，置于(25±2)℃一定容量的溶剂中，每隔 5min 强力振摇 30s；观察 30min 内的溶解情况，如目视可见的溶质颗粒或液滴时，即视为完全溶解。

3.物理常数

物理常数包括相对密度、馏程、熔点、凝点、比旋度、折光率、黏度、吸收系数、碘值、皂化值和酸值等；测定结果不仅对药品具有鉴别意义，也反映药品的纯度，是评价药品质量的主要指标之一。

(二)鉴别

鉴别项下规定的试验方法，系根据反映该药品的某些物理、化学或生物学等特性所进行的药物鉴别试验，不完全代表对该药品化学结构的确证。

(三)检查

检查项下包括反映药品的安全性与有效性的试验方法和限度、均一性、纯度等制备工艺要求等内容；对于规定中的各种杂质检查项目，系指该药品在按既定工艺进行生产和正常贮藏过程中可能含有或产生并需要控制的杂质(如残留溶剂、有关物质等)；改变生产工艺时需另考虑增修订有关项目。

对于生产过程中引入的有机溶剂，应在后续的生产环节予以有效去除。除正文已明确列有“残留溶剂”检查的品种必须依法进行该项检查外，其他未在“残留溶剂”项下明确列出的有机溶剂与未在正文中列有此项检查的各品种，如生产过程中引入或产品中残留有机溶剂，均应按药典附录“残留溶剂测定法”检查并符合相应的限度规定。

供直接分装成注射用无菌粉末的原料药，应按照注射剂项下的要求进行检查，并符合规定。

各类制剂，除另有规定外，均应符合各制剂通则项下有关的各项规定。

(四)含量测定

含量测定项下规定的试验方法，用于测定原料及制剂中有效成分的含量，一般可采用化学、仪器或生物测定方法。

(五)制剂的规格

制剂的规格，系指每一支、片或其他每一个单位制剂中含有主药的重量(或效价)或含量的(%)或装量；注射液项下，如为“1mL∶10mg”，系指1mL中含有主药10mg；对于列有处方或标有浓度的制剂，也可同时规定装量规格。

(六)贮藏

贮藏项下的规定，系为避免污染和降解而对药品贮存与保管的基本要求，以下列名词术语表示(表1-2)。

表1-2　药品贮藏与保管的术语

术语	定义
遮光	系指用不透光的容器包装，例如棕色容器或黑纸包裹的无色透明、半透明容器
密闭	系指将容器密闭，以防止尘土及异物进入
密封	系指将容器密封以防止风化、吸潮、挥发或异物进入
熔封或严封	系指将容器熔封或用适宜的材料严封，以防止空气与水分的侵入并防止污染
阴凉处	系指不超过20℃
凉暗处	系指避光并不超过20℃
冷处	系指2～10℃
常温	系指10～30℃

除另有规定外，贮藏项下未规定贮藏温度的一般系指常温。

二、检验方法和限度

(一)检查方法

药典正文收载的所有品种，均应按规定的方法进行检验；如采用其他方法，应将该方法与规定的方法做比较试验，根据试验结果掌握使用，但在仲裁时仍以药典规定的方法为准。

(二)限度

(1)药典中规定的各种纯度和限度数值以及制剂的重(装)量差异，系包括上限和下限两个数值本身及中间数值。规定的这些数值不论是百分数还是绝对数字，其最后一位数字都是有效位。

试验结果在运算过程中，可比规定的有效数字多保留一位数，而后根据有效数字的修约规则进舍至规定有效位。计算所得的最后数值或测定读数值均可按修约规则进舍至规定的有效位，取此数值与标准中规定的限度数值比较，以判断是否符合规定的限度。

(2)原料药的含量(%)，除另有注明者外，均按重量计。如规定上限为100%以上时，系指用本药典规定的分析方法测定时可能达到的数值，它为药典规定的限度或允许偏差，并非真实含有量；如未规定上限时，系指不超过101.0%。

制剂的含量限度范围，系根据主药含量的多少、测定方法误差、生产过程不可避免偏差和贮存期间可能产生降解的可接受程度而制定的，生产中应按标示量100%投料。如已知某一成分在生产或贮存期间含量会降低，生产时可适当增加投料量，以保证在有效期(或使用期限)内含量能符合规定。

三、标准品和对照品

标准品、对照品系指用于鉴别、检查、含量测定的标准物质。标准品与对照品(不包括色谱用的内标物质)均由国务院药品监督管理部门指定的单位制备、标定和供应。标准品系指用于生物检定、抗生素或生化药品中含量或效价测定的标准物质，按效价单位(或μg)计，以国际标准品进行标定；对照品除另有规定外，均按干燥品(或无水物)进行计算后使用。

标准品与对照品的建立或变更其原有活性成分和含量，应与原标准品、对照品或国际标准品进行对比，并经过协作标定和一定的工作程序进行技术审定。

标准品与对照品均应附有使用说明书，标明批号、用途、使用方法、贮藏条件和装量等。

四、计　　量

(一)药典采用的计量单位

药典正文收载的所有品种，均应按规定的方法进行检验；如采用其他方法，应将该方法与规定的方法做比较试验，根据试验结果掌握使用，但在仲裁时仍以药典规定的方法为准。

(1)法定计量单位名称和符号如下(表1-3)。

表1-3　法定计量单位名称和符号

名称	符号
长度	米(m)、分米(dm)、厘米(cm)、毫米(mm)、微米(μm)、纳米(nm)
体积	升(L)、mL(mL)、微升(μL)
质(重)量	千克(kg)、克(g)、毫克(mg)、微克(μg)、纳克(ng)、皮克(pg)
物质的量	摩尔(mol)、毫摩尔(mmol)
压力	兆帕(MPa)、千帕(kPa)、帕(Pa)
温度	摄氏度(℃)
动力黏度	帕秒(Pa·s)、毫帕秒(mPa·s)
运动黏度	平方米每秒(m^2/s)、平方毫米每秒(mm^2/s)
波数	厘米的倒数(cm^{-1})
密度	千克每立方米(kg/m^3)、克每立方厘米(g/cm^3)
放射性活度	吉贝可(GBq)、兆贝可(MBq)、千贝可(kBq)、贝可(Bq)

(2)药典使用的滴定液和试液的浓度,以mol/L(摩尔/升)表示者,其浓度要求需精密标定的滴定液用"XXX滴定液(YYYmol/L)"表示;作其他用途不需精密标定其浓度时用"YYYmol/L XXX溶液"表示,以示区别。

(3)有关的温度描述,一般以下列名词术语表示(表1-4)。

表1-4 温度术语

名称	符号
水浴温度	除另有规定外,均指98～100℃
热水	系指70～80℃
微温或温水	系指40～50℃
室温(常温)	系指10～30℃
冷水	系指2～10℃
冰浴	系指约0℃
放冷	系指放冷至室温

(4)符号"%"表示百分比,系指重量的比例;但溶液的百分比,除另有规定外,系指溶液100mL中含有溶质若干克;乙醇的百分比,系指在20℃时容量的比例。此外,根据需要可采用下列符号(表1-5)。

表1-5 溶液百分比(%)表示方法

名称	符号
%(g/g)	表示溶液100g中含有溶质若干克
%(mL/mL)	表示溶液100mL中含有溶质若干mL
%(mL/g)	表示溶液100g中含有溶质若干mL
%(g/mL)	表示溶液100mL中含有溶质若干克

(5)缩写"ppm"表示百万分比,系指重量或体积的比例。

(6)缩写"ppb"表示十亿分比,系指重量或体积的比例。

(7)液体的滴,系指在20℃时,以1.0mL水为20滴进行换算。

(8)溶液后记示的"(1→10)"等符号,系指固体溶质1.0g或液体溶质1.0mL加溶剂使成10mL的溶液;未指明用何种溶剂时,均系指水溶液;两种或两种以上液体的混合物,名称间用半字线"-"隔开,其后括号内所示的":"符号,系指各液体混合时的体积(重量)比例。

(9)药典所用药筛,选用国家标准的R40/3系列,分等如下(表1-6)。

表 1-6　药筛规格

筛号	筛孔内径(平均值)	目号
一号筛	(2 000±70)μm	10 目
二号筛	(850±29)μm	24 目
三号筛	(355±13)μm	50 目
四号筛	(250±9.9)μm	65 目
五号筛	(180±7.6)μm	80 目
六号筛	(150±6.6)μm	100 目
七号筛	(125±5.8)μm	120 目
八号筛	(90±4.6)μm	150 目
九号筛	(75±4.1)μm	200 目

粉末分等如下(表 1-7)。

(10)乙醇未指明浓度时,均系指 95%(mL/mL)的乙醇。

表 1-7　粉末的术语

筛号	筛孔内径(平均值)
最粗粉	指能全部通过一号筛,但混有能通过三号筛不超过20%的粉末
粗粉	指能全部通过二号筛,但混有能通过四号筛不超过40%的粉末
中粉	指能全部通过四号筛,但混有能通过五号筛不超过 60%的粉末
细粉	指能全部通过五号筛,并含能通过六号筛不少于 95%的粉末
最细粉	指能全部通过六号筛,并含能通过七号筛不少于 95%的粉末
极细粉	指能全部通过八号筛,并含能通过九号筛不少于 95%的粉末

(二)其他计量单位

计算分子量以及换算因子等使用的原子量均按最新国际原子量表推荐的原子量。

五、精　确　度

(1)试验中供试品与试药等"称重"或"量取"的量,均以阿拉伯数码表示,其精确度可根据数值的有效数位来确定,如称取"0.1g"系指称取重量可为 0.06～0.14g;称取"2g",系指称取重量可为 1.5～2.5g;称取"2.0g",系指称取重量可为 1.95～2.05g;称取"2.00g",系指称取重量可为 1.995～2.005g。

"精密称定"系指称取重量应准确至所取重量的千分之一;"称定"系指称取重量应准确至所取重量的百分之一;"精密量取"系指量取体积的准确度应符合国家标准中对该体积移液管的精确度要求;"量取"系指可用量筒或按照量取体积的有效数位选用量具。取用量为"约"若干时,系指取用量不得超过规定量的±10%。

(2)恒重,除另有规定外,系指供试品连续两次干燥或炽灼后称重的差异在 0.3mg 以下的重量；干燥至恒重的第二次及以后各次称重均应在规定条件下继续干燥 1h 后进行；炽灼至恒重的第二次称重应在继续炽灼 30min 后进行。

（3）试验中规定“按干燥品（或无水物，或无溶剂）计算”时，除另有规定外，应取未经干燥（或未去水、或未去溶剂）的供试品进行试验，并将计算中的取用量按检查项下测得的干燥失重（或水分、或溶剂）扣除。

（4）试验中的“空白试验”，系指在不加供试品或以等量溶剂替代供试液的情况下，按同法操作所得的结果；含量测定中的“并将滴定的结果用空白试验校正”，系指按供试品所耗滴定液的量（mL）与空白试验中所耗滴定液量（mL）之差进行计算。

（5）试验时的温度，未注明者，系指在室温下进行；温度高低对试验结果有显著影响者，除另有规定外，应以（25±2）℃为准。

六、试药、试液、指示剂

（1）试验用的试药，除另有规定外，均应根据附录试药项下的规定，选用不同等级并符合国家标准或国务院有关行政主管部门规定的试剂标准。试液、缓冲液、指示剂与指示液、滴定液等，均应符合附录的规定或按照附录的规定制备。

（2）试验用水，除另有规定外，均系指纯化水。酸碱度检查所用的水，均系指新沸并放冷至室温的水。

（3）酸碱性试验时，如未指明用何种指示剂，均系指石蕊试纸。

思 考 题

1.简述药物分析的性质与任务。

2.我国现行的药品标准有哪些？

3.简述药品检验工作的基本程序。

4.《中国药典》（2010 年版）分为哪几个部分？各部分的主要内容是什么？

5.常用的国外药典的名称及其缩写有哪些？

第二章 药物分析的基本方法

章节要点

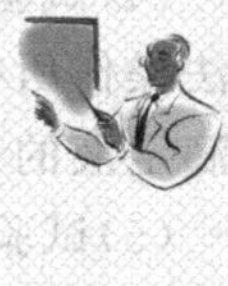

1.掌握　紫外-可见分光光度法、高效液相色谱法的测定方法。

2.熟悉　旋光度测定法、折光率测定法、薄层色谱法的操作方法。

3.了解　红外分光光度法、气相色谱法等药物分析方法。

第一节 物理常数测定法

一、熔点测定法

依照待测物质的性质不同，测定法分为下列3种。各品种项下未注明时，均系指第一法。

(一)第一法

第一法测定易粉碎的固体药品。

取供试品适量，研成细粉，除另有规定外，应按照各品种项下干燥失重的条件进行干燥。若该品种为不检查干燥失重、熔点范围低限在135℃以上、受热不分解的供试品，可采用105℃干燥；熔点在135℃以下或受热分解的供试品，可在五氧化二磷干燥器中干燥过夜或用其他适宜的干燥方法干燥，如恒温减压干燥。

分取供试品适量，置熔点测定用毛细管(简称毛细管，由中性硬质玻璃管制成，长9cm以上，内径0.9～1.1mm，壁厚0.10～0.15mm，一端熔封；当所用温度计浸入传温液在6cm以上时，管长应适当增加，使露出液面3cm以上)中，轻击管壁或借助长短适宜的洁净玻璃管，垂直放在表面皿或其他适宜的硬质物体上，将毛细管自上口放入使自由落下，反复数次，使粉末紧密集结在毛细管的熔封端。装入供试品的高度为3mm。另将温度计(分浸型，具有0.5℃刻度，经熔点测定用对照品校正)放入盛装传温液(熔点在80℃以下，用水；熔点在80℃以上，用硅油或液状石蜡)的容器中，使温度计汞球部的底端与容器的底部距离2.5cm以上(用内加热的容器，温度计汞球与加热器上表面距离2.5cm以上)；加入传温液以使传温液受热后的液面适在温度计的分浸线处。将传温液加热，待温度上升至较规定的熔点低限约低10℃时，将装有供试品的毛细管浸入传温液，贴附在温度计上(可用橡皮圈或毛细管夹固定)，位置须使毛细管的内容物适在温度计汞球中部；继续加热，调节升温速率为每分钟上升1.0～1.5℃，加热时须不断搅拌使传温液温度保持均匀，记录供试品在初熔至全熔时的温度，重复测定3次，取其平均值，即得

"初熔"系指供试品在毛细管内开始局部液化出现明显液滴时的温度。

"全熔"系指供试品全部液化时的温度。

测定熔融同时分解的供试品时,方法如上述,但调节升温速率使每分钟上升 2.5～3.0℃;供试品开始局部液化时(或开始产生气泡时)的温度作为初熔温度;供试品固相消失全部液化时的温度作为全熔温度。遇有固相消失不明显时,应以供试品分解物开始膨胀上升时的温度作为全熔温度。某些药品无法分辨其初熔、全熔时,可以其发生突变时的温度作为熔点。

(二)第二法

第二法测定不易粉碎的固体药品(如脂肪,脂肪酸、石蜡、羊毛脂等)。

取供试品,注意用尽可能低的温度熔融后,吸入两端开口的毛细管(同第一法,但管端不熔封)中,使供试品高约 10mm。在 10℃或 10℃以下的冷处静置 24h,或置冰上放冷不少于 2h,凝固后用橡皮圈将毛细管紧缚在温度计(同第一法)上,使毛细管的内容物适在温度计汞球中部。照第一法将毛细管连同温度计浸入传温液中,供试品的上端应适在传温液液面下约 10mm 处;小心加热,待温度上升至较规定的熔点低限尚低约 5℃时,调节升温速率使每分钟上升不超过 0.5℃,至供试品在毛细管中开始上升时,检读温度计上显示的温度,即得。

(三)第三法

第三法测定凡士林或其他类似物质。

取供试品适量,缓缓搅拌并加热至温度达 90～92℃时,放入一平底耐热容器中,使供试品厚度达到 12mm ± 1mm,放冷至较规定的熔点上限高 8～10℃;取刻度为 0.2℃、汞球长18～28mm、直径 5～6mm 的温度计(其上部预先套上软木塞,在塞子边缘开一小槽),使冷至 5℃后,擦干并小心地将温度计汞球部垂直插入上述熔融的供试品中,直至碰到容器的底部(浸没 12mm),随即取出,直立悬置,待黏附在温度计汞球部的供试品表面浑浊,将温度计浸入 16℃以下的水中 5min,取出,再将温度计插入一外径约 25mm、长 150mm 的试管中,塞紧,使温度计悬于其中,并使温度计汞球部底端距试管底部约为 15mm,将试管浸入约 16℃的水浴中,通过软木塞在试管口处调节试管的高度使温度计的分浸线同水面相平;加热使水浴温度以每分钟 2℃的速率升至 38℃,再以每分钟 1℃的速率升温至供试品的第一滴脱离温度计为止;检读温度计上显示的温度,即可作为供试品的近似熔点。再取供试品,照前法反复测定数次;如前后 3 次测得的熔点相差不超过 1℃,可取 3 次的平均值作为供试品的熔点;如 3 次测得的熔点相差超过 1℃时,可再测定 2 次,并取 5 次的平均值作为供试品的熔点。

二、旋光度测定法

平面偏振光通过含有某些光学活性化合物的液体或溶液时,能引起旋光现象,使偏振光的平面向左或向右旋转。旋转的度数,称为旋光度。偏振光透过长 1dm 且每 1mL 中含有旋光性物质 1g 的溶液,在一定波长与温度下测得的旋光度称为比旋度。测定比旋度(或旋光度)可以区别或检查某些药品的纯杂程度,亦可用以测定含量。

(一)测定方法

除另有规定外,本法系采用钠光谱的 D 线(589.3nm)测定旋光度,测定管长度为 1dm

（如使用其他管长，应进行换算），测定 1 温度为 20℃。用读数至 0.01°并经过检定的旋光计。

测定旋光度时，将测定管用供试液体或溶液（取固体供试品，按各品种项下的方法制成）冲洗数次，缓缓注入供试液体或溶液适量（注意勿使发生气泡），置于旋光计内检测读数，即得供试液的旋光度。使偏振光向右旋转者（顺时针方向）为右旋，以“＋”符号表示；使偏振光向左旋转者（反时针方向）为左旋，以“－”符号表示。用同法读取旋光度 3 次，取 3 次的平均数，照下列公式计算，即得供试品的比旋度。

对液体供试品 $[\alpha]_D^t=\dfrac{\alpha}{ld}$

对固体供试品 $[\alpha]_D^t=\dfrac{100\alpha}{lc}$

式中：$[\alpha]$——比旋度；

D——钠光谱的 D 线；

t——测定时的温度，℃；

l——测定管长度，dm；

α——测得的旋光度；

d——液体的相对密度；

c——每 100mL 溶液中含有被测物质的重量（按干燥品或无水物计算），g。

旋光计的检定，可用标准石英旋光管进行，读数误差应符合规定。

（二）注意事项

1.每次测定前应以溶剂作空白校正，测定后，再校正 1 次，以确定在测定时零点有无变动；如第 2 次校正时发现零点有变动，则应重新测定旋光度。

2.配制溶液及测定时，均应调节温度至（20±0.5）℃（或各品种项下规定的温度）。

3.供试的液体或固体物质的溶液应充分溶解，供试液应澄清。

4.物质的比旋度与测定光源、测定波长、溶剂、浓度和温度等因素有关。因此，表示物质的比旋度时应注明测定条件。

三、折光率测定法

光线自一种透明介质进入另一透明介质时，由于光线在两种介质中的传播速度不同，使光线在两种介质的平滑界面上发生折射。常用的折光率系指光线在空气中进行的速度与在供试品中进行速度的比值。根据折射定律，折光率是光线入射角的正弦与折射角的正弦的比值，即

$$n=\frac{\sin i}{\sin r}$$

式中：n——折光率；

$\sin i$——光线的入射角的正弦；

$\sin r$——光线的折射角的正弦。

物质的折光率因温度或入射光波长的不同而改变，透光物质的温度升高，折光率变小；入射光的波长越短，折光率越大。

折光率 n_D^t 以表示，D 为钠光谱的 D 线，t 为测定时的温度。测定折光率可以区别不同的油类或检查某些药品的纯杂程度。

本法系采用钠光谱的 D 线(589.3nm)测定供试品相对于空气的折光率(如用阿贝折光计，可用白光光源)，除另有规定外，供试品温度为 20℃。

测定用的折光计须能读数至 0.0001，测量范围 1.3～1.7，如用阿贝折光计或与其相当的仪器，测定时应调节温度至(20±0.5)℃(或各品种项下规定的温度)，测量后再重复读数 2 次，3 次读数的平均值即为供试品的折光率。

测定前，折光计读数应使用校正用棱镜或水进行校正，水的折光率 20℃时为 1.333 0，25℃时为 1.332 5，40℃时为 1.330 5。

四、pH 值测定法

pH 值是水溶液中氢离子活度的方便表示方法。pH 值定义为水溶液中氢离子活度的负对数，即 $pH = -\lg\alpha^+$。但氢离子活度却难以由实验准确测定。为实用方便，溶液的 pH 值规定为由下式测定：

$$pH = pH_s - \frac{E - E_s}{k}$$

式中：E——含有待侧溶液(pH)的原电池电动势，V；

E_S——含有标准缓冲液(pH_S)的原电池电动势，V；

k——与温度(t，℃)有关的常数。

$$k = 0.05916 + 0.000198(t - 25)$$

由于待测物的电离常数、介质的介电常数和液接界电位等诸多因素均可影响 pH 值的准确测量，所以实验测得的数值只是溶液的表观 pH 值，它不能作为溶液氢离子活度的严格表征。尽管如此，只要待测溶液与标准缓冲液的组成足够接近，由上式测得的 pH 值与溶液的真实 pH 值还是颇为接近的。

溶液的 pH 值使用酸度计测定。水溶液的 pH 值通常以玻璃电极为指示电极、饱和甘汞电极为参比电极进行测定。酸度计应定期进行计量检定，并符合国家有关规定。测定前，应采用下列标准缓冲谁校正仪器，也可用国家标准物质管理部门发放的标示 pH 值准确至0.01pH单位的各种标准缓冲液校正仪器。

(一)仪器校正用的标准缓冲液

1.草酸盐标准缓冲液

精密称取在(54±3)℃干燥 4～5h 的草酸三氢钾 12.71g，加水使溶解并稀释至 1 000mL。

2.苯二甲酸盐标准缓冲液

精密称取在(115±5)℃干燥 2～3h 的邻苯二甲酸氢钾 10.21g，加水使溶解并稀释至 1 000mL。

3.磷酸盐标准缓冲液

精密称取在(115±5)℃干燥 2～3 小时的无水磷酸氢二钠 3.55g 与磷酸二氢钾3.40g，

加水使溶解并稀释至 1 000mL。

4.硼砂标准缓冲液

精密称取硼砂 3.81g(注意避免风化),加水使溶解并稀释至 1 000mL,置聚乙烯塑料瓶中,密塞,避免空气中二氧化碳进入。

5.氢氧化钙标准缓冲液

于 25℃,用无二氧化碳的水和过量氢氧化钙经充分振摇制成饱和溶液,取上清液使用。因本缓冲液是 25℃时的氢氧化钙饱和溶液,所以临用前需核对溶液的温度是否在 25℃,否则需调温至 25℃再经溶解平衡后,方可取上清液使用.存放时应防止空气中二氧化碳进入。一旦出现浑浊,应弃去重配。

上述标准缓冲溶液必须用 pH 值基准试剂配制。不同温度时各种标准缓冲液的 pH 值如下表(表 2-1)。

表 2-1 不同温度时各种标准缓冲液的 pH 值

温度/℃	草酸盐标准缓冲液	苯二甲酸盐标准缓冲液	磷酸盐标准缓冲液	硼砂标准缓冲液	氢氧化钙标准缓冲液(25℃饱和溶液)
0	1.67	4.01	6.98	9.64	13.43
5	1.67	4.00	6.95	9.40	13.21
10	1.67	4.00	6.92	9.33	13.00
15	1.67	4.00	6.90	9.28	12.81
20	1.68	4.00	6.88	9.23	12.63
25	1.68	4.01	6.86	9.18	12.45
30	1.68	4.02	6.85	9.14	12.29
35	1.69	4.02	6.84	9.10	12.13
40	1.69	4.04	6.84	9.07	11.98
45	1.70	4.05	6.83	9.04	11.84
50	1.71	4.06	6.83	9.01	11.71
55	1.72	4.08	6.83	8.99	11.57
60	1.72	4.09	6.84	8.96	11.45

(二)注意事项

测定 pH 值时,应严格按仪器的使用说明书操作,并注意下列事项。

(1)测定前,按各品种项下的规定,选择两种 pH 值约相差 3 个 pH 单位的标准缓冲液,并使供试品溶液的 pH 值处于两者之间。

(2)取与供试品溶液 pH 值较接近的第一种标准缓冲液对仪器进行校正(定位),使仪器示值与表列数值一致。

(3)仪器定位后,再用第二种标准缓冲液核对仪器示值,误差应不大于±0.02pH 单位。若大于此偏差，则应小心调节斜率，使示值与第二种标准缓冲液的表列数值相符。重复上述定位与斜率调节操作，至仪器示值与标准缓冲液的规定数值相差不大于 0.02pH 单位。否则，需检查仪器或更换电极后，再行校正至符合要求。

(4)每次更换标准缓冲液或供试品溶液前，应用纯化水充分洗涤电极，然后将水吸尽，也可用所换的标准缓冲液或供试品溶液洗涤。

(5)在测定高 pH 值豹供试品和标准缓冲液时，应注意碱误差的问题，必要时选用适当的玻璃电极测定。

(6)对弱缓冲液或无缓冲作用溶液的 pH 值测定，除另有规定外，先用苯二甲酸盐标准缓冲掖校正仪器后测定供试品溶液，并重取供试品溶液再测，直至 pH 值的读数在 1 分钟内改变不超过±0.05 止；然后再用硼砂标准缓冲液校正仪器，再如上法测定；两次 pH 值的读数相差应不超过 0.1，取两次读数的平均值为其 pH 值。

(7)配制标准缓冲液与溶解供试品的水，应是新沸并放冷的纯化水，其 pH 值应为 5.5～7.0。

(8)标准缓冲液一般可保存 2～3 个月，但发现有浑浊、发霉或沉淀等现象时，不能继续使用。

第二节　分光光度法

一、紫外-可见分光光度法

(一)仪器的校正和检定

1.波长

由于环境因素对机械部分的影响，仪器的波长经常会略有变动、因此除应定期对所用的仪器进行全面校正检定外，还应于测定前校正测定波长。常用汞灯中的较强谱线 237.83nm，253.65nm，275.28nm，296.73nm，313.16nm，334.15nm，365.02nm，404.66nm，435.83nm，546.07nm 与 576.96nm；或用仪器中氘灯的 486.02nrn 与656.10nm谱线进行校正；钬玻璃在波长 279.4nm，287.5nm，333.7nm，360.9nm，418.5nm，460.0nm，484.5nm，536.2nm 与 637.5nm 处有尖锐吸收峰，也可作波长校正用，但因来源不同或随着时间的推移会有微小的变化，使用时应注意；近年来，常使用高氯酸钬溶液校正双光束仪器，以 10％高氯酸溶液为溶剂，配制含氧化钬(Ho_2O_3) 4％的溶液，该溶液的吸收峰波长为 241.13nm、278.10nm、287.18nm、333.44nm、345.47nm、361.31nm、416.28nm、451.30nm、485.29nm、536.64nm 和 640.52nm。

仪器波长的允许误差为：紫外光区±1nm，500±2nm。

2.吸光度的准确度

可用重铬酸钾的硫酸溶液检定。取在 120℃干燥至恒重的基准重铬酸钾约 60mg，精密称定，用 0.005mol/L 硫酸溶液溶解并稀释至 1 000mL，在规定的波长处测定并计算其吸收系数，并与规定的吸收系数比较，应符合表中的规定(表 2-2)。

表 2-2 吸收系数的规定

波长/nm	235(最小)	257(最大)	313(最小)	350(最大)
吸收系数($E_{1cm}^{1\%}$)的规定值	124.5	144.0	48.6	106.6
吸收系数($E_{1cm}^{1\%}$)的许可范围	123.0～126.0	142.8～146.2	47.0～50.3	105.5～108.5

3.杂散光的检查

可按下表所列的试剂盒浓度,配制成水溶液,置 1cm 石英吸收池中,在规定的波长处测定透光率,应符合表中的规定(表 2-3)。

表 2-3 杂散光检查的规定

试剂	浓度/%(g/mL)	测定用波长/nm	透光率/%
碘化钠	1.00	220	<0.8
亚硝酸钠	5.00	340	<0.8

(二)对溶剂的要求

含有杂原子的有机溶剂时,通常均均有很强的末端吸收。因此,当作溶剂使用时,它们的使用范围均不能小于截止使用波长。例如甲醇、乙醇的截止使用波长为 205nm。另外,当溶剂不纯时,也可能增加干扰吸收。因此,在测定供试品前,应先检查所用的溶剂在供试品所用的波长附近是否符合要求,即将溶剂置 1cm 石英吸收池中,以空气为空白(即空白光路中不置任何物质)测定其吸光度。溶剂和吸收池的吸光度,在 220～240nm 范围内不得超过 0.40,在 241～250nm 范围内不得超过 0.20,在 251～300nm 范围内不得超过 0.10,在 300nm 以上时不得超过 0.05。

(三)测定法

测定时,除另有规定外,应以配制供试品溶液的同批溶剂为空白对照,采用 1cm 的石英吸收池,在规定的吸收峰波长±2nm 以内测试几个点的吸光度,或由仪器在规定波长附近自动扫描测定,以核对供试品的吸收峰波长位置是否正确。除另有规定外,吸收峰波长应在该品种项下规定的波长±2nm 以内,并以吸光度最大的波长作为测定波长。一般供试品溶液的吸光度读数,以在 0.3～0.7 之间为宜。仪器的狭缝波带宽度宜小于供试品吸收带的半高宽度的十分之一,否则测得的吸光度会偏低;狭缝宽度的选择,应以减小狭缝宽度时供试品的吸光度不再增大为准。由于吸收池和溶剂本身可能有空白吸收,因此测定供试品的吸光度后应减去空白读数,或由仪器自动扣除空白读数后再计算含量。当溶液的 pH 值对测定结果有影响时,应将供试品溶液的 pH 值和对照品溶液的 pH 值调成一致。

1.鉴别和检查

分别按各品种项下规定的方法进行。

2.含量测定

一般有以下几种方法。

(1)对照品比较法:按各品种项下的方法,分别配制供试品溶液和对照品溶液,对照品溶液中所含被测成分的量应为供试品溶液中被测成分规定量的(100±10)%，所用溶剂也应完全一致，在规定的波长处测定供试品溶液和对照品溶液的吸光度后，按下式计算供试品中被测溶液的浓度：

$$C_X=(A_X/A_R)C_R$$

式中：C_X——供试品溶液的浓度；

A_X——供试品溶液的吸光度；

C_R——对照品溶液的浓度；

A_R——对照品溶液的吸光度。

(2)吸收系数法：按各品种项下的方法配制供试品溶液，在规定的波长处测定其吸光度，再以该品种在规定条件下的吸收系数计算含量。用本法测定时，吸收系数通常应大于100，并注意仪器的校正和检定。

(3)计算分光光度法：计算分光光度法有多种，使用时应按各品种项下规定的方法进行。当吸光度处在吸收曲线的陡然上升或下降的部位测定时，波长的微小变化可能对测定结果造成显著影响，故对照品和供试品的测试条件应尽可能一致。计算分光光度法一般不宜用作含量测定。

(4)比色法：供试品本身在紫外-可见光区没有强吸收，或在紫外光区里有吸收但为了避免干扰或提高灵敏度，可加入适当的显色剂，使反应产物的最大吸收移至可见光区，这种测定方法称为比色法。

用比色法测定时，由于显色时影响显色深浅的因素较多，应取供试品与对照品或标准品同时操作。除另有规定外，比色法所用的空白系指用同体积的溶剂代替对照品或供试品溶液，然后依次加入等量的相应试剂，并用同样方法处理。在规定的波长处测定对照品和供试品溶液的吸光度后，按上述(1)法计算供试品浓度。

当吸光度和浓度关系不呈良好线性时，应取数份梯度量的对照品溶液，用溶剂补充至同一体积，显色后测定各份溶液的吸光度，然后以吸光度与相应的浓度绘制标准曲线，再根据供试品的吸光度在标准曲线上查得其相应的浓度，并求出其含量。

二、红外分光光度法

(一)仪器及其校正

可使用傅里叶变换红外光谱仪或色散型红外分光光度计。用聚苯乙烯薄膜(厚度约为0.04mm)校正仪器，绘制其光谱图，用3 027cm^{-1}，2 851cm^{-1}，1 601cm^{-1}，1 028cm^{-1}，907cm^{-1}处的吸收峰对仪器的波数进行校正。傅里叶变换红外光谱仪在3 000cm^{-1}附近的波数误差应不大于±5cm^{-1}，在1 000cm^{-1}附近的波数误差应不大于±1cm^{-1}。

用聚苯乙烯薄膜校正时，仪器的分辨率要求在3 110～2 850cm^{-1}范围内应能清晰地分辨出7个峰，峰2 851cm^{-1}与谷2 870cm^{-1}之间的分辨深度不小于18%透光率，峰1 583cm^{-1}与谷1 589cm^{-1}之间的分辨深度不小于12%透光率。仪器的标称分辨率，除另有规定外，应不低于2cm^{-1}。

(二)供试品的制备及测定

1.原料药鉴别

除另有规定外,应按照国家药典委员会编订的《药品红外光谱集》各卷收载的各光谱图所规定的方法制备样品。具体操作技术参见《药品红外光谱集》的说明。

采用固体制样技术时,最常碰到的问题是多晶现象,固体样品的晶型不同,其红外光谱往往也会产生差异。当供试品的实测光谱与《药品红外光谱集》所收载的标准光谱不一致时,在排除各种可能影响光谱的外在或人为因素后,应按该药品光谱图中备注的方法或各品种项下规定的方法进行预处理,再绘制光谱,比对。如未规定该品种供药用的晶型或预处理方法,则可使用对照品,并采用适当的溶剂对供试品与对照品在相同的条件下同时进行重结晶,然后依法绘制光谱,比对。如已规定特定的药用晶型,则应采用相应晶型的对照品依法比对。

当采用固体制样技术不能满足鉴别需要时,可改用溶液法绘制光谱后比对。

2.制剂鉴别

品种鉴别项下应明确规定制剂的前处理方法,通常采用溶剂提取法。提取时应选择适宜的溶剂,以尽可能减少辅料的干扰,并力求避免导致可能的晶型转变。提取的样品再经适当干燥后依法进行红外光谱鉴别。

3.多组分原料药鉴别

不能采用全光谱比对,可借鉴注意事项下"2(3)"的方法,选择主要成分的若干个特征谱带,用于组成相对稳定的多组分原料药的鉴别。

4.晶型、异构体限度检查或含量测定

供试品制备和具体测定方法均按各品种项下有关规定操作。

(三)注意事项

1.光谱集的规定

各品种项下规定"应与对照的图谱(光谱集XX图)一致",系指《药品红外光谱集》各卷所载的图谱。同一化合物的图谱若在不同卷上均有收载时,则以后卷所载的图谱为准。

2.比对光谱

药物制剂经提取处理并依法绘制光谱,比对时应注意以下4种情况。

(1)辅料无干扰,待测成分的晶型不变化,此时可直接与原料药的标准光谱进行比对。

(2)辅料无干扰,但待测成分的晶型有变化,此种情况可用对照品经同法处理后的光谱比对。

(3)待测成分的晶型不变化,而辅料存在不同程度的干扰,此时可参照原料药的标准光谱,在指纹区内选择3~5个不受辅料干扰的待测成分的特征谱带作为鉴别的依据。鉴别时,实测谱带的波数误差应小于规定值的0.5%。

(4)待测成分的晶型有变化,辅料也存在干扰,此种情况一般不宜采用红外光谱鉴别。

3.影响因素

由于各种型号的仪器性能不同,供试品制备时研磨程度的差异或吸水程度不同等原因,均会影响光谱的形状。因此,进行光谱比对时,应考虑各种因素可能造成的影响。

三、原子吸收分光光度法

原子吸收分光光度法的测量对象是呈原子状态的金属元素和部分非金属元素，系由待测元素灯发出的特征谱线通过供试品经原子化产生的原子蒸气时，被蒸气中待测元素的基态原子所吸收，通过测定辐射光强度减弱的程度，求出供试品中待测元素的含量。原子吸收分光光度法遵循分光光度法的吸收定律，一般通过比较对照品溶液和供试品溶液的吸光度，求得供试品中待测元素的含量。

（一）对仪器的一般要求

所用仪器为原子吸收分光光度计，由光源、原子化器、单色器和检测系统等组成，另有背景校正系统、自动进样系统等。

1.光源

常用待测元素作为阴极的空心阴极灯。

2.原子化器

主要有四种类型：火焰原子化器、石墨炉原子化器、氢化物发生原子化器及冷蒸气发生原子化器。

（1）火焰原子化器：由雾化器及燃烧灯头等主要部件组成。其功能是将供试品溶液雾化成气溶胶后，再与燃气混合，进入燃烧灯头产生的火焰中，以干燥、蒸发、离解供试晶，使待测元素形成基态原子。燃烧火焰由不同种类的气体混合物产生，常用乙炔一空气火焰。改变燃气和助燃气的种类及比例可以控制火焰的温度，以获得较好的火焰稳定性和测定灵敏度。

（2）石墨炉原子化器：由电热石墨炉及电源等部件组成。其功能是将供试品溶液干燥、灰化，再经高温原子化使待测元素形成基态原子。一般以石墨作为发热体，炉中通入保护气，以防氧化并能输送试样蒸气。

（3）氢化物发生原子化器：由氢化物发生器和原子吸收池组成，可用于砷、锗、铅、锡、硒、锡、锑等元素的测定。其功能是将待测元素在酸性介质中还原成低沸点、易受热分解的氢化物，再由载气导入由石英管、加热器等组成的原子吸收池，在吸收池中氢化物被加热分解，并形成基态原子。

（4）冷蒸气发生原子化器：由汞蒸气发生器和原子吸收池组成，专门用于汞的测定。其功能是将供试品溶液中的汞离子还原成游离汞，再由载气将汞蒸气导入石英原子吸收池，进行测定。

3.单色器

其功能是从光源发射的电磁辐射中分离出所需要的电磁辐射，仪器光路应能保证有良好的光谱分辨率和在相当窄的光谱带（0.2nm）下正常工作的能力，波长范围一般为190.0～900.0nm。

4.检测系统

由检测器、信号处理器和指示记录器组成，应具有较高的灵敏度和较好的稳定性，并能及时跟踪吸收信号的急速变化。

5.背景校正系统

背景干扰是原子吸收测定中的常见现象。背景吸收通常来源于样品中的共存组分及其在原子化过程中形成的次生分子或原子的热发射、光吸收和光散射等。这些干扰在仪器设计时应设法予以克服。常用的背景校正法有连续光源(在紫外光区通常用氘灯)、塞曼效应、自吸效应等。

在原子吸收分光光度分析中,必须注意背景以及其他原因引起的对测定的干扰。仪器某些工作条件(如波长、狭缝、原子化条件等)的变化可影响灵敏度、稳定程度和干扰情况。在火焰法原子吸收测定中可采用选择适宜的测定谱线和狭缝、改变火焰温度、加入络合剂或释放剂、采用标准加入法等方法消除干扰;在石墨炉原子吸收测定中可采用选择适宜的背景校正系统、加入适宜的基体改进剂等方法消除干扰。具体方法应按各品种项下的规定选用。

(二)测定法

(1)第一法(标准曲线法):在仪器推荐的浓度范围内,制备含待测元素的对照品溶液至少 3 份,浓度依次递增,并分别加入各品种项下制备供试品溶液的相应试剂,同时以相应试剂制备空白对照溶液。将仪器按规定启动后,依次测定空白对照溶液和各浓度对照品溶液的吸光度,记录读数。以每一浓度 3 次吸光度读数的平均值为纵坐标、相应浓度为横坐标,绘制标准曲线。按各品种项下的规定制备供试品溶液,使待测元素的估计浓度在标准曲线浓度范围内,测定吸光度,取 3 次读数的平均值,从标准曲线上查得相应的浓度,计算元素的含量。

(2)第二法(标准加入法):取同体积按各品种项下规定制备的供试品溶液 4 份,分别置 4 个同体积的量瓶中,除(1)号量瓶外,其他量瓶分别精密加入不同浓度的待测元素对照品溶液,分别用去离子水稀释至刻度,制成从零开始递增的一系列溶液。按上述标准曲线法自“将仪器按规定启动后”操作,测定吸光度,记录读数;将吸光度读数与相应的待测元素加入量作图,延长此直线至与含量轴的延长线相交,此交点与原点间的距离即相当于供试品溶液取用量中待测元素的含量。再以此计算供试品中待测元素的含量。此法仅适用于第一法标准曲线呈线性并通过原点的情况。

当用于杂质限度检查时,取供试品,按各品种项下的规定,制备供试品溶液;另取等量的供试品,加入限度量的待测元素溶液,制成对照品溶液。照上述标准曲线法操作,设对照品溶液的读数为 a,供试品溶液的读数为 b,b 值应小于(a−b)。

第三节　色　谱　法

一、纸色谱法

纸色谱法系以纸为载体,以纸上所含水分或其他物质为固定相,用展开剂进行展开的分配色谱。供试品经展开后,可用比移值(R_f)表示其各组成成分的位置(比移值=原点中心至斑点中心的距离/原点中心至展开剂前沿的距离)。由于影响比移值的因素较多,因而一般采用在相同实验条件下与对照物质对比以确定其异同。用作药品鉴别时，供试品在色谱图中所显主斑点的位置与颜色(或荧光)，应与对照品在色谱图中所显主斑点相同。用作药品纯度检查时，可取一定量的供试品，经展开后，按各品种项下的规定，检视其所显杂质斑点的个数或呈色深度(或荧光强度)，进行药品含量测定时，将色谱主斑点剪下经洗脱后，再用适宜的方法测定。

(一)仪器与材料

(1)展开容器：通常为属形或长方形玻璃缸，缸上具有磨口玻璃盖，应能密闭，用于下行法时，盖上有孔，可插入分液漏斗，用以加入展开剂。在近顶端有一用支架架起的玻璃槽作为展开剂的容器，槽内有一玻棒，用以压住色谱滤纸；槽的两侧各支一玻棒，用以支持色谱滤纸使其自然下垂。用于上行法时，在盖上的孔中加塞，塞中插入玻璃悬钩，以便将点样后的色谱滤纸挂在钩上；并除去溶剂槽和支架。

(2)点样器：常用具支架的微量注射器或定量毛细管，应能使点样位置正确、集中。

(3)色谱滤纸：应质地均匀平整，具有一定机械强度，不含影响展开效果的杂质；也不应与所用显色剂起作用，以免影响分离和鉴别效果，必要时可进行处理后再用。用于下行法时，取色谱滤纸按纤维长丝方向切成适当大小的纸条，离纸条上端适当的距离(使色谱滤纸上端能足够浸入溶剂槽内的展开剂中，并使点样基线能在溶剂槽侧的玻璃支持棒下数厘米处)用铅笔划一点样基线，必要时，可在色谱滤纸下端切成锯齿形便于展开剂滴下。用于上行法时，色谱磅纸长约25cm，宽度则按需要而定，必要时可将色谱滤纸卷成筒形；点样基线距底边约2.5cm。

(二)操作方法

(1)下行法：将供试品溶解于适宜的溶剂中制成一定浓度的溶液。用定量毛细管或微量注射器吸取浓液，点于点样基线上，溶液宜分次点加，每次点加后，待其自然干燥、低温烘干或经温热气流吹干，样点直径为2～4mm，点间距离为1.5～2.0cm，样点通常应为圆形。

将点样后的色谱滤纸的点样端放在溶剂槽内并用玻棒压住，使色谱滤纸通过槽侧玻璃支持棒自然下垂，点样基线在支持棒下数厘米处。展开前，展开缸内用各品种项下规定的溶剂的蒸气使之饱和，一般可在展开缸底部放一装有规定溶剂的平皿或将被规定溶剂润湿的滤纸条附着在展开缸内壁上，放置一定时间，俟溶剂挥发使缸内充满饱和蒸气。然后小心添加展开剂至溶剂槽内，使色谱滤纸的上端浸没在槽内的展开剂中。展开剂即经毛细管作用沿色谱滤纸移动进行展开，展开至规定的距离后，取出色谱滤纸，标明展开剂前沿位置，待展开剂挥散后按规定方法检测色谱斑点。

(2)上行法：点样方法同下行法。展开缸内加入展开剂适量，放置待展开剂蒸气饱和后，再下降悬钩，使色谱滤纸浸入展开剂约0.5cm，展开剂即经毛细管作用沿色谱滤纸上升，除另有规定外，一般展开至约15cm后，取出晾干，按规定方法检视。

展开可以单向展开，即向一个方向进行；也可进行双向展开，即先向一个方向展开，取出，待展开剂完全挥发后，将滤纸转动90°，再用原展开剂或另一种展开剂进行展开；亦可多次展开、连续展开或径向展开等。

二、薄层色谱法

薄层色谱法系将供试品溶液点样于薄层板上，经展开、检视后所得的色谱图，与适宜的对照物按同法所得的色谱图作对比，用于药品的鉴别或杂质检查的方法。

(一)仪器与材料

1.薄层板

(1)自制薄层板：除另有规定外，玻璃板要求光滑、平整，洗净后不附水珠，晾干。最常用的固定相有硅胶G、硅胶GF_{254}、硅胶H和硅胶HF_{254}，其次有硅藻土、硅藻土G、氧化铝、氧化铝G、微晶纤维素、微晶纤维素F_{254}等。其颗粒大小，一般要求粒径为5～40μm。

薄层涂布，一般可分为无黏合剂和含黏合剂两种。前者系将固定相直接涂布于玻璃板上，后者系在固定相中加人一定量的黏合剂，一般常用10%～15%煅石膏($CaSO_4 \cdot 2H_2O$在140℃加热4h)，混匀后加水适量使用，或用羧甲基纤维素钠水溶液(0.2%～0.5%)调成糊状，均匀涂布于玻璃板上。使用涂布器涂布应能使固定相在玻璃板上涂成一层符合厚度要求的均匀薄层。

(2)市售薄层板：市售薄层板分普通薄层板和高效薄层板，如硅胶薄层板、硅胶GF_{254}薄层板、聚酰胺薄膜和铝基片薄层板等。高效薄层板的粒径一般为5～7μm。

2.点样器

同纸色谱法项下。

3.展开容器

应使用适合薄层板大小的玻璃制薄层色谱展开缸，并有严密的盖子，底部应平整光滑，或有双槽。

4.显色剂

见各品种项下的规定。可采用喷雾显色、浸渍显色或置适宜试剂的蒸气中熏蒸显色，用以检出斑点。

5.显色装置

喷雾显色要求用压缩气体使显色剂呈均匀细雾状喷出；浸渍显色可用专用玻璃器皿或用适宜的玻璃缸代替；蒸气熏蒸显色可用双槽玻璃缸或适宜大小的干燥器代替。

6.检视装置

为装有可见光、短波紫外光(254nm)、长波紫外光(365nm)光源及相应滤片的暗箱，可附加摄像设备供拍摄色谱用，暗箱内光源应有足够的光照度。

(二)操作方法

(1)薄层板制备：自制薄层板除另有规定外，将1份固定相和3份水在研钵中按同一方向研磨混合，去除表面的气泡后，倒入涂布器中，在玻璃板上平稳地移动涂布器进行涂布(厚度为0.2～0.3mm)，取下涂好薄层的玻璃板，置水平台上于室温下晾干后，在110℃活化30min，即置有干燥剂的干燥箱中备用。使用前检查其均匀度(可通过透射光和反射光检视)。

市售薄层板临用前一般应在110℃活化30min。聚酰胺薄膜不需活化。铝基片薄层板可根据需要剪裁，但须注意剪裁后的薄层板底边的硅胶层不得有破损。如在贮放期间被空气中杂质污染，使用前可用适宜的溶剂在展开容器中上行展开预洗，110℃活化后，置干燥器中备用。

(2)点样：除另有规定外，用点样器点样于薄层板上，一般为圆点，点样基线距底边2.0cm，样点直径为2～4mm薄层板为1～2mm)间距离可视斑点扩散情况以不影响检出为宜，一般为1.0～2.0cm(高效薄层板可不小于5mm)。点样时必须注意勿损伤薄层板表面。

(3)展开：展开缸如需预先用展开剂饱和，可在缸中加入足够量的展开剂，必要时在壁上贴两条与缸一样高、宽的滤纸条，一端浸入展开剂中，密封顶盖，使系统平衡或按各品种项下的规定操作。

将点好供试品的薄层板放入展开缸中，浸入展开剂的深度为距薄层板底边0.5～1.0cm(切勿将样点浸入展开剂中)，密封顶盖，待展开至适宜的展距(如：20cm的薄层板，展距一般为10～15cm；10cm层板，展距一般为5cm取出薄层板，晾干，按各品种项下的规定检测。

展开可以单向展开，即向一个方向进行；也可以进行双向展开，即先向一个方向展开，取出，待展开剂完全挥发后，将薄层板转动90°，再用原展开剂或另一种展开剂进行展开；亦可多次展开。

(4)显色与检视：荧光薄层板可用荧光猝灭法；普通薄层板，有色物质可直接检视，无色物质可用物理或化学方法检视。物理方法是检出斑点的荧光颜色及强度；化学方法一般用化学试剂显色后，立即覆盖同样大小的玻璃板，检视。

(三)系统适用性试验

按各品种项下要求对检测方法进行系统适用性试验，使斑点的检测灵敏度、比移值和分离效能符合规定。

(1)检测灵敏度：系指杂质检查时，供试品溶液中被测物质能被检出的最低量。一般采用对照溶液稀释若干倍的溶液与供试品溶液和对照溶液在规定的色谱条件下，在同一块薄层板上点样、展开、检视，前者应显示清晰的斑点。

(2)比移值(R_f)：系指从基线至展开斑点中心的距离与从基线至展开剂前沿的距离的比值。鉴别时，可用供试品溶液主斑点与对照品溶液主斑点的比移值进行比较，或用比移值来说明主斑点或杂质斑点的位置。

$$R_f=\frac{\text{从基线基线到展开斑点的距离}}{\text{从基线基线至展开剂前距离}}$$

除另有规定外，比移值(R_f)应在0.2～0.8之间。

(3)分离效能：鉴别时，在对照品与结构相似药物的对照品制成混合对照溶液的色谱图中，应显示两个清晰分离的斑点。杂质检查的方法选择时，可将杂质对照品用供试品自身稀释对照溶液溶解制成混合对照溶液，也可将杂质对照品用待测组分的对照品溶液溶解制成混合对照溶液，还可采用供试品以适当的降解方法获得的溶液，上述溶液点样展开后的色谱图中，应显示两个清晰分离的斑点。

(四)测定法

(1)鉴别：可采用与同浓度的对照品溶液，在同一块薄层板上点样、展开与检视，供试品溶液所显主斑点的颜色（或荧光）与位置（R_f）应与对照品溶液的主斑点一致，而且主斑点的大小与颜色的深浅也应大致相同。或采用供试品溶液与对照品溶液等体积混合，应显示单一、紧密的斑点；或选用与供试品化学结构相似的药物对照品与供试品溶液的主斑点比较，两者 R_f 应不同，或将上述两种溶液等体积混合，应显示两个清晰分离的斑点。

（2）杂质检查：可采用杂质对照品法、供试品溶液的自身稀释对照法，或两法并用。供试品溶液除主斑点外的其他斑点应与相应的杂质对照品溶液或系列浓度杂质对照品溶液的相应主斑点比较，或与供试品溶液的自身稀释对照溶液或系列浓度自身稀释对照溶液的相应主斑点比较，不得更深。

通常应规定杂质的斑点数和单一杂质量，当采用系列自身稀释对照溶液时，也可规定估计的杂质总量。

三、柱色谱法

（一）吸附柱色谱

色谱柱为内径均匀、下端（带或不带活塞）缩口的硬质玻璃管，端口或活塞上部铺垫适量棉花或玻璃纤维，管内装入吸附剂。吸附剂的颗粒应尽可能大小均匀，以保证良好的分离效果.除另有规定外，通常采用直径为 0.07～0.15mm 的颗粒。色谱柱的大小，吸附剂的品种和用量，以及洗脱时的流速，均按各品种项下的规定。

1.吸附剂的填装

（1）干法：将吸附剂一次加入色谱柱，振动管壁使其均匀下沉，然后沿管壁缓缓加入洗脱剂；若色谱柱本身不带活塞，可在色谱柱下端出口处连接活塞，加入适量的洗脱剂，旋开活塞使洗脱剂缓缓滴出，然后自管顶缓缓加入吸附剂，使其均匀地润湿下沉，在管内形成松紧适度的吸附层。操作过程中应保持有充分的洗脱剂留在吸附层的上面。

（2）湿法：将吸附剂与洗脱剂混合，搅拌除去空气泡，徐徐倾入色谱柱中，然后加入洗脱剂将附着在管壁的吸附剂洗下，使色谱柱面平整。

等填装吸附剂所用洗脱剂从色谱柱自然流下，至液面和柱表面相平时，即加供试品溶液。

2.供试品的加入

除另有规定外，将供试品溶于开始洗脱时使用的洗脱剂中，再沿管壁缓缓加入，注意勿使吸附剂翻起。或将供试品溶于适当的溶剂中，与少量吸附剂混匀，再使溶剂挥发去尽使呈松散状，加在已制备好的色谱柱上面。如供试品在常用溶剂中不溶，可将供试品与适量的吸附剂在乳钵中研磨混匀后加入。

3.洗脱

除另有规定外，通常按洗脱剂洗脱能力大小递增变换洗脱剂的品种和比例，分部收集流出液，至流出液中所含成分显著减少或不再含有时，再改变洗脱剂的品种和比例。操作过程中应保持有充分的洗脱剂留在吸附层的上面。

（二）分配柱色谱

方法和吸附柱色谱基本一致。装柱前，先将固定液溶于适当溶剂中，加入适宜载体，混合均匀，待溶剂完全挥干后分次移入色谱柱中并用带有平面的玻棒压紧；供试品可溶于固定液，混以少量载体，加在预制好的色谱柱上端。

洗脱剂需先加固定液混合使之饱和，以避免洗脱过程中固定液的流失。

四、高效液相色谱法

高效液相色谱法系采用高压输液泵将规定的流动相泵入装有填充剂的色谱柱，对供试品进行分离测定的色谱方法。注入的供试品，由流动相带入柱内，各组分在柱内被分离，并依次进入检测器，由积分仪或数据处理系统记录和处理色谱信号。

(一)对仪器的一般要求和色谱条件

所用的仪器为高效液相色谱仪。仪器应定期检定并符合有关规定。

1.色谱柱

反相色谱系统使用非极性填充剂，常用的色谱柱填充剂为化学键合硅胶，以十八烷基硅烷键合硅胶最为常用，辛基硅烷键合硅胶和其他类型的硅烷键合硅胶(如氰基键合硅烷和氨基键合硅烷等)也有使用。正相色谱系统使用极性填充剂，常用的填充剂有硅胶等。离子交换色谱系统使用离子交换填充剂；分子排阻色谱系统使用凝胶或高分子多孔微球等填充剂；对映异构体的分离通常使用手性填充剂。

填充剂的性能(如载体的形状、粒径、孔径、表面积、键合基团的表面覆盖度、含碳量和键合类型等)以及色谱柱的填充，直接影响供试品的保留行为和分离效果。分析分子量小于2 000的化合物应选择孔径在15nm(1nm＝10Å)以下的填料，分析分子量大于2 000的化合物则应选择孔径在30nm以上的填料。

除另有规定外，普通分析柱的填充剂粒径一般在3～10μm之间，粒径更小(约2μm)的填充剂常用于填装微径柱(内径约2mm)。

使用微径柱时，输液泵的性能、进样体积、检测池体积和系统的死体积等必须与之匹配；如有必要，色谱条件也需作适当的调整。当对其测定结果产生争议时，应以品种项下规定的色谱条件的测定结果为准。

以硅胶为载体的键合固定相的使用温度通常不超过40℃，为改善分离效果可适当提高色谱柱的使用温度，但不宜超过60℃。

流动相的pH值应控制在2～8之间。当pH值大于8时，可使载体硅胶溶解；当pH值小于2时，与硅胶相连的化学键合相易水解脱落。当色谱系统中需使用pH值大于8的流动相时，应选用耐碱的填充剂，如采用高纯硅胶为载体并具有高表面覆盖度的键合硅胶填充剂、包覆聚合物填充剂、有机—无机杂化填充剂或非硅胶基键合填充剂等；当需使用pH值小于2的流动相时，应选用耐酸的填充剂，如具有大体积侧链能产生空间位阻保护作用的二异丙基或二异丁基取代十八烷基硅烷键合硅胶填充剂、有机—无机杂化填充剂等。

(2)检测器：最常用的检测器为紫外检测器，包括二极管阵列检测器，其他常见的检测器有荧光检测器、蒸发光散射检测器、示差折光检测器、电化学检测器和质谱检测器等。

紫外、荧光、电化学检测器为选择性检测器，其响应值不仅与供试品溶液的浓度有关，还与化合物的结构有关;蒸发光散射检测器和示差折光检测器为通用型检测器,对所有的化合物均有响应;蒸发光散射检测器对结构类似的化合物,其响应值几乎仅与供试品的质量有关;二极管阵列检测器可以同时记录供试品的吸收光谱,故可用于供试品的光谱鉴定和色谱峰的纯度检查。

紫外、荧光、电化学和示差折光检测器的响应值与供试品溶液的浓度在一定范围内呈线性关系,但蒸发光散射检测器的响应值与供试品溶液的浓度通常呈指数关系,故进行计算时,一般需经对数转换。

不同的检测器,对流动相的要求不同。如采用紫外检测器,所用流动相应符合紫外-可见分光光度法项下对溶剂的要求;采用低波长检测时,还应考虑有机相中有机溶剂的截止使用波长,并选用色谱级有机溶剂。蒸发光散射检测器和质谱检测器通常不允许使用含不挥发性盐组分的流动相。

(3)流动相:反相色谱系统的流动相首选甲醇-水系统(采用紫外末端波长检测时,首选乙腈一水系统),如经试用不适合时,再选用其他溶剂系统。应尽可能少用含有缓冲液的流动相,必须使用时,应尽可能选用含较低浓度缓冲液的流动相。由于 C_{18} 链在水相环境中不易保持伸展状态,故对于十八烷基硅烷键合硅胶为固定相的反相色谱系统,流动相中有机溶剂的比例通常应不低于 5%,否则 C_{18} 链的随机卷曲将导致组分保留值变化,造成色谱系统不稳定。

各品种项下规定的条件除固定相种类、流动相组分、检测器类型不得改变外,其余如色谱柱内径、长度、载体粒度、流动相流速、混合流动相各组分的比例、柱温、进样量、检测器的灵敏度等,均可适当改变,以适应供试品并达到系统适用性试验的要求。其中,调整流动相组分比例时,以组分比例较低者(小于或等于 50%)相对于自身的改变量不超过 ±30%且相对于总量的改变量不超过 ±10%为限,如 30%相对改变量的数值超过总量的 10%时,则改变量以总量的 ±10%为限。

对于必须使用特定牌号的填充剂方能满足分离要求的品种,可在该品种项下注明。

(二)系统适用性试验

色谱系统的适用性试验通常包括理论板数、分离度、重复性和拖尾因子等 4 个参数。其中,分离度和重复性尤为重要。

按各品种项下要求对色谱系统进行适用性试验,即用规定的对照品溶液或系统适用性试验溶液在规定的色谱系统进行试验,必要时,可对色谱系统进行适当调整,以符合要求。

(1)色谱柱的理论板数(n) 用于评价色谱柱的分离效能。由于不同物质在同一色谱柱上的色谱行为不同,采用理论板数作为衡量柱效能的指标时,应指明测定物质,一般为待测组分或内标物质的理论板数。

在规定的色谱条件下,注入供试品溶液或各品种项下规定的内标物质溶液,记录色谱图,量出供试品主成分峰或内标物质峰的保留时间 t_R(以分钟或长度计)和峰宽(W)或半高峰宽($W_{h/2}$),按 $n=16(t_R/W)^2$ 或 $n=5.54(t_R/W_{h/2})^2$ 计算色谱柱的理论板数。

(2)分离度(R):用于评价待测组分与相邻共存物或难分离物质之间的分离程度,是衡量色谱系统效能的关键指标。可以通过测定待测物质与已知杂质的分离度、也可以通过测定待测组分与某一添加的指标性成分(内标物质或其他难分离物质)的分离度,或将供试品或对照品用适当前方法降解,通过测定待测组分与某一降解产物的分离度举对色谱系统进行评价与控制。

无论是定性鉴别还是定量分析,均要求待测峰与其他峰、内标峰或特定的杂质对照峰之间有较好的分离度。除另有规定外,待测组分与相邻共存物之间的分离度应大于1.5。分离度的计算公式为:

$$R=\frac{2(t_{R_2}-t_{R_1})}{W_1+W_2} \text{或} R=\frac{2(t_{R_2}-t_{R_1})}{1.70(W_{1,h/2}+W_{2,h/2})}$$

式中:t_{R_2}——相邻两峰中后一峰的保留时间;

t_{R_1}——相邻两峰中前一峰的保留时间;

W_1、W_2及$W_{1,h/2}$、$W_{2,h/2}$分别为此相邻两峰的峰宽,及半高峰宽。

当对测定结果有异议时,色谱柱的理论板数(n)和分离度(R)均以峰宽(W)的计算结果为准。

(3)重复性:用于评价连续进样中,色谱系统响应值的重复性能。采用外标法时,通常取各品种项下的对照品溶液,连续进样5次,除另有规定外,其峰面积测量值的相对标准偏差应不大于2.0%;采用内标法时,通常配制相当于80%,100%和120%的对照品溶液,加入规定量的内标溶液,配成3种不同浓度的溶液,分别至少进样2次,计算平均校正因子。其相对标准偏差应不大于2.0%。

(4)拖尾因子(T):用于评价色谱峰的对称性。为保证分离效果和测量精度,应检查待测峰的拖尾因子是否符合各品种项下的规定。拖尾因子计算公式为:

$$T=\frac{W_{0.05h}}{2d_1}$$

式中:$W_{0.05h}$——5%峰高处的峰宽;

d_1——峰顶点至峰前沿之间的距离。

除另有规空外,峰高法定量时T应在0.95~1.05之间。

峰面积法测定时,若拖尾严重,将影响峰面积的准确测量。必要时,应在各品种项下对拖尾因子作出规定。

(三)测定法

(1)内标法:按各品种项下的规定,精密称(量)取对照品和内标物质,分别配成溶液,精密量取各适量,混合配成校正因子侧定用的对照溶液。取一定量注入仪器,记录色谱图,测量对照品和内标物质的峰面积或峰高,按下式计算校正因子:

$$\text{校正因子}(f)=\frac{A_s/c_s}{A_R/c_R}$$

式中:A_S——内标物质的峰面积或峰高;

A_R——对照品的峰面积或峰高;

c_S——内标物质的浓度;

c_R——对照品的浓度。

再取各品种项下含有内标物质的供试品溶液,注入仪器,记录色谱图,测量供试品中待测成分和内标物质的峰面积或峰高，按下式计算含量：

$$含量(c_X)=f\times\frac{A_X}{A_S'/c_s'}$$

式中：A_X——供试品的峰面积或峰高；

c_X——供试品的浓度；

A_s'——内标物质的峰面积或峰高；

c_s'——内标物质的浓度；

f——校正因子。

采用内标法，可避免因样品前处理及进样体积误差对测定结果的影响。

(2)外标法：按各品种项下的规定，精密称(量)取对照品和供试品，配制成溶液，分别精密取一定量，注入仪器，记录色谱图，测量对照品溶液和供试品溶液中待测成分的峰面积(或峰高)，按下式计算含量：

$$含量(c_X)=c_R+\frac{A_X}{A_R}$$

式中各符号意义同前。

由于微量注射器不易精确控制进样量，当来用外标法测定供试品中成分或杂质含量时，以定量环或自动进样器进样为好。

(3)加校正因子的主成分自身对照法：测定杂质含量时，可采用加校正因子的主成分自身对照法。在建立方法时，按各品种项下的规定，精密称(量)取杂质对照品和待测成分对照品各适量，配制测定杂质校正因子的溶液，进样，记录色谱图，按上述内标法计算杂质的校正因子。此校正因子可直接载入各品种项下，用于校正杂质的实测峰面积。这些需作校正计算的杂质，通常以主成分为参照，采用相对保留时间定位，其数值一并载入各品种项下。

测定杂质含量时，按各品种项下规定的杂质限度，将供试品溶液稀释成与杂质限度相当的溶液作为对照溶液，进样，调节检测灵敏度(以噪声水平可接受为限)或进样量(以柱子不过载为限)，使对照溶液的主成分色谱峰的峰高约达满量程的10%～25%或其峰面积能准确积分〔通常含量低于0.5%的杂质，峰面积的相对标准偏差(RSD)应小于10%；含量在0.5%～2%的杂质，峰面积的RSD应小于5%；含量大于2%的杂质，峰面积的RSD应小于2%〕。然后，取供试品溶液和对照品溶液适量，分别进样，供试品溶液的记录时间，除另有规定外，应为主成分色谱峰保留时间的2倍，测量供试品溶液色谱图上各杂质的峰面积，分别乘以相应的校正因子后与对照溶液主成分的峰面积比较，依法计算各杂质含量。

(4)不加校正因子的主成分自身对照法：测定杂质含量时，若没有杂质对照品，也可采用不加校正因子的主成分自身对照法。同上述加校正因子的主成分自身对照法配制对照溶液并调节检测灵敏度后，取供试品溶液和对照溶液适量，分别进样，前者的记录时间，除另有规定外，应为主成分色谱峰保留时间的2倍，测量供试品溶液色谱图上各杂质的峰面积并与对照溶液主成分的峰面积比较，计算杂质含量。

若供试品所含的部分杂质未与溶剂峰完全分离，则按规定先记录供试品溶液的色谱图Ⅰ，再记录等体积纯溶剂的色谱图Ⅱ。色谱图Ⅰ上杂质峰的总面积(包括溶剂峰)，减去色谱图Ⅱ上的溶剂峰面积，即为总杂质峰的校正面积。然后依法计算。

(5)面积归一化法：按各品种项下的规定，配制供试品溶液，取一定量注入仪器，记录色谱图。测量各峰的面积和色谱图上除溶剂峰以外的总色谱峰面积，计算各峰面积占总峰面积的百分率。

用于杂质检查时，由于峰面积归一化法测定误差大，因此，通常只用于粗略考察供试品中的杂质含量。除另有规定外，一般不宜用于微量杂质的检查。

五、气相色谱法

气相色谱法系采用气体为流动相(载气)流经装有填充剂的色谱柱进行分离测定的色谱方法，物质或其衍生物气化后，被载气带入色谱柱进行分离，各组分先后进入检测器，用数据处理系统记录色谱信号。

(一)对仪器的一般要求

所用的仪器为气相色谱仪，由载气源、进样部分、色谱柱、柱温箱、检测器和数据处理系统等组成。进样部分、色谱柱和检测器的温度均应根据分析要求适当设定。

(1)载气源：气相色谱法的流动相为气体，称为载气，氦、氮和氢可用作载气，可由高压钢瓶或高纯度气体发生器提供，经过适当的减压装置，以一定的流速经过进样器和色谱柱；根据供试品的性质和检测器种类选择载气，除另有规定外，常用载气为氮气。

(2)进样部分：进样方式一般可采用溶液直接进样、自动进样或顶空进样。

溶液直接进样采用微量注射器、微量进样阀或有分流装置的气化室进样；采用溶液直接进样或自动进样时，进样口温度应高于柱温 30～50℃；进样量一般不超过数微升；柱径越细，进样量应越少，采用毛细管柱时，一般应分流以免过载。

顶空进样适用于固体和液体供试品中挥发性组分的分离和测定。将固态或液态的供试品制成供试液后，置于密闭小瓶中，在恒温控制的加热室中加热至供试品中挥发性组分在液态和气态达到平衡后，由进样器自动吸取一定体积的顶空气注入色谱柱中。

(3)色谱柱：色谱柱为填充柱或毛细管柱。填充柱的材质为不锈钢或玻璃，内径为 2～4mm，柱长为 2～4m，内装吸附剂、高分子多孔小球或涂渍固定液的载体，粒径为 0.18～0.25mm，0.15～0.18mm 或 0.125～0.15mm。常用载体为经酸洗并硅烷化处理的硅藻土或高分子多孔小球，常用固定液有甲基聚硅氧烷、聚乙二醇等。毛细管柱的材质为玻璃或石英，内壁或载体经涂渍或交联固定液，内径一般为 0.25mm、0.32mm 或 0.53mm，柱长 5～60m，固定液膜厚 0.1～5.0μm，常用的固定液有甲基聚硅氧烷、不同比例组成的苯基甲基聚硅氧烷、聚乙二醇等。

新填充柱和毛细管柱在使用前需老化处理，以除去残留溶剂及易流失的物质，色谱柱如长期未用，使用前应老化处理，使基线稳定。

(4)柱温箱：由于柱温箱温度的波动会影响色谱分析结果的重现性，因此柱温箱控温精度应在±1℃，且温度波动小于每小时 0.1℃。温度控制系统分为恒温和程序升温两种。

(5)检测器：适合气相色谱法的检测器有火焰离子化检测器(FID)、热导检测器

(TCD)、氮磷检测器(NPD)、火焰光度检测器(FPD)、电子捕获检测器(ECD)、质谱检测器(MS)等。火焰离子化检测器对碳氢化合物响应良好,适合检测大多数的药物;氮磷检测器对含氮、磷元素的化合物灵敏度高;火焰光度检测器对含磷、硫元素的化合物灵敏度高;电子捕获检测器适于含卤素的化合物;质谱检测器还能给出供试品某个成分相应的结构信息,可用于结构确证。除另有规定外,一般用火焰离子化检测器,用氢气作为燃气,空气作为助燃气。在使用火焰离子化检测器时,检测器温度一般应高于柱温,并不得低于150℃,以免水汽凝结,通常为250~350℃。

(6)数据处理系统:可分为记录仪、积分仪以及计算机工作站等。

各品种项下规定的色谱条件,除检测器种类、固定液品种及特殊指定的色谱柱材料不得改变外,其余如色谱柱内径、长度、载体牌号、粒度、固定液涂布浓度、载气流速、柱温、进样量、检测器的灵敏度等,均可适当改变,以适应具体品种并符合系统适用性试验的要求。一般色谱图约于30min内记录完毕。

(二)系统适用性试验

除另有规定外,应照高效液相色谱法项下的规定。

(三)测定法

(1)内标法。

(2)外标法。

(3)面积归一化法:上述3种方法的具体内容均同高效液相色谱法项下相应的规定。

(4)标准溶液加入法:精密称(量)取某个杂质或待测成分对照品适量,配制成适当浓度的对照品溶液,取一定量,精密加入到供试品溶液中,根据外标法或内标法测定杂质或主成分含量,再扣除加入的对照品溶液含量,即得供试品溶液中某个杂质和主成分含量。

也可按下述公式进行计算,加入对照品溶液前后校正因子应相同,即:

$$A_{is}=\frac{c_X+\Delta c_X}{c_X}$$

则待测组分的浓度 c_X 可通过如下公式进行计算:

$$c_X=\frac{\Delta c_X}{(A_{is}/A_x)-1}$$

式中:c_X——供试品中组分X的浓度;

A_X——供试品中组分X的色谱峰面积;

Δc_X——所加入的已知浓度的待测组分对照品的浓度;

A_{is}——加入对照品后组分X的色谱峰面积。

由于气相色谱法的进样量一般仅数微升,为减小进样误差,尤其当采用手工进样时,由于留针时间和室温等对进样量也有影响,故以采用内标法定量为宜;当采用自动进样器时,由于进样重复性的提高,在保证分析误差的前提下,也可采用外标法定量。当采用顶空进样时,由于供试品和对照品处于不完全相同的基质中,故可采用标准溶液加入法以消除基质效应的影响,当标准溶液加入法与其他定量方法结果不一致时,应以标准加入法结果为准。

思 考 题

1.什么是比旋度？

2.折光率测定前，折光计读数应用什么进行校正？水的折光率 20℃时为多少？

3.请简述吸收系数的物理意义。

4.请简述紫外-可见分光光度法在药物分析中的应用。

5.请简述高效液相色谱法测定药物含量时的方法。

第三章　药物的鉴别

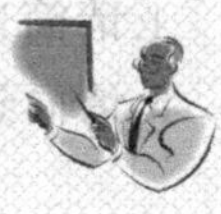

章节要点

1.掌握　药物鉴别的内容。

2.熟悉　常用的药物鉴别方法。

3.了解　药物鉴别的目的和条件。

第一节　药物鉴别的目的和内容

一、药物鉴别的目的和特点

药物的鉴别是根据药物的分子结构及理化性质，采用化学、物理化学或生物学等方法来判断其真伪的一类方法。它是药品质量检验工作中的首项任务，只有经鉴别确定被分析药物的真实性后，才有必要进行杂质检查和含量测定。

（一）药物鉴别的目的

药物的鉴别试验就是依据药物的组成、结构与性质，采用化学、物理化学或生物学方法来判断药物的真伪。它是药品质量检验工作中的首项任务，只有在药物鉴别无误的情况下，进行药物的杂质检查、含量测定等分析工作才有意义。

药典中鉴别项下规定的试验方法，仅适用于鉴别药品的真伪，对于原料药还应结合性状项下的外观和物理常数进行确认。

（二）药物鉴别的特点

药物鉴别不同于一般化学试剂的鉴别，它具有以下几个特点。

(1)药物鉴别为已知物的确证试验。根据药典、药品标准等鉴别药物时，供试品都是已知物，鉴别的目的是确证供试品的真伪，而不是鉴定未知物的组成和结构。

(2)鉴别试验是个别分析，而不是系统分析。其试验项目比较少，一般在四五个项目以内，有的只做一两项试验就可以做出明确结论。

(3)通常选用药物的化学鉴别反应，红外特征吸收、紫外可见特征吸收，测定熔点、色谱行为、生物活性、旋光性、折射率或放射特性等不同方法鉴别同一种供试品，综合分析试验结果，做出判断。

(4)鉴别制剂时，要注意消除辅料的干扰。鉴别复方制剂中的不同成分时，要注意消除各成分间的干扰。

二、药物鉴别的内容

药物鉴别的内容主要包括性状鉴别、一般鉴别和专属鉴别试验。《中国药典》中鉴别项下规定的试验方法，仅适用于鉴别药物的真伪。对于原料药，还应结合性状项下的外观和物理常数进行确认，作为鉴别试验的补充。

(一)性状鉴别

药物的性状反映了药物特有的物理性质，包括药品的外观、臭、味、溶解度以及物理常数等。

1.外观性状

外观性状是指药物的色泽和外表感观，其在一定程度上反映了药物的内在质量。外观性状主要包括药品的外观(药物的聚集状态、晶型、色泽)、臭、味、引湿性等。但由于生产工艺的差异以及贮存环境等因素的影响，外观性状可能发生变化。因此，可根据药物的外观性状对药品质量作出初步的评价。

2.溶解度

溶解度是药物的一种物理性质，在一定程度上反映了药品的纯度。药物的溶解度既可供精制或制备溶液时参考，也可根据药物在特定溶剂中的溶解性能作质量控制。药品在不同溶剂中的溶解性能，《中国药典》用“极易溶解、易溶、溶解、略溶、微溶、极微溶解、几乎不溶或不溶”来描述。

3.物理常数

物理常数是表示药品物理性质的重要特征常数，在一定的条件下是完全不变的。测定药品的物理常数不仅对药品具有鉴别意义，也可反映药品的纯度，是评价药品质量的主要指标之一。《中国药典》收载的物理常数有相对密度、馏程、熔点、凝点、比旋度、折光率、黏度、吸收系数、碘值、皂化值及酸值等。下面介绍几个常用的物理常数。

(1)相对密度：相对密度系指在相同的温度、压力条件下，某物质的密度与水的密度之比。除另有规定外，均指20℃时的比值。纯物质的相对密度在特定条件下是不变的常数。但若物质的纯度不同，其相对密度的测定值会随着纯度的变化而改变。

《中国药典》二部附录收载的测定方法，有比重瓶法和韦氏比重秤法。比重瓶法只限于测定液体药品；韦氏比重秤法只限于测定挥发性液体药品。如药品为固体，则按该药品项下规定的方法测定。

(2)馏程：馏程系指某种液体依照药典方法蒸馏，校正到标准压力[101.3kPa(760mmHg)]下，自开始馏出第5滴算起，至供试品仅剩3～4mL或一定比例的容积馏出时的温度范围。有的液体药品具有一定的馏程，可以用来鉴别和纯度检查。

(3)熔点：熔点系指一种物质按规定方法测定，由固体熔化成液体的温度或融熔同时分解的温度或在熔化时初熔至全熔经历的温度范围。熔点是多数固体有机药物的重要物理常数。如果被测药物含有杂质，其熔点往往较其纯品为低，且熔程较长。因此，根据药物熔点的变化和熔程的长短可以判断药物的纯度。

《中国药典》共收载三种方法，第一法用于测定易粉碎的结晶性固体药品，如各种结晶型药物；第二法用于测定不易粉碎的固体药品，如脂肪、石蜡、羊毛脂；第三法用于测定凡士林等非固体药品。

(4)比旋度：比旋度系指在一定的波长与温度下，偏振光透过1dm且每1mL中含有旋光物质1g的溶液时的旋光度。分子中含有不对称元素（通常为碳原子）的有机化合物具有旋光性。比旋度为旋光物质的一个特征常数。

比旋度是反映手性药物特性及其纯度的主要指标，除了用于药物的真伪鉴别、纯度检查外，还可用于药物制剂的含量测定。手性物质的旋光性与它的生物活性密切相关。有许多药物，其左旋体和右旋体的生物活性是不同的。所以，为保证药品质量，药典规定具有旋光性的药品（如克拉霉素、硫酸奎宁、肾上腺素、葡萄糖等）要作比旋度测定。通常是在规定条件下（温度、波长、溶剂、浓度等）测出供试品的旋光度，再计算出供试品的比旋度，与规定的比旋度比较是否一致，以判断是否符合规定。

(5)折光率：折光率系指光线在空气中行进的速度与在供试品中行进速度的比值。折光率对于液体药品，尤其是植物油，是一种很有意义的物理常数。

折光率除了用于药物的鉴别、纯度检查外，还可用于某些液体制剂的含量测定。一些植物油、挥发油和液态药物需测定其折光率。应当指出的是，药品的折光率因温度或入射光波长的不同而改变。透光物质的温度升高，折光率变小；入射光的波长越短，折光率越大。因此，测定药品的折光率时应标明温度和波长。

(6)吸收系数：吸收系数系指在特定的波长、溶剂和温度等条件下，吸光物质在单位浓度、单位液层厚度时的吸光度。吸收系数有两种表示方式，分别是摩尔吸收系数(ε)和百分吸收系数($E_{1cm}^{1\%}$)。摩尔吸收系数是指一定波长时，溶液浓度为1mol/L，厚度为1cm时的吸光度；百分吸收系数是指一定波长时，溶液浓度为1%(W/V)，厚度为1cm的吸光度。其中，百分吸收系数是《中国药典》收载的方法，它是吸光物质的重要物理常数，不仅可用于药物的鉴别，同时可作为紫外-可见分光光度法测定药物制剂含量的依据。

(二)一般鉴别

一般鉴别试验是根据某一类药物相同的化学结构特征以及相同的理化性质，通过化学反应来鉴别药物的真伪、区别不同类别药物的方法。一般鉴别属于药物类别的鉴别试验，只能证实是某一类药物，而不能证实是哪一种药物。当鉴别的药物为数种化学药物的混合物或有干扰物质存在时，除非另有规定，否则是不适宜的。《中国药典》二部附录中列有"一般鉴别试验"，项目包括无机金属盐类、无机酸盐、有机酸盐、卤化物及其他类药物（包括丙二酰脲类、托烷生物碱类、芳香第一胺类等）。

(三)专属鉴别

专属鉴别试验是根据药物化学结构的差异及其理化特性的不同，选择特有且灵敏的定性反应来鉴别某一种药物真伪的方法。专属鉴别属于药物品种的鉴别试验，主要用于证实是哪一种药物。它是在一般鉴别试验的基础上，利用各种药物的化学结构差异，来区分同类药物或具有某些相同化学结构的各个药物单体，达到最终确证药物真伪的目的。

第二节 常用的药物鉴别方法

药物鉴别方法要求专属性强，重现性好，灵敏度高，且操作简便、快速等。常用的药物鉴别方法有化学鉴别法、分光光度法、色谱法及生物学法。

一、化学鉴别法

化学鉴别法是根据药物与化学试剂在一定条件下发生离子反应或官能团反应产生不同颜色，或生成不同沉淀，或放出不同气体，或呈现不同荧光，从而做出定性分析的结论。如果供试品的反应现象与质量标准中鉴别项目规定的反应现象相同，则认定为是同一种药物。

（一）呈色反应鉴别法

呈色反应鉴别法系指供试品溶液中加入适当的试剂溶液，在一定条件下进行反应，生成易于观测的有色产物。常用的反应类型如下。

(1)三氯化铁呈色反应：一般含有酚羟基或水解后产生酚羟基。

(2)重氮化偶合显色反应：一般含有芳伯氨基或能产生芳伯氨基。

(3)茚三酮呈色反应：一般在其化学结构中含有脂肪氨基。

(4)异羟肟酸铁反应：一般多为芳酸及其酯类、酰胺类。

(5)双缩脲显色反应：一般含有氨基醇结构。

（二）沉淀反应鉴别法

沉淀反应鉴别法系指供试品溶液中加入适当的试剂溶液，在一定条件下，反应生成不同颜色的沉淀。常用的反应类型如下。

(1)与重金属离子的沉淀反应：一般为巴比妥类药物和芳酰胺类药物。

(2)与硫氰化铬胺（雷氏盐）的沉淀反应：一般为生物碱及其盐类，以及具有芳香环的有机碱及其盐类。

（三）荧光反应鉴别法

荧光反应鉴别法系指在适当的溶剂中药物本身可发射荧光，或药物与适当试剂反应后发射出荧光。常用的反应类型如下。

(1)药物本身在可见光下发射荧光：一般为含有芳环或高度共轭的脂肪族基团的药物。

(2)药物溶液加硫酸呈酸性后在可见光下发射荧光：一般为苯并二氮杂类、生物碱类、甾体激素类及中成药等。

(3)药物氧化后在可见光下发射荧光：一般为肾上腺素类、肾上腺皮质激素类药物。

(4)药物经水解后在可见光下发射荧光：如氨苄西林在酸性条件下水解，可生成荧光产物。

（四）气体生成反应鉴别法

气体生成反应鉴别法系指药物经酸、碱、加热、水解处理后产生特征气体。常用的反应类型如下。

(1)产生氨气：大多数胺(铵)类、酰脲类、酰胺类药物经强碱处理生成氨气。

(2)产生硫化氢气体：含硫药物经强酸处理后，加热生成硫化氢气体。

(3)产生碘蒸气：含碘有机药物，经直火加热，可生成紫色碘蒸气。

(4)产生乙酸乙酯香味：含醋酸酯或乙酰胺类药物，经硫酸水解后，加乙醇可产生乙酸乙酯香味。

(五)焰色反应鉴别法

焰色反应鉴别法系指某些金属元素在无色火焰中燃烧时，使火焰呈现特征颜色的反应。主要用于鉴别金属盐类药物。常用的反应类型如下。

(1)产生鲜黄色：一般为含钠离子的药物。

(2)产生紫色：一般为含钾离子的药物。

(3)产生砖红色：一般为含钙离子的药物。

(4)产生黄绿色：一般为含钡离子的药物。

(5)产生胭脂红色：一般为含锂离子的药物。

(六)熔点测定鉴别法

熔点测定鉴别法系指某些药物与试剂发生反应，可生成难溶性的、有固定熔点的衍生物，经滤过、洗涤、干燥后，测定衍生物的熔点，以进行鉴别。例如，某些巴比妥类、芳胺类、甾体激素类药物以及维生素 D 等药物，均可采用此法进行鉴别。

二、分光光度法

分光光度法是通过测定被测物质在特定波长处或一定波长范围内对光的吸光度或发光强度，对该物质进行定性和定量分析的方法。常用的有紫外-可见分光光度法、红外分光光度法等。其波长范围分别为：紫外光在 200～400nm 范围内，可见光在 400～760nm 范围内，红外光在 2.5～25 μm(相应的波数为 4 000～400cm^{-1})范围内。

(一)紫外-可见分光光度法

有机化合物分子结构中如含有共轭体系、芳香环等发色基团，均可在紫外或可见光区有特征吸收，且药物的结构不同，会得到不同的紫外光谱，据此可对药物进行鉴别。

该方法应用范围广，使用频率高。但因吸收光谱较为简单，吸收曲线形状变化不大，缺乏精细结构，故用作鉴别的专属性远不如红外分光光度法。为了提高其专属性，可在指定溶剂中测定 2～3 个特定波长处的吸光度比值(峰值之比或峰值与峰谷之比)。如果能明确测定的波长范围，则更为严谨。当一个药物其多个吸收峰的峰值相差较大时，如果采用单一浓度的供试品溶液进行测定不易观察到全部的吸收峰，则可以采用两种浓度的供试品溶液分别测定其最大吸收波长。常用的鉴别方法有：

(1)对比光谱的特征参数：常用于鉴别的光谱特征参数是最大吸收波长(λ_{max})和最大吸收波长处的吸收系数($E_{1cm}^{1\%}$)。另外，图谱中的最小吸收波长(λ_{min})、末端吸收、肩峰等特征也应作为鉴定依据，更全面地反映光谱的特征。

(2)比较吸光度比值的一致性　有些药物不止一个吸收峰，可测定不同吸收峰处吸光度的比值作为鉴别依据。因为在溶液浓度和吸收池厚度相同的条件下，吸光度比值就是吸收系数的比值，这个比值是一定的。

$$\frac{A_1}{A_2}=\frac{E_1cL}{E_2cL}=\frac{E_1}{E_2}$$

3.比较吸收光谱的一致性　供试品溶液和对照品溶液按药品质量标准在规定波长区域内绘制吸收曲线，供试品和对照品的图谱(吸收曲线的峰位、峰形和相对强度)应一致。

紫外可见吸收光谱易受分子中结构、测定条件等多种因素的影响，导致其专属性不强，有一定的局限性。因此，该法大都与其他方法结合进行鉴别。

(二)红外分光光度法

药物的红外光谱能反映其分子的结构特点，具有专属性强、准确度高的特点，是验证已知药物的有效方法。主要适用于组分单一、结构明确的原料药。特别是当药物化学结构比较复杂，且相互之间差异较少，用化学鉴别法或紫外-可见分光光度法不足以相互区分时，采用红外分光光度法常可有效地解决。国内外药典广泛使用该法鉴别药物的真伪，且鉴别品种不断增加。

《中国药典》采用标准图谱对照法，即将实测的供试品红外光吸收图谱与国家药典委员会编订的《药品红外光谱集》的标准对照图谱进行比对，要求峰位、峰形、相对强度应一致。常用的方法如下。

(1)原料药鉴别：除另有规定外，应按照《药品红外光谱集》收载的各光谱所规定的方法制备样品。采用固体制样技术时，最常遇到多晶现象。固体样品的晶型不同，其红外光谱往往也会产生差异。当供试品的实测光谱与《药品红外光谱集》所收载的标准光谱不一致时，在排除各种可能影响的外在因素或人为因素后，应按该药品光谱图中备注的方法或各品种项下规定的方法进行预处理，再绘制光谱，进行比对。有两种情况：①如果未规定该品种供药用的晶型或预处理方法，则可使用对照品，并采用适当的溶剂对供试品和对照品在相同的条件下同时进行重结晶，然后依法绘制光谱，进行比对；②如果已规定特定的药用晶型，则应采用相应晶型的对照品，依法比对。

(2)制剂鉴别：品种鉴别项下应明确规定制剂的前处理方法，通常采用溶剂提取法。提取时应选择适宜的溶剂，以尽可能减少辅料的干扰，并力求避免导致可能的晶型。提取的样品再经适当干燥后依法进行红外光谱鉴别。比对时应注意以下四种情况：①辅料无干扰，待测成分的晶型不变化，可直接与原料的标准光谱进行比对；②辅料无干扰，但待测成分的晶型有变化，可用对照品经同法处理后的光谱比对；③待测成分的晶型不变化，而辅料存在不同程度的干扰，可参照原料药的标准光谱，在指纹区选择 3～5 个不受辅料干扰的待测成分的特征谱带作为鉴别的依据，鉴别时实测谱带的波数误差应小于规定值 0.5%；④待测成分的晶型有变化，辅料也存在干扰，一般不宜采用红外光谱鉴别。

另外，由于各种型号的仪器性能不同，供试品制备时研磨度的差异或吸水程度不同等原因，均会影响光谱的形状。因此，进行光谱比对时，应考虑各种因素可能造成的影响。

三、色谱鉴别法

色谱鉴别法是利用物质在相对运动的两相中溶解吸附、离子交换或其他亲和作用的差异来进行分离,然后再逐一进行分析的方法。由于色谱法是先将混合物中各组分分离,而后逐个分析,因此是分析混合物最有力的手段。色谱法具有高灵敏度、高选择性、高效能、分析速度快及应用范围广等优点,在各国药典中广泛用于药品的定性鉴别、纯度检查和含量测定。常用的方法有薄层色谱法、高效液相色谱法和气相色谱法。

(一)薄层色谱法

薄层色谱法系将供试品溶液点样于薄层板上,经展开、显色后所得的色谱图,与适宜的对照物按同法所得的色谱图作对比,用于药品的鉴别或杂质检查的方法。薄层色谱鉴别的依据,是在固定的色谱条件下,相同物质的比移值(R_f)应相同。薄层色谱法是一种简单易行的鉴别方法,药典常采用该法进行鉴别。具体操作方法有:

(1)采用同浓度的对照品溶液,在同一块薄层板上点样、展开与检视,供试品溶液所显主斑点的颜色(或荧光)与位置(R_f)应与对照品溶液的主斑点一致,而且主斑点的大小与颜色的深浅也应大致相同。

(2)采用供试品溶液与对照品溶液等体积混合,应显示单一、紧密的斑点。

(3)选用与供试品化学结构相似的药物对照品与供试品溶液的主斑点比较,两者 R_f 不同。

(4)选用与供试品化学结构相似的药物对照品与供试品溶液等体积混合,应显示两个清晰分离的斑点。

(二)高效液相色谱法和气相色谱法

一般按药典中供试品"含量测定"项下规定的高效液相色谱法或气相色谱法的条件进行试验。要求供试品和对照品色谱峰的保留时间应一致。含量测定方法为内标法时,要求供试品溶液和对照品溶液色谱图中药物峰的保留时间与内标物峰的保留时间比值相同。

四、生物学法

生物鉴别法系利用药效学和分子生物学的方法对药物进行鉴别。主要用于抗生素、生化药物及中药的鉴别,通常分为生物效应鉴别法和基因鉴别法两大类。

除上述四种方法外,旋光度法、折射率法、显微镜及偏光显微镜法等也用于药物的鉴别。《中国药典》还采用其他方法对药物进行鉴别。例如,放射性药物用测定半衰期和能谱的方法进行鉴别。

第三节 药物鉴别的条件

鉴别试验是根据药物的性质,选择一些现象明显、易于观察的特征变化进行鉴别。因此,为了使鉴别结果准确可靠,必须严格控制能影响鉴别试验的各种因素。

一、溶液的浓度

溶液的浓度主要指被鉴别物质的浓度，其大小会对某些鉴别试验结果产生一定的影响。如化学法中观察颜色、沉淀，若被检测化合物的浓度太低，则颜色太浅或沉淀不明显。另外，紫外-可见分光光度法中的A值也受药物浓度的影响。

二、溶液的温度

溶液的温度影响化学反应的速度，一般温度每升高10℃，反应速度会增加2～4倍。但温度的升高也可能使某些生成物发生分解，导致溶液颜色变浅、沉淀溶解，甚至不能观察到试验结果。故试验中应注意温度的影响，尽量保持恒温。

三、溶液的酸碱度

许多鉴别反应需要在一定酸碱度的条件下才能进行。适当的酸碱度能使反应物处于活性状态，并使反应生成物处于稳定和易于观察的状态。因此，鉴别反应中应严格按照规定的溶液酸碱度进行试验。

四、干扰成分的存在

在鉴别试验中，药物结构中的其他部分，或药物制剂中的其他成分（如辅料等），也可能参与鉴别反应，而对检验现象产生干扰。此时可采取掩蔽、提取分离或选择专属性更高的鉴别方法排除干扰后，再进行试验。

五、反应的介质

化学反应的环境也称为化学反应的介质，介质不但决定物质呈现的形态，而且介质不同还会导致反应产物不同，产生的现象也不同。因此，鉴别试验需要在适宜的介质中进行。

从上述讨论可以看出，有多种因素影响鉴别试验。因此，在建立鉴别试验方法时，应考察鉴别条件对试验结果的影响，选取最佳的鉴别试验条件；在按照药品质量标准的方法进行鉴别时，则应严格按照规定的条件进行试验。

思　考　题

1.试述鉴别药物的目的和特点。

2.什么是一般鉴别试验？什么是专属鉴别试验？

3.《中国药典》规定药物鉴别的主要内容有哪些？

4.常用的药物鉴别试验方法有哪些？

5.请简述药物鉴别的条件。

第四章　药物的杂质检查

章节要点

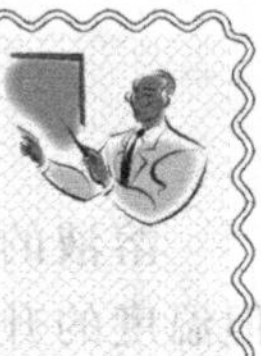

1.掌握　一般杂质的检查方法。
2.熟悉　药物中杂质的来源，杂质限量的表示方法和计算。
3.了解　杂质的概念和分类。

第一节　药物中杂质的分类、来源及限量检查

《中国药典》规定，任何影响药品纯度的物质均称为杂质。杂质的存在，不仅影响药品的质量，有的还能反映出药物生产和贮存过程中存在的问题。药物的杂质检查又称纯度检查，是控制药物纯度、保证药品质量、确保安全有效用药的重要措施。药品在生产和贮存过程中，不可避免地会引入杂质，但杂质的含量应有一定的限度。若杂质超出了最大允许量，说明药品的纯度不合格，这对药物的安全性、有效性和稳定性会产生很大的影响。

一、杂质的分类

（一）按化学类别和特性分类

按化学类别和特性杂质可分为有机杂质、无机杂质、有机挥发性杂质。同一药物中可含有多种类型的杂质。例如，《中国药典》规定阿司匹林原料药的检查项目中，游离水杨酸就属于有机杂质，重金属则属于无机杂质。

（二）按杂质的来源分类

按杂质的来源杂质可分为有关物质（包括化学反应的前体、中间体、副产物、降解产物等）、其他杂质和外来物质等。例如，《中国药典》规定维生素 E 原料药的检查项目中，生育酚就属于有关物质。有关物质是《中国药典》最常见的杂质项目名称。

（三）按结构关系分类

按结构关系杂质可分为其他甾体、其他生物碱、几何异构体、光学异构体及聚合物等。例如，《中国药典》规定精氨酸原料要检查其他氨基酸；维生素 K_1 原料检查项目中的顺式异构体就属于几何异构体类型。

（四）按杂质的毒性分类

按毒性杂质可分为毒性杂质和普通杂质。普通杂质即为在存在量下无显著不良生物作用的杂质；而毒性杂质为具强烈不良生物作用的杂质。例如，《中国药典》异烟肼原料规

定检查的游离肼、重金属均属于毒性杂质，而检查的酸碱度则属于普通杂质。

（五）按杂质的作用分类

按作用杂质可分为影响药物稳定性的杂质、信号杂质。影响药物稳定性的杂质包括对氧化还原反应起催化作用的金属离子，以及可使具羧酸衍生物结构的药物水解的水分。信号杂质是指那些本身危害并不大，但能够反映药物的生产工艺和储存状况是否正常的物质，如氯化物、硫酸盐等。信号杂质常用于监控生产水平。

（六）按杂质的存在特点分类

药物中的杂质按其存在特点可分为一般杂质和特殊杂质。

一般杂质是指在自然界分布比较广泛，在多种药物的生产或贮存中容易引入的杂质。如酸、碱、水分、氯化物、铁盐、硫酸盐、砷盐、重金属、铵盐、易炭化物、炽灼残渣以及残留有机溶剂等。

特殊杂质是指在有关药物的生产和贮存过程中，因其生产工艺或药物本身的性质可能引入的杂质。它们随着药品的种类而异。按照特殊杂质与主药的关系，可以将特殊杂质归纳为有关物质、其他甾体、其他生物碱、酮体等。

二、杂质的来源

《中国药典》规定，药品质量标准中的杂质是指在按照规定工艺和规定原辅料生产的药品中，由其生产工艺或原辅料带入的，或在贮存过程中产生的杂质。因此，药物中的杂质主要来源于生产过程和贮存过程两个方面。

（一）药物生产过程中引入的杂质

药物生产过程中的各个环节均有可能引入杂质。但药物中的杂质不包括变更生产工艺或变更原辅料而产生的新杂质，更不包括掺入或污染的外来物质。

1.原料药生产过程中引入的杂质

(1)化学原料药不纯引入的杂质：药物在生产过程中，原材料不纯或有未完全反应的原料、反应中间体和副产物等，在精制时未能完全除去，都会成为药品中的杂质。例如，以工业用氯化钠生产注射用氯化钠，从原料中就可能引入溴化物、碘化物、硫酸盐、钾盐、钙盐、镁盐、铁盐等杂质。再如，以苯酚为原料生产乙酰水杨酸时，产品中有可能存在未反应的苯酚、水杨酸以及副产品乙酸苯酯、水杨酸苯酯、乙酰水杨酸苯酯等杂质。

(2)植物原料药提取过程中引入的杂质：从植物原料中提取分离药物时，如果提取物中含有与药物成分结构相近、性质相似的其他成分，在精制过程中，不能完全分离，就可能使非药品成分引入产品中。例如，自阿片中提取吗啡，有可能引入罂粟碱及阿片中的其他生物碱。再如，用植物原料生产硫酸阿托品时，可能引入莨菪碱及其他有关生物碱等杂质。

(3)残留的有机溶剂：药物在生产过程中，常需加入试剂、溶剂、催化剂。如果这些物质不能完全除去，也可作为杂质引入药物中。例如，使用酸性或碱性试剂处理药品，可能使产品中混入酸性或碱性物质；用有机溶剂提取和精制样品时，产品中可能残留有机溶剂。例如，秋水仙碱要检查三氯甲烷及乙酸乙酯的含量，《中国药典》明确规定，必须严格检查药物在生产过程中混入的有害有机溶剂。

2.药品制剂生产过程中引入的杂质

药物在制成制剂的过程中，由于发生水解而产生新的杂质。例如，解热镇痛药阿司匹林的生产，由于在制剂生产过程中易发生水解反应，可能产生对胃有刺激性的水杨酸，因此，《中国药典》规定要检查阿司匹林药品中的游离水杨酸。再如，盐酸普鲁卡因注射液在高温灭菌过程中，有可能水解成对氨基苯甲酸和二乙胺基乙醇，所以，《中国药典》规定盐酸普鲁卡因原料药不检查对氨基苯甲酸，而注射液需检查对氨基苯甲酸。

3.药品生产中仪器设备引入的杂质

药物在生产中所使用的金属器皿、仪器装置以及其他不耐酸、碱等的金属工具，都有可能引入砷盐及铅、铁、铜、锌等金属离子杂质。

(二)药物贮存过程中产生的杂质

药物在贮存过程中，由于保管不善或贮存时间过长，受外界因素如温度、湿度、日光、空气中氧的作用或因微生物的作用，可能发生水解、氧化、分解等反应，或出现异构化、晶型转变、聚合、潮解或霉变等现象，使药物中产生杂质，从而影响药物的质量。

(1)水解反应产生的杂质：水解反应是药物很容易发生的变质反应。酯、内酯、酰胺、环酰胺、多糖及苷类药物均容易水解，在酸、碱性或高温条件下，水解更易进行。例如，乙酰水杨酸水解生成水杨酸和乙酸，阿托品水解生成莨菪醇和消旋莨菪酸。

(2)氧化反应产生的杂质：氧化反应能使药物变质，甚至产生毒性。具有酚羟基、巯基、亚硝基、醛基以及长链共轭二烯等结构的药物，容易被空气中的氧氧化，从而降低或者失去药效，甚至产生毒性。例如，维生素C能被氧化生成去氢维生素C，再氧化分解产生无任何治疗作用的杂质；阿扑吗啡在空气中会被氧化成绿色的氧化产物而失效；麻醉乙醚在日光、空气中的氧及水分的作用下，会被氧化水解成醛及有毒的过氧化物；阿莫西林易于产生分子间的聚合反应，导致致敏高分子物质的生成。

(3)微生物代谢产生的杂质：药物中若有微生物存在，在一定条件下能使药物变质。例如，真菌能使中草药中的多糖、淀粉及蛋白质霉变失效；抗生素类药物潮解可促使其分解，如青霉素在贮藏过程中保存不当，能潮解生成无疗效的青霉胺和青霉醛。因此，应严格控制药品贮藏条件。

三、杂质的限量检查

(一)杂质的限量

杂质限量是指药物中所含杂质的最大允许量。药物中的杂质限量是根据杂质的性质、生产水平并参考各国药典标准制定的。从杂质的来源考虑，不可能也没有必要完全除去药物中的杂质。药物中的杂质含量越少，生产水平的要求就越高，成本越大，药物的收率就越低。因此，在不影响药物疗效和不引起毒性反应的前提下，允许药物中存在一定量的杂质。杂质的限量检查，不要求测定杂质的含量，而只检查其是否超过限量。

《中国药典》规定药品中杂质的存在量只要不超过限量即为合格。但是，对危害人体健康、影响药物稳定性的杂质，必须严格控制其限量。例如，砷盐对人体毒性很大，其限量规定不超过百万分之十；重金属易在体内积蓄富集，引起慢性中毒，且影响药物稳定性，最大允许量规定不超过百万分之二十。

根据定义，药物中的杂质限量可按下式计算：

杂质限量(%)=(杂质的最大允许量/供试品量)×100%

由于供试品(m)中所含杂质的量是通过与一定量的杂质标准溶液进行比较确定的，杂质的最大允许量也就是杂质标准溶液的浓度(C)与体积(V)的乘积，因此杂质的限量(L)又可表示为：

杂质限量(%)=(标准溶液的浓度×标准溶液的体积/供试品量)×100%

即：$$L=(C\times V/m)\times 100\%$$

例如：取对乙酰氨基酚2.0g，加水100mL，加热溶解后冷却，滤过，取滤液25mL，按《中国药典》规定检查氯化物，结果与标准氯化钠溶液(每1mL含Cl^- 0.01mg)5.0mL制成的对照液比较，不得更浓，求氯化物的限量为多少？

解：氯化物限量$L=(C\times V/m)\times 100\%=(0.01\times 5.0\times 100)/(2.0\times 1\,000\times 25)\times 100\%=0.01\%$

例如：取葡萄糖4.0mg，按《中国药典》重金属检查法第一法检查时，重金属不得过百万分之五，问应取每1mL含铅10μg的标准铅溶液多少mL？

解：$V=L\ m\ /C=5\times 10^{-6}\times 4.0/(10\times 10^{-6})=2(\text{mL})$

(二)杂质限量的检查方法

杂质限量通常用百分之几或百万分之几(ppm)来表示。限量检查方式有对照法、灵敏度法和含量测定法三种。

(1)对照法：取一定量待检杂质的纯品或对照品配成标准溶液，同时取一定量供试品配成供试品溶液，在相同条件下经同样处理后，比较结果，从而确定供试品中所含杂质是否符合限量规定，这一方式称为对照法。在使用该方法时，应注意平行原则。即供试品溶液和对照品溶液应在完全相同的条件下反应，所用仪器、试剂、反应温度、放置时间等均应相同，只有这样反应的结果才有可比性。《中国药典》中，一般杂质检查大多数采用这一方式。

(2)灵敏度法：该法是在供试品溶液中加入适当试剂，在一定条件下反应，观察有无正反应出现，以不出现正反应为合格，即以检测条件下反应的灵敏度来控制杂质限量。

(3)含量测定法：该法是指以一定的方法测定药品中杂质的含量或与含量相关的物理量如吸光度等，从而控制杂质的限量。

第二节　药物中一般杂质的检查

一般杂质是指在自然界中广泛存在的或在药物生产和贮藏过程中容易引入的杂质，如氯化物、硫酸盐、铁盐、重金属离子、砷盐、硫化物、氰化物、氟化物、铵盐、炽灼残渣、易炭化物、水分及有机溶剂残留等。本节主要介绍五种一般杂质的检查方法、原理和注意事项。

一、氯化物检查法

氯化物广泛存在于自然界中，药物在生产过程中也常常用到盐酸或氯化物等，所以氯化物很容易被引入到药物中。微量的氯化物虽然对人体无害，但是氯化物的量能反映出药物的纯净程度及生产过程是否正常，因此氯化物常作为信号杂质，在许多药物中需要检查。

(一)检查方法

除另有规定外，取各品种项下规定量的供试品，加水溶解使成 25mL(溶液如显碱性，可滴加硝酸使成中性)，再加稀硝酸 10mL；溶液如不澄清，应滤过；置 50mL 纳氏比色管中，加水使成约 40mL，摇匀，即得供试溶液。另取该品种项下规定量的标准氯化钠溶液，置 50mL 纳氏比色管中，加稀硝酸 10mL，加水使成 40mL，摇匀，即得对照溶液。于供试溶液和对照溶液中，分别加入硝酸银试液 1.0mL，用水稀释使成 50mL，缓慢摇匀，在暗处放置 5min，同置黑色背景上，从两个比色管的上方向下进行观察、比较，即得。

(二)原理

氯化物在硝酸溶液中与硝酸银反应，生成氯化银白色浑浊液，在相同条件下与一定量标准氯化钠溶液生成的氯化银白色浑浊程度进行比较，判定供试品中氯化物是否符合限量规定。要求浊度不得超过限量。

$$Cl^- + AgNO_3 \longrightarrow AgCl\downarrow$$

(三)注意事项

(1)氯化物的检查，在检测条件下，以 50mL 中含 50～80μg 的 Cl^- 为宜，在此范围内氯化物与硝酸银反应产生的浑浊梯度明显，便于比较。因此，在设计检查方法时应根据氯化物的限量考虑供试品的取用量。

(2)检测操作中加入硝酸是为了去除 CO_3^{2-}、PO_4^{3-}、SO_3^{2-} 等杂质的干扰，同时还可以加速氯化银沉淀的生成并产生较好的乳浊。暗处放置 5min，以避免光线使单质银析出。

(3)供试溶液如带颜色，通常采用内消色法处理，即取一定量供试液分成两等份，分置 50mL 纳氏比色管中，一份中加硝酸银试液 1.0mL，摇匀，放置 10min，如果浑浊，可反复滤过，至滤液完全澄清，再加规定量的标准氯化钠溶液与水适量使成 50mL，摇匀，在暗处放置 5min，作为对照液；另一份中加硝酸银试液 1.0mL 与水适量使成 50mL，摇匀，在暗处放置 5min，对两管进行比浊。此外，也可采用外消色法，即加入某种试剂，使供试液褪色后再检查。如高锰酸钾的氯化物检查，加入适量乙醇，使颜色消失后再检查。

(4)溶于水的有机药物，按规定方法直接检查，不溶于水的有机药物，多数采用加水振摇，使所含氯化物溶解，滤除不溶物或加热溶解供试品，放冷后析出沉淀，滤过，取滤液检查。

(5)检查有机氯杂质，可根据有机氯杂质结构，选择适宜的有机破坏方法，使有机氯转变为无机氯化物后，再依法检查。

(6)检查碘化物或溴化物中氯化物时，由于氯、溴、碘性质相近，应采用适当的方法去除干扰后再检查。如碘化钠中氯化物的检查,I^-也能与硝酸银形成沉淀,干扰检查。可在供试品中加入一定量的酸和过氧化氢溶液,加热煮沸,使氧化产物碘挥去,溶液澄明无色后,再依法检查。

(7)置黑色背景上观察,是由于氯化银为白色沉淀,在黑色背景上易于比浊。

二、硫酸盐检查法

硫酸盐作为信号杂质,在许多药物中需要检查。

(一)检查方法

除另有规定外,取各品种项下规定量的供试品,加水溶解使成约40mL(溶液如显碱性,可滴加盐酸使成中性);溶液如不澄清,应滤过;置50mL纳氏比色管中,加稀盐酸2mL,摇匀,即得供试溶液。另取该品种项下规定量的标准硫酸钾溶液,置50mL纳氏比色管中,加水使成约40mL,加稀盐酸2mL,摇匀,即得对照溶液。于供试溶液和对照溶液中,分别加入25%氯化钡溶液5mL,用水稀释至50mL,充分摇匀,放置10min,同置黑色背景上,从比色管上方向下观察、比较,即得。

(二)原理

在盐酸酸性介质中,药物中的硫酸盐与氯化钡溶液生成硫酸钡白色浑浊,与一定量标准硫酸钾溶液在完全相同条件下生成的硫酸钡的浊度比较,以判断药物中的硫酸盐是否超过限量。

$$SO_4^{2-} + BaCl_2 \rightarrow BaSO_4 \downarrow$$

(三)注意事项

(1)标准硫酸钾溶液每1mL相当于100μg的SO_4^{2-},本法适宜的比浊浓度范围为50mL溶液中含0.1~0.5mg的SO_4^{2-},相当于标准硫酸钾溶液1~5mL,在此范围内浊度梯度明显。若SO_4^{2-}的浓度小于0.05mg/50mL,则产生的硫酸钡浑浊不明显;若大于1mg/50mL,则产生的浑浊较大,无法区别其浓度差异,且重现性也不好。

(2)供试液中加入盐酸使成酸性,可防止CO_3^{2-}、PO_4^{3-}等与Ba^{2+}生成沉淀而干扰测定,加入稀盐酸的量以50mL溶液中含稀盐酸2mL,使溶液的pH值约为1为宜,酸度超过,灵敏度会下降。

(3)温度对产生浑浊有影响,温度太低产生浑浊慢且不稳定,当温度低于10℃时,应将比色管在25~30℃水浴中放置10min后再比浊。

(4)氯化钡溶液的浓度在10%~25%,所呈硫酸钡浊度差异不大,《中国药典》(2010年版)规定使用25%氯化钡溶液,不必临用前配制,放置1个月后的氯化钡试液,反应的效果无明显改变。加氯化钡试液后,应立即充分摇匀,防止局部浓度过高而影响产生浑浊的程度。

(5)如供试液加入盐酸后不澄明,可先用盐酸使成酸性的水洗过的滤纸滤过后再测定。如供试液有颜色,可采用与氯化物检查法中相同的方法处理。

三、铁盐检查法

铁盐检查法又称为硫氰酸盐法。通过控制药物中铁盐(Fe^{2+}、Fe^{3+})的存在，既可以避免 Fe^{3+} 对还原性药物的直接氧化、变质，亦可防止铁离子对某些氧化还原反应的催化作用。

(一)检查方法

除另有规定外，取各品种项下规定量的供试品，加水溶解使成 25mL 溶液；于 50mL 纳氏比色管中，加稀盐酸 4mL 和过硫酸铵 50mg，再加水至 35mL，加 30%硫氰酸铵溶液 3mL，再加水至 50mL；显色后，立即与一定量标准铁溶液按相同方法制成的对照溶液进行比较，即得。

(二)原理

三价铁盐在盐酸介质中与硫氰酸铵生成血红色可溶性硫氰酸铁配离子，再与标准铁溶液在相同的条件下显色、比色，判断供试品中的铁盐是否超过限量。

$$Fe^{3+} + 6SCN^- \rightarrow [Fe(SCN)_6]^{3-}$$

(三)注意事项

(1)用硫酸铁铵$[FeNH_4(SO_4)_2 \cdot 12H_2O]$配制标准铁贮备液，并加入硫酸防止铁盐水解，使易于保存。标准铁溶液为临用前取贮备液稀释而成，每 1mL 标准铁溶液相当于 10μg 的 Fe^{3+}。本法以 50mL 溶液中含 Fe^{3+} 10～50μg 时为宜，在此范围内，所显色泽梯度明显，便于目视比色。

(2)测定中加入氧化剂过硫酸铵可将供试品可能存在的 Fe^{2+} 氧化成 Fe^{3+}，同时可以防止硫氰酸铁受光照还原或分解。

$$2Fe^{2+} + (NH_4)_2S_2O_8 \rightarrow 2Fe^{3+} + (NH_4)_2SO_4 + SO_4^{2-}$$

(3)某些药物，如葡萄糖、糊精、硫酸镁等，在检测过程需加硝酸处理，则不再加过硫酸铵。但须加热煮沸除去氧化氮，因硝酸中可能含亚硝酸，能与硫氰酸根离子作用，生成红色亚硝酰硫氰化物，影响比色。

$$HNO_2 + SCN^- + H^+ \rightarrow NO \cdot SCN + H_2O$$

(4)若供试管与对照管色调不一致或所呈红色太浅而不能比较时，可分别移入分液漏斗中，各加正丁醇或异戊醇提取后比色。因硫氰酸铁配位离子在正丁醇等有机溶剂中溶解度大，故能增加颜色深度，且能排除某些干扰物质的影响。

(5)某些有机药物，特别是环状结构的有机药物，在实验条件下不溶解或对检查有干扰，需经炽灼破坏，使铁盐呈三氧化二铁留于残渣中，处理后再依法检查。

四、重金属检查法

重金属是指在实验条件下能与硫代乙酰胺或硫化钠作用显色的金属杂质。如铅、银、汞、铜、镉、铋、锑、锡、砷、锌、钴及镍等。药品生产中遇到铅的机会较多，且铅易蓄积中毒，故以铅(Pb^{2+})作为重金属的代表。《中国药典》重金属检查共收载三种方法。

(一)第一法(硫代乙酰胺法)

第一法(硫代乙酰胺法)适用于溶于水、稀酸或有机溶剂如乙醇的药品。供试品不经有机破坏,在实验条件下,供试液应澄清、透明、无色,且对检查无干扰或经处理后对检查无干扰。

1.检查方法

除另有规定外,取25mL钠氏比色管三支,甲管中加标准铅溶液一定量与醋酸盐缓冲液(pH3.5)2mL后,加水或各品种项下规定的溶剂稀释成25mL,作为标准品管;乙管中加入按各品种项下规定的方法制成的供试品液25mL,作为供试品管;丙管中加入与乙管相同量的供试品,加配制供试品溶液的溶剂适量使溶解,再加与甲管相同量的标准铅溶液与醋酸盐缓冲液(pH3.5)2mL后,用溶剂稀释成25mL,作为监测管;再在甲、乙、丙管中分别加硫代乙酰胺试液各2mL,摇匀,放置2min,同置白纸上,自上向下透视,当丙管中显出的颜色不浅于甲管时,乙管中显出的颜色与甲管比较,不得更深。如丙管(监测管)中显出的颜色浅于甲管,应取样按第二法重新检查。

2.原理

硫代乙酰胺在弱酸性(最佳pH为3.0～3.5,实验条件下选用pH3.5的醋酸盐缓冲液)介质中发生水解反应生成硫化氢,硫化氢再与微量的重金属离子生成黄色至棕黑色的硫化物均匀混悬液。

$$CH_3CSNH_2 + H_2O \rightarrow CH_3CONH_2 + H_2S$$

$$Pb^{2+} + H_2S \rightarrow PbS \downarrow + 2H^+$$

3.注意事项

(1)标准铅溶液的制备:称取硝酸铅0.1599g,置1 000mL量瓶中,加硝酸5mL与水50mL溶液后,用水稀释至刻度,摇匀,作为贮备液。精密量取贮备液10mL,置100mL量瓶中,加水稀释至刻度,摇匀,即得,当日使用(每1mL相当于10μg的Pb)。

(2)本法的适宜目视比色范围为27mL溶液中含10～20μg Pb^{2+},相当于标准铅溶液1～2mL。溶液的pH对于金属离子与硫化氢呈色影较大,溶液pH为3.0～3.5时,硫化铅沉淀较完全,若酸度增大,重金属离子与硫化氢呈色变浅,酸度太大时甚至不显色。故供试品若用强酸溶解或在处理中用了强酸,则应在加入醋酸盐缓冲液前加稀氨溶液至对酚酞指示剂显中性。

(3)供试品中若有微量高铁盐存在,在酸性溶液中可氧化硫化氢析出硫,干扰检测。可分别于甲、乙、丙三管中加入相同量的维生素C 0.5～1.0g,使 Fe^{3+} 还原成 Fe^{2+},再依法检查。

(4)药物本身能生成不溶性硫化物、干扰重金属检查的,应作相应处理。如检查葡萄糖酸锑钠中的铅盐,取供试品加水和酒石酸溶解后,加10%氢氧化钠试液和氰化钾试液,使其与锑形成更稳定的配位化合物,再加入硫化钠试液时,不致生成有色硫化锑,干扰铅的检出。

(5)若供试品自身为铁盐,必须先将供试品自身高铁离子除去,再进行检查。如右旋糖酐铁及其注射液,先经硝酸一硫酸加热氧化破坏后,再在一定浓度的盐酸中,用乙酸异丁酯提取除去铁盐后,再依法检查。

(二)第二法(炽灼后的硫代乙酰胺法)

适用于难溶或不溶于水、稀酸或乙醇的药品,或受某些因素(如自身有颜色的药品、药品中的重金属不呈游离状态或重金属离子与药品形成配位化合物等)干扰不适宜采用第一法检查的药品。供试品需经有机破坏,残渣经处理后在酸性溶液中进行显色检查。

1.检查方法

除另有规定外,需改用第二法时,取各品种项下规定量的供试品,按炽灼残渣检查法进行炽灼处理,然后取遗留的残渣;或直接取炽灼残渣项下遗留的残渣;如供试品为溶液,则取各品种项下规定量的溶液,蒸发至干,再按上述方法处理后取遗留的残渣。残渣加硝酸0.5mL,蒸干,至氧化氮蒸气除尽后(或取供试品一定量,缓缓炽灼至完全炭化,放冷,加硫酸0.5～1.0mL,使恰湿润,用低温加热至硫酸除尽后,加硝酸 0.5mL,蒸干,至氧化氮蒸气除尽后,放冷,在 500～600℃炽灼使完全灰化),放冷,加盐酸 2mL,置水浴上蒸干后加水 15mL,滴加氨试液至对酚酞指示液显中性,再加醋酸盐缓冲液(pH3.5)2mL,微热溶解后,移置纳氏比色管中,加水稀释成 25mL,作为甲管(对照管);另取配制供试品溶液的试剂,置瓷皿中蒸干后,加醋酸盐缓冲液(pH3.5)2mL 与水 15mL,微热溶解后,移置纳氏比色管中,加标准铅溶液一定量,再用水稀释成 25mL,作为乙管(供试品管),再在甲、乙两管中分别加硫代乙酰胺试液各 2mL,摇匀,放置 2min,同置白纸上,自上向下透视,乙管中显出的颜色与甲管比较,不得更深。

2.原理

将供试品炽灼破坏有机物后,使与有机分子结合的重金属游离,再按第一法检查。

3.注意事项

(1)炽灼温度对重金属影响较大,温度越高,重金属损失越多。例如,铅在 700℃经 6h 炽灼,回收率仅为 32%。因此,应控制炽灼温度在 500～600℃。

(2)炽灼残渣加硝酸加热处理后,必须蒸干、除尽氧化氮,否则亚硝酸可氧化硫化氢析出硫,影响比色。蒸干后残渣加盐酸,使重金属成为氯化物。为了消除盐酸或其他试剂中可能夹杂重金属的影响,在配制供试品溶液时,如使用盐酸超过 1mL(或与盐酸 1mL 相当的稀盐酸),使用氨试液超过 2mL,以及用硫酸与硝酸进行有机破坏或其他试剂处理者,除另有规定外,对照品溶液应取同样量试剂在瓷皿中蒸干后,依法检查。

(3)含钠盐或氟的有机药物在炽灼时能腐蚀坩埚而引入重金属,应改用铂坩埚或硬质玻璃蒸发皿。安乃近及盐酸氟奋乃静中重金属的检查即如此。

(三)第三法(硫化钠法)

1.检查方法

除另有规定外,取供试品适量,加氢氧化钠试液 5mL 与水 20mL 溶解后,置纳氏比色管中,加硫化钠试液 5 滴,摇匀,与一定量的标准铅溶液同样处理后的颜色比较。《中国药典》要求供试品管的颜色应浅于对照管。

2.原理

在碱性条件下,硫化钠水解产生 S^{2-},与供试品溶液中微量重金属离子生成黄色至棕黑色的硫化物均匀混悬液,通过比较该品种项下规定量的标准铅溶液经同法处理后所呈颜色的深浅，判定供试品中重金属是否符合限量规定。

3.注意事项

(1)显色剂硫化钠试液对玻璃有一定的腐蚀性，而且久置会产生絮状物，应临用前新制。

(2)重金属的检查方法较多，各国药典采用的检查方法也不尽相同。对于不同的药物，应选择适当的方法进行检测。

五、砷盐检查法

砷盐有毒，大多是由于药物在生产过程中使用无机试剂或搪瓷反应器而引入的。《中国药典》中许多药品规定应对砷盐(以 As 计算)进行限量检查，检查方法采用古蔡氏法和二乙基二硫代氨基甲酸银法。

(一)第一法(古蔡氏法)

1.检查方法

(1)仪器装置与准备：装置如图 4-1。检查时，先于导管 C 中装入醋酸铅棉花约 60mg (装管高度 60～80mm)，再于旋塞 D 的顶端平面上放一片溴化汞试纸(试纸大小以能覆盖孔径而不露出平面外为宜)，盖上旋塞盖 E 并旋紧。

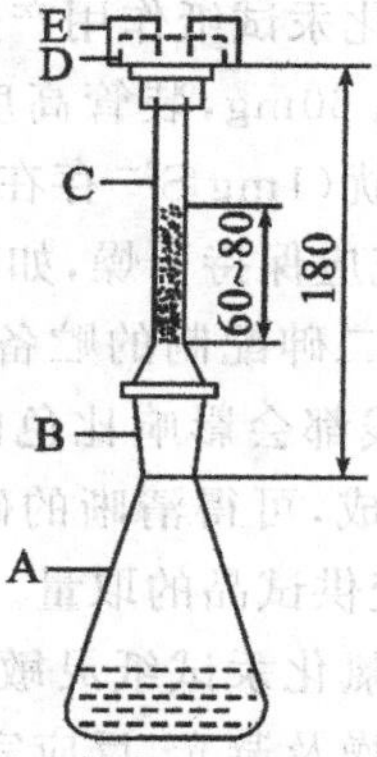

图 4-1　古蔡氏法装置

A.砷化氢生成瓶　B.中空的标准磨口塞　C.导气管

D.具孔有机玻璃旋塞　E.中央具圆孔的有机玻璃旋塞盖

(2)标准砷斑的制备：精密量取标准砷溶液 2mL，置 A 瓶中，加盐酸 5mL 与水 21mL，再加碘化钾试液 5mL 与酸性氯化亚锡试液 5 滴；在室温放置 10min 后，加锌粒 2g，立即将照上法装好的导气管 C 密塞于 A 瓶上，并将 A 瓶置 25～40℃水浴中，反应 45min，取出溴化汞试纸，即得。

(3)供试品砷盐检查：照各品种项下规定方法制成供试品溶液，置 A 瓶中，照标准砷斑的制备，自“再加碘化钾试液 5mL”起，依法操作，制备供试品砷斑。将生成的砷斑与标准砷斑比较，不得更深。

2.原理

金属锌与盐酸反应产生新生态的氢，氢与药物中的微量砷盐反应生成具有挥发性的砷化氢气体，砷化氢遇到溴化汞生成黄色至棕色的砷斑。反应式为：

$$As^{3+} + 3Zn + 3H^{+} \rightarrow 3Zn^{2+} + AsH_3 \uparrow$$

$$AsO_3^{3-} + 3Zn + 9H^{+} \rightarrow AsH_3 \uparrow + 3Zn^{2+} + 3H_2O$$

$$AsH_3 + 3HgBr_2 \rightarrow 3HBr + As(HgBr)_3 \text{ 黄色}$$

$$AsH_3 + 2As(HgBr)_3 \rightarrow 3AsH(HgBr)_2 \text{ 棕色}$$

3.注意事项

(1)五价砷在酸性溶液也能被金属锌还原为砷化氢，但生成砷化氢的速度较三价砷慢，故在反应液中加入碘化钾及氯化亚锡，将供试品中可能存在的 As^{5+} 还原成 As^{3+}，碘化钾被氧化生成的碘又可被氯化亚锡还原为碘离子，碘离子又可与反应中产生的锌离子形成稳定的配位离子，有利于生成砷化氢反应的不断进行。

氯化亚锡与碘化钾还能抑制锑化氢的生成，因锑化氢也能与溴化汞试纸作用生成锑斑。在实验条件下，100μg 锑存在也不干扰测定。氯化亚锡还能促进锌与盐酸作用，即纯锌与纯盐酸作用较慢，加入氯化亚锡，锌置换出锡沉积在锌的表面，形成局部电池，可加快锌与盐酸作用，使氢气均匀而连续地发生。

(2)醋酸铅棉花用于吸收供试品及锌粒中可能含有少量的硫化物在酸性条件下产生的硫化氢气体，避免硫化氢气体与溴化汞试纸作用产生硫化汞色斑干扰测定结果。《中国药典》(2010 年版)规定用醋酸铅棉花 60mg，装管高度 60～80mm，并控制醋酸铅棉花填充的松紧度，使既能消除硫化氢的干扰(1mg S^{2-} 存在也不干扰测定)，又可使砷化氢以适宜的速度通过。导管中的醋酸铅棉花应保持干燥，如有润湿，应重新更换。

(3)标准砷溶液临用前取三氧化二砷配制的贮备液稀释而成，每 1mL 标准砷溶液相当于 1μg 的砷。砷斑颜色过深或过浅都会影响比色的准确性。《中国药典》(2010 年版)规定标准砷斑为 2mL 标准砷溶液制成，可得清晰的砷斑。药物的含砷限量不同，应在标准砷溶液取量为 2mL 的前提下，改变供试品的取量。

(4)溴化汞试纸与砷化氢作用较氯化汞试纸灵敏，其灵敏度为 1μg(以 As_2O_3 计)，但所呈砷斑不够稳定，反应中应保持干燥及避光，反应完毕后立即比色。制备溴化汞试纸所用的滤纸宜采用质地疏松的定量滤纸。

(5)供试品若为硫化物、亚硫酸盐、硫代硫酸盐等，在酸性液中能产生硫化氢或二氧化硫气体，与溴化汞作用生成黑色硫化汞或金属汞，干扰比色。故应先加硝酸处理，使氧化成硫酸盐，过量的硝酸及产生的氮的氧化物须蒸干除尽。如硫代硫酸钠中砷盐的检查。

(6)具有环状结构的有机药物，因砷可能以共价键与其结合，要先进行有机破坏，否则检出结果偏低或难以检出。《中国药典》(2010 年版)采用碱破坏法，常用的碱是石灰。即供试品与无砷氢氧化钙混匀，加水润湿，烘干，小火灼烧炭化，再在 500～600℃炽灼完全灰化，有机结合的砷成为亚砷酸钙。环状结构的有机酸碱金属盐用石灰不能破坏完全，需用无水碳酸钠进行碱破坏。另外，也有用硝酸镁乙醇溶液进行灼烧破坏分解有机物，使砷成为非挥发性砷酸镁[$Mg_3(AsO_4)_2$]，残渣质轻，加盐酸易于溶解。

(7)砷斑遇光、热及湿气则褪色。如需保存，可将砷斑在石蜡饱和的石油醚溶液中浸过晾干或避光置于干燥器内，也可将砷斑用滤纸包好夹在记录本中保存。

(二)第二法(二乙基二硫代氨基甲酸银法)

1.检查方法

(1)仪器装置与准备：装置如图4-2。测试时，于导管C中装入醋酸铅棉花60mg(装管高度约80mm)，并于D管中精密加入二乙基二硫代氨基甲酸银试液5mL。其他实验条件与古蔡氏法相同。

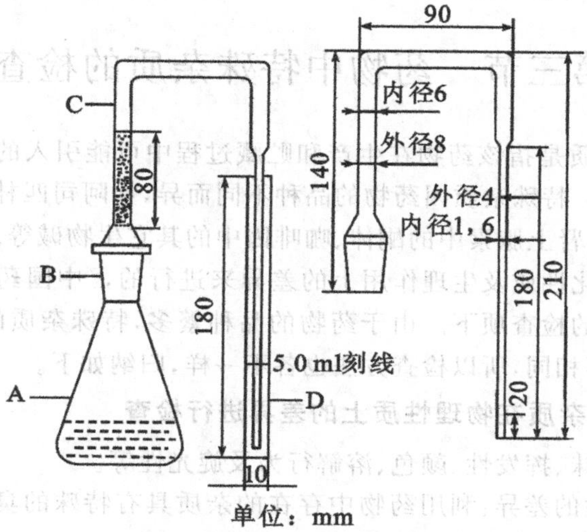

图4-2　二乙基二硫代氨基甲酸银法装置

A.砷化氢生成瓶　B.中空磨口塞　C.导气管　D.平底玻璃管

(2)标准砷对照溶液的制备：精密量取标准砷溶液2mL，置A瓶中，加盐酸5mL与水21mL，再加碘化钾试液5mL与酸性氯化亚锡试液5滴；在室温放置10min后，加锌粒2g，立即将导气管C与A瓶密塞，使生成的砷化氢导入D管中，并将A瓶置25～40℃水浴中反应45min；取出D管，添加三氯甲烷至刻度，混匀，即得。

(3)供试品砷盐检查：照各品种项下规定方法制成供试品溶液，置A瓶中，照标准砷对照溶液的制备，自“再加碘化钾试液5mL”起，依法操作。将所得溶液与标准砷对照液同置白色背景上，从D管上方向下观察，比较，所得溶液的颜色不得比标准砷对照液更深。必要时，可将所有溶液转移至1cm吸收池中，照紫外-可见分光光度法，在510nm波长处以二乙基二硫代氨基甲酸银试液做空白，测定吸光度，与标准砷对照液按同法测得的吸光度比较，即得。

2.原理

金属锌与酸反应生成新生态的氢，氢与微量砷反应生成具有挥发性的砷化氢；砷化氢使二乙基二硫代氨基甲酸银[简称Ag(DDC)]的吡啶(或三氯甲烷)溶液还原生成红色的胶态银。用目视比色或分光光度法(510nm波长处)测定吸光度，将在相同的条件下处理所得的供试品溶液与标准砷溶液进行比色。反应式为：

$$AsH_3 + 6Ag(DDC) + 3C_5H_5N \rightarrow As(DDC)_3 + 6Ag^+ 3C_5H_5N \cdot HDDC$$

3.注意事项

(1)第二法需加入一定量的有机碱以中和反应生成的二乙基二硫代氨基甲酸,《中国药典》采用含1.8%三乙胺和0.25%二乙基二硫代氨基甲酸银的三氯甲烷溶液,呈色稳定性及试剂稳定性好,且低毒、无臭,产物在510nm波长处有最大吸收。

(2)二乙基二硫代氨基甲酸银试液配制后两周内稳定。当供试品溶液含(As)0.75～7.5μg时显色反应线性关系良好,2h内稳定,重现性好。因二乙基二硫代氨基甲酸银试液呈黄绿色,吸光度测定时需以此试液为空白。

第三节　药物中特殊杂质的检查

药物中的特殊杂质是指该药物在生产和贮藏过程中可能引入的中间体、副产物以及分解产物等特有杂质。特殊杂质因药物的品种不同而异,如阿司匹林中的游离水杨酸,硫酸阿托品中的莨菪碱,肾上腺素中的酮体、咖啡因中的其它生物碱等。对特殊杂质的检查是利用药物和杂质理化性质及生理作用上的差异来进行的,《中国药典》现行版中对特殊杂质的检查列入该药的检查项下。由于药物的品种繁多,特殊杂质的种类也是多种多样的,它们的性质也各不相同,所以检查方法也各不一样,归纳如下。

(一)利用药物和杂质在物理性质上的差异进行检查

物理性质包括臭味、挥发性、颜色、溶解行为及旋光性等。

(1)臭味及挥发性的差异:利用药物中存在的杂质具有特殊的臭味,来判断该杂质的存在。如乙醇中杂醇油的检查:不得有杂醇油的异臭。

利用药物和杂质在挥发性方面的差异,可用于检查乙醇、麻醉乙醚、樟脑和碘等挥发性药物中的不挥发物,用以控制不挥发性杂质的量。如樟脑中不挥发物的检查:取供试品2.0g,在100℃加热使樟脑全部挥发并干燥至恒重,遗留残渣不得过1mg。

(2)颜色的差异:利用药物和杂质在一定的溶剂中所显颜色的不同,来控制其有色杂质的量。盐酸阿扑吗啡中溶液的颜色检查法为:取供试品0.10g,加新沸过的冷水10mL,缓缓振摇溶解后,立即与对照液比较,不得更深。

(3)溶解行为的差异:有些药物可溶于水、有机溶剂或酸,碱中,而其杂质不溶,或杂质可溶而药物不溶,利用该性质可检查药物中的杂质。如乙醇中水不溶性物质的检查:取供试品,与同体积的水混合后,溶液应澄清;在10℃放置30min,溶液仍应澄清。

(4)旋光性质的差异:利用药物与杂质在旋光性质上的差异,测定比旋度(或旋光度)来检查杂质的限量。如硫酸阿托品为消旋体,无旋光性,而莨菪碱为左旋体,因此硫酸阿托品中莨菪碱的检查,是将硫酸阿托品配制成每1mL中含50mg的溶液,规定测得的旋光度不得过－0.40°。

(5)对光吸收性质的差异:药物和杂质的结构不同,因而对光吸收的性质也不同,可以利用它们对光吸收性质上的差异来检查药物中的杂质。如盐酸苯海索中哌啶苯丙酮的检查:其样品溶液在247nm波长处测定吸光度,不得大于0.50。

(二)利用药物和杂质在化学性质上的差异进行检查

利用药物与杂质在化学反应现象上的差异,选择杂质特有的反应,检查杂质是否符合规定。

(1)杂质与一定试剂反应产生颜色:利用该性质检查杂质时,是规定一定反应条件下不得产生某种颜色;或与杂质对照品在相同条件下所呈现的颜色进行目视比色;也可用分光光度法测定其吸收度,应符合规定。如阿司匹林中游离水杨酸的检查,利用阿司匹林结构中无酚羟基,不与高铁盐反应,水杨酸结构中含游离酚羟基,可与 Fe^{3+} 反应显紫色,用比色法检查,与一定量的对照液比较,颜色不得更深,用以控制游离水杨酸的量。

(2)杂质与一定试剂反应产生沉淀:如检查氯化钠中的钡离子,利用钡离子与硫酸根离子的沉淀反应进行检查。

(3)杂质与一定试剂反应产生气体:如氧化锌中碳酸盐的检查:取供试品 2.0g,加水 10mL 混合后,加稀硫酸 30mL,置水浴上加热,不得发生气泡(CO_2)。

(4)氧化还原性的差异:利用药物和杂质的氧化性或还原性的不同来检查杂质。如维生素 E 中生育酚的检查,利用生育酚具还原性,可被硫酸铈定量氧化来控制生育酚的限量。

(5)酸碱性的差异:利用药物与杂质的酸碱性不同,来检查杂质的限量。如苯巴比妥中酸性杂质的检查,加甲基橙指示剂不得显红色。

(三)利用药物和杂质在色谱行为上的差异进行检查

近年来,色谱法被广泛地应用于特殊杂质的检查,常用的方法有薄层色谱法、高效液相色谱法、气相色谱法等,是利用药物和杂质在色谱行为上的差异将杂质分离和检测。如盐酸奎宁中金鸡纳碱的检查,以辛可尼丁为对照品,规定照薄层色谱法测定,供试品溶液中的杂质斑点,与对照品溶液的主斑点比较,不得更深;甲硝唑中 2-甲基-5-硝基咪唑的检查,以 2-甲基-5-硝基咪唑为对照品,规定照高效液相色谱法,供试品溶液的色谱图中,2-甲基-5-硝基咪唑不得大于 1.0%;苯甲醇中苯甲醛的检查:以苯甲醛为对照品,规定照气相色谱法,在柱温 130℃测定,含苯甲醛不得过 0.2%。

思 考 题

1.什么是杂质,药物中杂质的来源有哪些?

2.什么是杂质限量,杂质限量的检查方法有哪些?

3.药物中氯化物杂质检查的原理是什么?适宜的比浊浓度范围是多少?

4.药物中铁盐杂质检查的原理是什么?

5.葡萄糖中氯化物的检查:取葡萄糖样品 0.60g,依法(《中国药典》附录ⅧA)检查,与标准氯化钠 6.0mL(每 1mL 相当于 10μg 的 Cl^-)制成的对照液比较,不得更浓。试计算氯化物的限量。

6.盐酸普鲁卡因中重金属的检查:称取盐酸普鲁卡因 2.0g,加水 15mL 溶解后,加醋酸盐缓冲溶液(pH3.5)2mL 与水适量,使成 25mL,照“重金属检查法第一法”检查重金属离子,含重金属不得超过百万分之十。请计算应量取标准铅溶液多少毫升(每 1mL 标准铅溶液相当于 10μg 的 Pb)?

第五章　芳酸类药物的分析

章节要点

1.掌握　阿司匹林、对氨基水杨酸钠、苯甲酸钠的鉴别和含量测定方法。

2.熟悉　阿司匹林的杂质检查方法。

3.了解　芳酸类药物的结构。

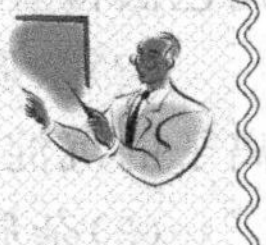

芳酸类药物包括水杨酸及其酯类、苯甲酸及其酯类，以及其他一些含有芳环的羧酸及其酯类药物。水杨及其酯类药物的典型代表有阿司匹林和对氨基水杨酸钠；苯甲酸及其酯类的典型药物如苯甲酸钠和丙磺舒；其他一些含有芳环的羧酸及其酯类药物如氯贝丁酯与布洛芬等。本章以三种典型药物的分析为例，介绍芳酸类药物质量控制的方法与特点。

第一节　阿司匹林及其制剂的分析

一、阿 司 匹 林

阿司匹林是临床常用的解热镇痛药，为水杨酸与醋酸所成的酯。其在水中微溶，在乙醇中易溶，遇湿气即缓缓水解。阿司匹林结构中有羧基，具有酸性，可采用酸碱滴定法测定含量。

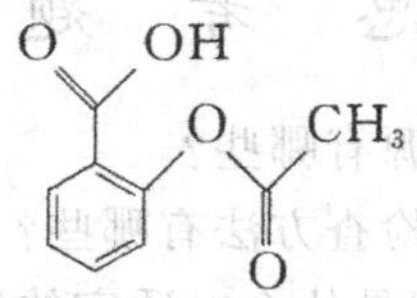

阿司匹林

(一)鉴别

阿司匹林属水杨酸类药物。水杨酸类药物包括水杨酸酯类、盐类，或另有取代的水杨酸类，该类药物可采用药典附录“一般鉴别试验”项下水杨酸盐的反应鉴别。

(1)与三氯化铁试液反应：阿司匹林结构中的酯键受热水解为水杨酸，水杨酸具酚性羟基，在中性或弱酸性(pH 为 4～6)条件下，与三氯化铁试液反应，生成紫堇色配合物。

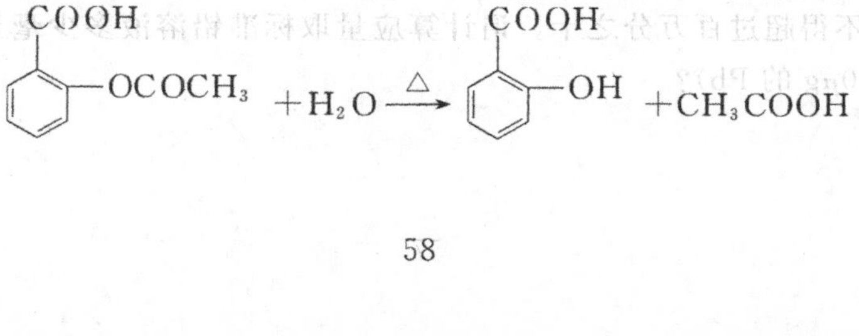

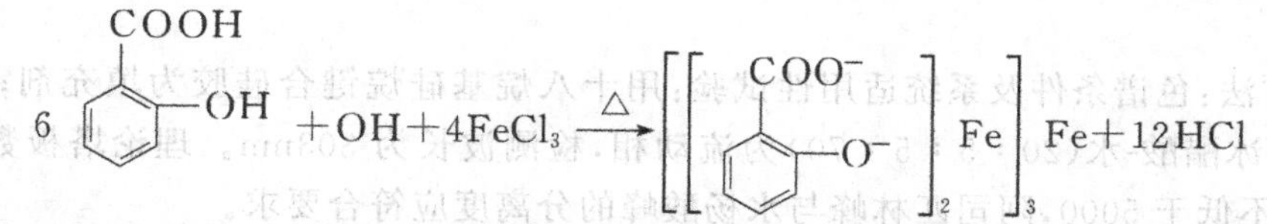

(2)水解反应：阿司匹林结构中的酯键与碳酸钠试液加热水解，生成水杨酸钠及醋酸钠，加过量稀硫酸酸化后，水杨酸白色沉淀析出，并产生醋酸的臭气。

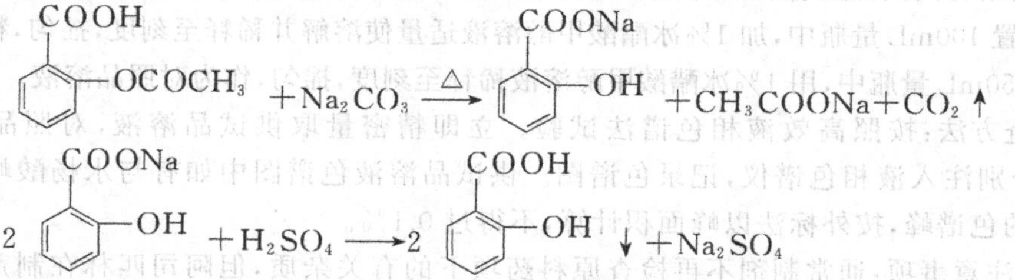

$$2CH_3COONa + H_2SO_4 \longrightarrow 2CH_3COOH + Na_2SO_4$$

(3)红外吸收光谱：红外吸收光谱由于其具有较强的专属性，被多国药典用作药物的鉴别，《美国药典》一般采用标准品对照法，而《中国药典》则采用标准图谱对照法，即待测药物的红外吸收光谱应与标准图谱一致。《中国药典》阿司匹林鉴别亦采用了红外吸收光谱，特征吸收峰归属见表 5-1。

表 5-1　阿司匹林的红外吸收图谱分析

波数/cm^{-1}	振动类型	归属
3 300～2 300	ν_{O-H}	羟基
1 760，1 695	$\nu_{C=O}$	羰基
1 610，1 580	$\nu_{C=C}$	苯环
1 310，1 190	ν_{C-O}	酯基
750	δ_{C-H}	邻位取代苯环

(二)检查

《中国药典》(2010 年版)在阿司匹林项下规定了除“炽灼残渣”、“重金属”和“干燥失重”的一般杂质检查项目外，还有以下检查项目。

1.溶液的澄清度

(1)原理：该方法的原理是利用药物与杂质在溶解行为上的差异，检查碳酸钠试液中不溶物。阿司匹林分子结构中含有羧基，可溶于碳酸钠试液，而杂质苯酚、醋酸苯酯、水杨酸苯酯及乙酰水杨酸苯酯等不溶于碳酸钠试液。因此，可利用溶解行为的差异，由一定量阿司匹林在碳酸钠试液中的溶液应澄清来控制原料药中无羧基的特殊杂质的量。

(2)方法：取供试品 0.50g，加温热至约 45℃的碳酸钠试液 10mL 溶解后，溶液应澄清。

2.游离水杨酸

(1)原理：该项检查是控制阿司匹林中的游离水杨酸的量，水杨酸对人体有毒性，而且易被空气氧化成一系列有色的醌型化合物(如淡黄、红棕甚至深棕色等)，从而使成品变色。

(2)方法:色谱条件及系统适用性试验:用十八烷基硅烷键合硅胶为填充剂;以乙腈-四氢呋喃-冰醋酸-水(20∶5∶5∶70)为流动相,检测波长为303nm。理论塔板数按水杨酸峰计算不低于5000,阿司匹林峰与水杨酸峰的分离度应符合要求。

溶液的制备:取供试品约0.1g,精密称定,置10mL量瓶中,加1%冰醋酸甲醇溶液适量,振摇使溶解,并稀释至刻度,摇匀,作为供试品溶液(临用新制);取水杨酸对照品约10mg,精密称定,置100mL量瓶中,加1%冰醋酸甲醇溶液适量使溶解并稀释至刻度,摇匀,精密量取5mL,置50mL量瓶中,用1%冰醋酸甲醇溶液稀释至刻度,摇匀,作为对照品溶液。

检查方法:按照高效液相色谱法试验。立即精密量取供试品溶液,对照品溶液各10μL,分别注入液相色谱仪,记录色谱图。供试品溶液色谱图中如有与水杨酸峰保留时间一致的色谱峰,按外标法以峰面积计算,不得过0.1%。

(3)注意事项:通常制剂不再检查原料药项下的有关杂质,但阿司匹林在制剂生产过程中易水解生成水杨酸,因此,《中国药典》(2010年版)规定阿司匹林片(限量0.3%)、阿司匹林肠溶片(限量1.5%)、阿司匹林肠溶胶囊(限量1.0%)、泡腾片(限量3.0%)及栓剂(限量3.0%)均采用高效液相色谱法控制游离水杨酸的量。

3.易炭化物

(1)原理:易炭化物系指药物中遇硫酸易炭化或氧化而呈色的微量有机杂质,该项检查是控制阿司匹林中能被硫酸炭化呈色的低分子有机杂质的量。

(2)方法:取供试品0.5g,缓缓加入5mL硫酸中,振摇使溶解,静置15min后,溶液如显色,与对照液(取比色用氯化钴液0.25mL、比色用重铬酸钾液0.25mL、比色用硫酸铜液0.40mL,加水使成5mL)比较,不得更深。

4.有关物质

由于阿司匹林在生产和贮存的过程中都可能引入杂质,为了更好地控制药物纯度,《中国药典》(2010年版)规定检查阿司匹林中的"有关物质",应用的是高效液相色谱法,规定供试品溶液色谱图中如有杂质峰,除水杨酸峰外,其他各杂质峰面积的和不得大于对照溶液主峰面积(0.5%)。供试品溶液色谱图中任何小于灵敏度试验溶液主峰面积的峰可忽略不计。

(三)含量测定

1.原理

阿司匹林结构中含游离羧基,具有酸性,《中国药典》(2010年版)采用酸碱滴定法测定阿司匹林含量。

2.方法

取供试品约0.4g,精密称定,加中性乙醇(对酚酞指示液显中性)20mL溶解后,加酚酞指示液3滴,用氢氧化钠滴定液(0.1mol/L)滴定。每1mL氢氧化钠滴定液(0.1mol/L)相当于18.02mg的$C_9H_8O_4$。

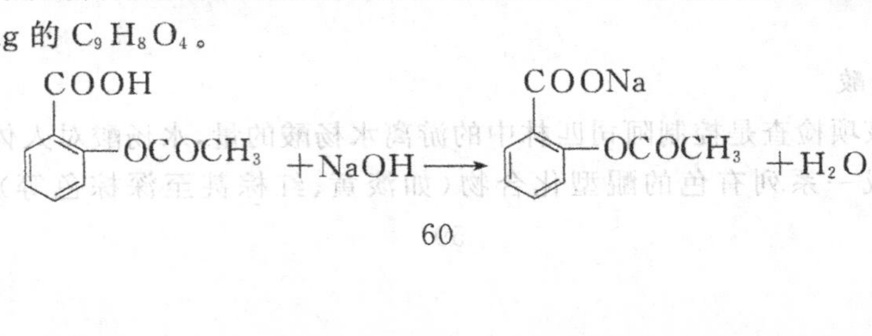

3.注意事项

(1)阿司匹林在水中溶解度较小，同时为防止药物中酯键水解，导致测定结果偏高，故使用中性乙醇作为反应介质。

(2)供试品为弱酸，当反应达到化学计量点时，反应体系偏碱性，所以应选用在碱性区域内变色的酚酞作为指示剂。

(3)为尽量减少阿司匹林的水解，滴定过程要做到快速滴定、剧烈振摇，以缩短滴定时间和避免局部碱液过浓。

(4)供试品中游离水杨酸超过规定限量时，不可采用直接滴定法测定含量。

二、阿司匹林制剂

《中国药典》收载的阿司匹林制剂包括片剂、肠溶片、肠溶胶囊、泡腾片、栓剂。片剂需检查溶出度，肠溶片与肠溶胶囊需检查释放度。由于阿司匹林在制剂生产中可能水解产生水杨酸，故上述制剂均须检查水杨酸。片剂中水杨酸的限量为0.3%，肠溶片为1.5%，泡腾片中水杨酸的限量则为3.0%。

(一)鉴别

片剂中游离水杨酸采用高效液相色谱法测定，色谱条件与原料药中水杨酸测定条件相同。供试品溶液的制备需取片粉适量，用1%冰醋酸的甲醇溶液振摇溶解并稀释，经有机相滤膜(孔径0.45μm)滤过进行分析。方法如下。

(1)色谱条件及系统适用性试验：用十八烷基硅烷键合硅胶为填充剂；以乙腈-四氢呋喃-冰醋酸-水(20∶5∶5∶70)为流动相，检测波长为303nm。理论板数按水杨酸峰计算不低于5 000，阿司匹林峰与水杨酸峰分离度应符合要求。

(2)测定方法：精密称取供试品细粉适量(约相当于阿司匹林0.5g)，置100mL量瓶中，用1%冰醋酸的甲醇溶液振摇溶解，并稀释至刻度，摇匀，用有机相滤膜(孔径：0.45μm)滤过，立即精密量取续滤液10μL，注入液相色谱仪，记录色谱图；另取水杨酸对照品约15mg，精密称定，置50mL量瓶中，用1%冰醋酸的甲醇溶液溶解，并稀释至刻度，摇匀；精密量取5mL，置100mL量瓶中，用1%冰醋酸的甲醇溶液稀释至刻度，摇匀，同法测定。按外标法以峰面积计算，含游离水杨酸不得过阿司匹林标示量的0.3%。

(二)含量测定

阿司匹林制剂的生产过程中须加入少量酸性辅料，制剂工艺过程也可能导致酸性水解产物产生，故不能采用直接酸碱滴定法。《中国药典》中阿司匹林(片剂、肠溶片、肠溶胶囊、栓剂)的含量测定均采用高效液相色谱法。该法可实现分离和分析同时进行，消除辅料对含量测定的影响。

例如，《中国药典》阿司匹林片的含量测定方法如下。

(1)色谱条件与系统适用性试验：用十八烷基硅烷键合硅胶为填充剂；以乙腈-四氢呋喃-冰醋酸-水(20∶5∶5∶70)为流动相，检测波长为276nm。理论塔板数按阿司匹林峰计算不低于3 000，阿司匹林峰与水杨酸峰的分离度应符合要求。

(2)方法：取供试品20片，精密称定，充分研细，精密称取细粉适量(约相当于阿司匹林 10mg)，置 100mL 量瓶中，用 1%冰醋酸的甲醇溶液强烈振摇使阿司匹林溶解，并用 1%冰醋酸的甲醇溶液稀释至刻度，摇匀，滤膜滤过，精密量取续滤液 10μL，注入液相色谱仪，记录色谱图；另取阿司匹林对照品，精密称定，加 1%冰醋酸的甲醇溶液振摇使溶解并定量稀释制成每 1mL 中约含 0.1mg 的溶液，同法测定。按外标法以峰面积计算，即得。

第二节　对氨基水杨酸钠的分析

对氨基水杨酸钠是抗结核药，为 4-氨基-2-羟基苯甲酸钠盐二水合物。其结构如下。

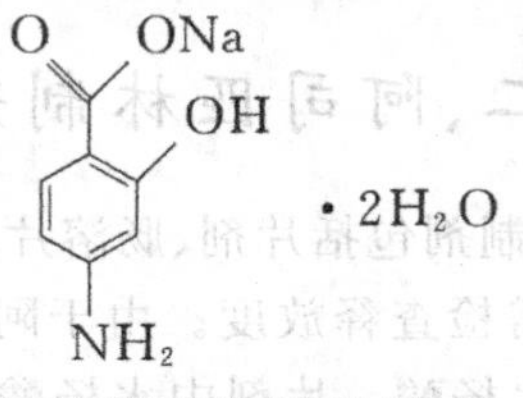

对氨基水杨酸钠

(一)鉴别

1.与三氯化铁试液反应

取供试品约 10mg，加水 10mL 溶解后，加稀盐酸 2 滴使成酸性，加三氯化铁试液 1 滴，应显紫红色；放置 3 小时，不得产生沉淀(与 5-氨基水杨酸钠的区别)。

2.红外吸收光谱

《中国药典》(2010 年版)采用红外吸收光谱法进行对氨基水杨酸钠的鉴别，特征吸收峰归属见表 5-2。

表 5-2　对氨基水杨酸钠的红外吸收图谱分析

波数/cm^{-1}	振动类型	归属
3 700～2 900	ν_{N-H}, ν_{O-H}	氨基及羟基
1 640	$\nu_{C=O}$	羰基
1 580,1 500	$\nu_{C=C}$	苯环
1 300	ν_{C-N}	芳胺
840,800	δ_{C-H}	1,2,4 三取代苯环

3.钠盐的反应

《中国药典》(2010 年版)附录“一般鉴别试验”收载无机金属盐的鉴别方法，其中钠盐的鉴别试验如下。

(1)取铂丝，用盐酸湿润后，蘸取供试品，在无色火焰中燃烧，火焰即显鲜黄色。

(2)取供试品约 100mg，置于 10mL 试管中，加水 2mL 溶解；加 15%碳酸钾溶液 2mL，加热至沸，应不得有沉淀生成；加焦锑酸钾试液 4mL，加热至沸；置冷水中冷却，必要时，用玻棒摩擦试管内壁，应有致密的沉淀生成。

(二)含量测定

《中国药典》(2010 年版)采用高效液相色谱法测定对氨基水杨酸钠含量。

(1)色谱条件与系统适用性试验:用十八烷基硅烷键合硅胶为填充剂;以甲醇-10%四丁基氢氧化铵溶液-0.05mol/L磷酸氢二钠-0.05mol/L磷酸二氢钠(200∶19∶400∶400)为流动相;检测波长为265nm。理论板数按对氨基水杨酸钠峰计算不低于3 000,对氨基水杨酸钠峰与相邻杂质峰的分离度应符合要求。

(2)方法:取供试品,精密称定,加流动相溶解并稀释制成每1mL中约含70μg的溶液,摇匀,精密量取20μL,注入液相色谱仪,记录色谱图;另取对氨基水杨酸钠对照品,同法测定。按外标法以峰面积计算,即得。

第三节 苯甲酸钠的分析

苯甲酸钠为白色颗粒、粉末或结晶性粉末;无臭或微带臭气,味微甜带咸。其在水中易溶,在乙醇中略溶。其结构如下。

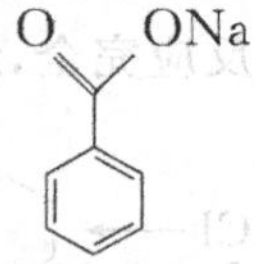

苯甲酸钠

苯甲酸钠为白色颗粒、粉末或结晶性粉末;无臭或微带臭气,味微甜带咸。其在水中易溶,在乙醇中略溶。

(一)鉴别

苯甲酸钠为苯甲酸的钠盐,显钠盐与苯甲酸盐的鉴别反应;另外药典还采用红外吸收光谱法鉴别。

1.钠盐的焰色反应

取供试品约0.5g,加水10mL溶解后,溶液作为供试品。取铂丝,用盐酸湿润后,蘸取供试品,在无色火焰中燃烧,火焰即显鲜黄色。

2.苯甲酸盐的反应

苯甲酸钠显苯甲酸盐的反应。药典"一般鉴别试验"项下苯甲酸盐的反应包括:

(1)取苯甲酸钠的中性溶液,滴加三氯化铁试液,即生成碱式苯甲酸铁盐的赭色沉淀,再加稀盐酸,变为白色沉淀。

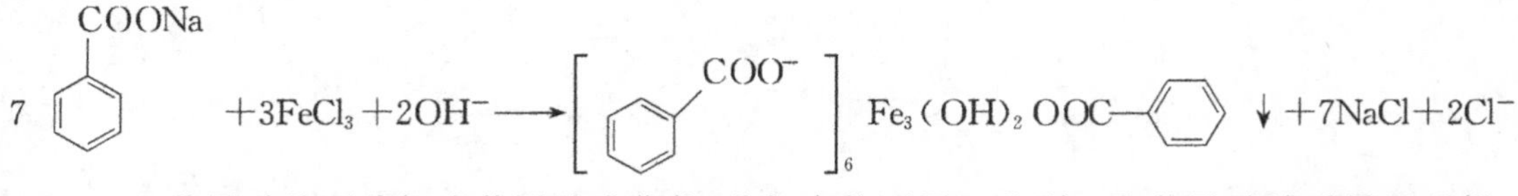

(2)苯甲酸盐可分解成苯甲酸升华物,分解产物可用于鉴别。取苯甲酸钠适量置干燥试管中,加硫酸后,加热,析出苯甲酸,在试管内壁凝结成白色升华物。

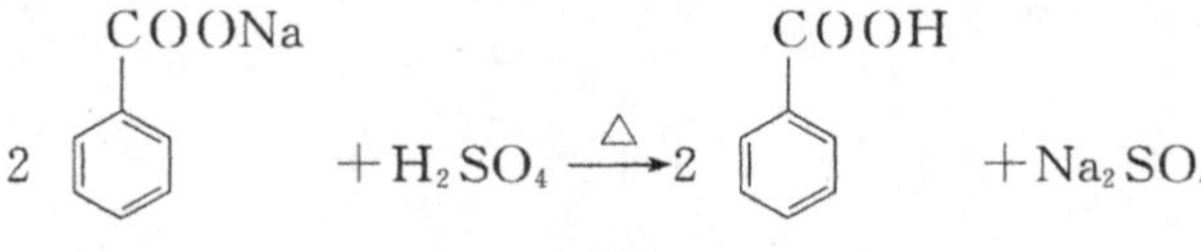

(二)检查

苯甲酸钠的检查项包括干燥失重、重金属和砷盐等一般检查项目。其中酸碱度检查方法如下。

取供试品 1.0g,加水 20mL 溶解后,加酚酞指示液 2 滴;如显淡红色,加硫酸滴定液(0.05mol/L)0.25mL,淡红色应消失;如无色,加氢氧化钠滴定液(0.1mol/L)0.25mL,应显淡红色。

(三)含量测定

采用双相滴定法,可以测定苯甲酸钠的含量。

(1)原理:苯甲酸钠为芳酸碱金属盐,易溶于水,其水溶液呈碱性,用盐酸滴定液滴定时,析出不溶于水的游离酸,并且使滴定终点的 pH 突跃不明显,不利于终点的正确判断。因此,利用苯甲酸能溶于有机溶剂的性质,在水相中加入与水不相混溶的有机溶剂(乙醚),并置于分液漏斗中进行滴定反应,将滴定过程中产生的苯甲酸不断萃取入有机溶剂层中,减少苯甲酸在水中的浓度,使滴定反应完全,终点清晰,同时可降低苯甲酸的离解。

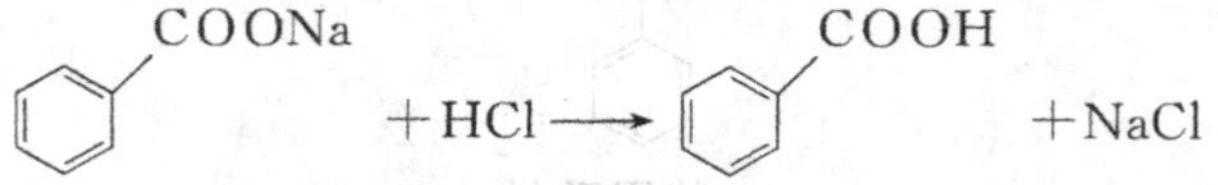

(2)方法:取供试品约 1.5g,精密称定,置分液漏斗中,加水 25mL、加乙醚 50mL 及甲基橙指示液 2 滴,用盐酸滴定液(0.5mol/L)滴定,边滴边振摇,至水层显橙红色;分取水层,置具塞锥形瓶中,乙醚层用水 5mL 洗涤,洗液并入锥形瓶中,加乙醚 20mL,继续用盐酸滴定液(0.05mol/L)滴定,随滴随振摇,至水层显持续的橙红色。每 1mL 的盐酸滴定液(0.05mol/L)相当于 72.06mg 的 $C_7H_5NaO_2$。

思　考　题

1.请简述阿司匹林的鉴别试验方法、游离水杨酸的检查原理和限量计算。

2.为什么阿司匹林片剂中仍需进行水杨酸检查?

3.酸碱滴定法测定阿司匹林的含量,加中性乙醇的作用是什么?

4.用酸碱直接滴定法测定阿司匹林含量时应注意哪些问题?

5.采用双相滴定法测定苯甲酸钠含量的方法和原理是什么?

第六章　胺类药物的分析

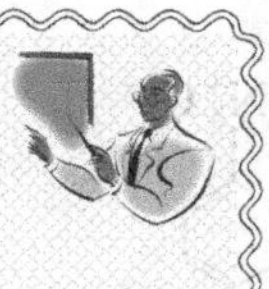

章节要点

1.掌握　芳胺类、苯乙胺类药物的鉴别和含量测定方法。

2.熟悉　胺类药物的杂质检查方法。

3.了解　胺类药物的结构。

胺类药物临床使用的种类较多，国内外药典收载的品种也较多。根据药物的化学结构，可分为芳胺类、芳烃胺类、脂肪胺类、季铵盐类等。本章重点介绍芳胺类药物和芳烃胺类药物中的苯乙胺类药物的分析方法。

第一节　芳胺类药物的分析

芳胺类药物的基本结构有两类：一类为芳伯氨基未被取代，而在芳环对位有取代的对氨基苯甲酸酯类，典型药物有苯佐卡因、盐酸普鲁卡因和盐酸丁卡因等局部麻醉药；另一类则为芳伯氨基被酰化，并在芳环对位有取代的酰胺类药物，典型药物有对乙酰氨基酚、盐酸利多卡因、盐酸布比卡因和醋氨苯砜（抗麻风药）等。本节主要介绍盐酸普鲁卡因和对乙酰氨基酚的分析方法。

一、盐酸普鲁卡因的分析

盐酸普鲁卡因为白色结晶或结晶性粉末；无臭，味微苦，随后有麻痹感。在水中易溶，在乙醇中略溶，在三氯甲烷中微溶，在乙醚中几乎不溶。盐酸普鲁卡因为4-氨基苯甲酸-2-(二乙氨基)乙酯盐酸盐，其结构如下：

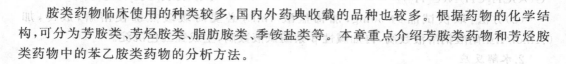

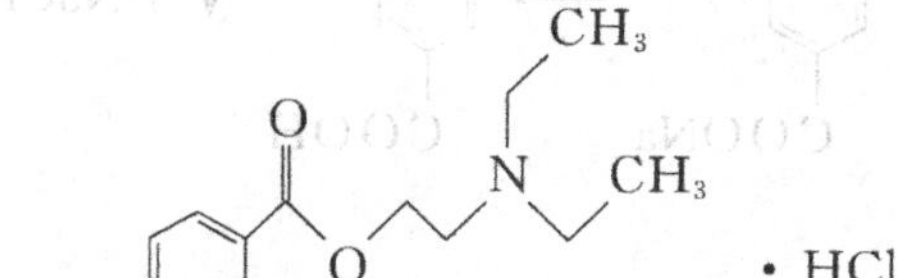

盐酸普鲁卡因

（一）鉴别

1.重氮化-偶合反应

(1)原理：盐酸普鲁卡因分子结构中具有游离芳伯氨基，可在盐酸溶液中，直接与亚硝酸钠进行重氮化反应，生成的重氮盐再与碱性β-萘酚偶合，生成有色的偶氮化合物。此反应收载于《中国药典》(2010年版)附录“一般鉴别试验”项下，用于芳香第一胺类的鉴别。

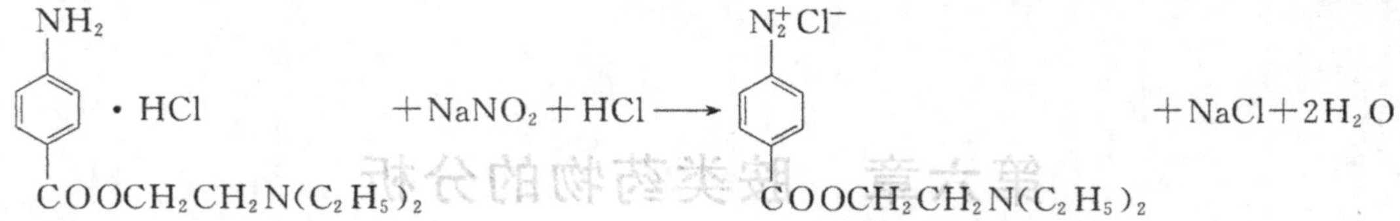

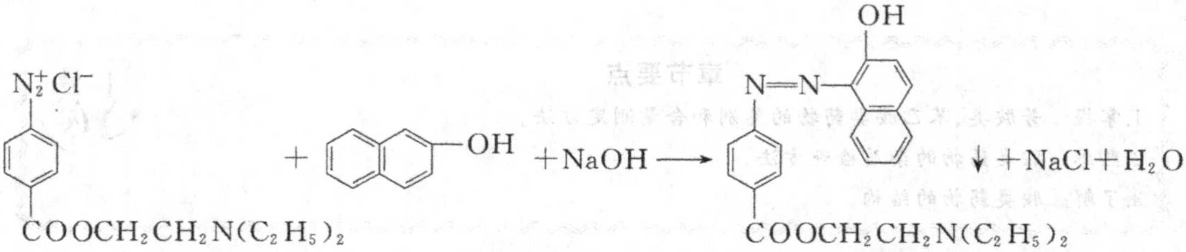

(2)方法：取供试品约 50mg，加稀盐酸 1mL，必要时缓缓煮沸使溶解，放冷，加 0.1mol/L亚硝酸钠溶液数滴，再加碱性 β-萘酚试液数滴，生成猩红色沉淀。

2.水解反应

分子结构中有酯键(或酰氨键)的药物，容易水解，其水解受酸、碱、高温等条件的影响。利用水解反应及水解产物的性质，可以对化合物进行鉴别。

盐酸普鲁卡因具有对氨基苯甲酸酯的结构，向其水溶液加 10%氢氧化钠溶液后，盐酸普鲁卡因转化为游离普鲁卡因，由于其水溶性小，析出白色沉淀。初热时，游离的普鲁卡因呈油状物；继续加热，则酯键水解释放出二乙氨基乙醇和对氨基苯甲酸钠。二乙氨基乙醇为碱性蒸气，能使润湿的红色石蕊试纸变为蓝色；热至油状物消失，普鲁卡因完全水解后，放冷，加盐酸酸化，即析出对氨基苯甲酸的白色沉淀。

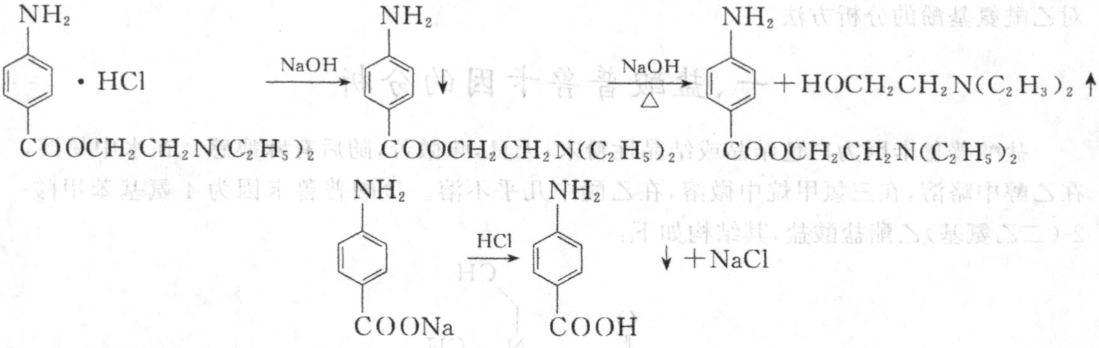

(二)检查

盐酸普鲁卡因的杂质检查项目包括酸度、溶液的澄清度、对氨基苯甲酸、干燥失重、炽灼残渣、铁盐和重金属等。其中在《中国药典》(2010 年版)中新增了对氨基苯甲酸的检查项目，采用的是高效液相色谱法。

1.原理

盐酸普鲁卡因分子结构中有酯键，易发生水解反应，生成对氨基苯甲酸和二乙氨基乙醇。其中对氨基苯甲酸随贮藏时间的延长或高温加热，可进一步脱羧转化为苯胺，而苯胺又可被氧化为有色物，使药品变黄，疗效下降，毒性增加。为了更好地控制药品质量，《中国药典》(2010 年版)规定对盐酸普鲁卡因中的对氨基苯甲酸进行限量检查。

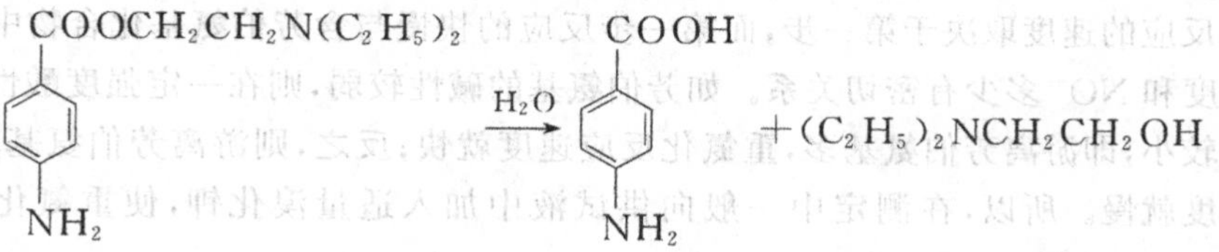

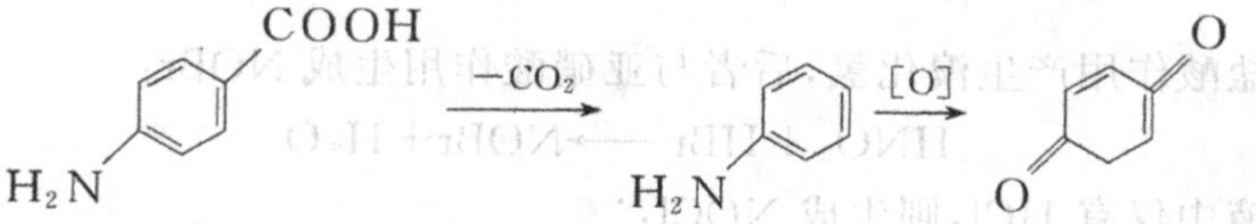

2.方法

(1)色谱条件及系统适用性试验:用十八烷基硅烷键合硅胶为填充剂,以含0.1%庚烷磺酸钠的0.05mol/L磷酸二氧钾溶液(用磷酸调节pH值至3.0)-甲醇(68∶32)为流动相,检测波长为275nm。取系统适用性试验溶液10μL,注入液相色谱仪,理论板数按对氨基苯甲酸峰计算不低于2 000,盐酸普鲁卡因峰和对氨基苯甲酸峰的分离度应大于2.0。

(2)溶液的制备:取盐酸普鲁卡因,精密称定,加水溶解并定量稀释制成每1mL中含0.2mg的溶液,作为供试品溶液;另取对氨基苯甲酸对照品,精密称定,加水溶解并定量制成每1mL中含1μg的溶液,作为对照品溶液;取供试品溶液1mL与对照品溶液9mL混合均匀,作为系统适用性试验溶液。

(3)检查方法:取对照品溶液10μL,注入液相色谱仪,调节检测灵敏度,使主成分峰高约为满量程的20%。精密量取供试品溶液与对照品溶液各10μL,分别注入液相色谱仪,记录色谱图。供试品溶液色谱图中如有与对氨基苯甲酸峰保留时间一致的色谱峰,按外标法以峰面积计算,不得超过0.5%。

(三)含量测定

盐酸普鲁卡因分子结构中具有芳香第一胺,在酸性溶液中,芳香第一胺可与亚硝酸钠滴定液反应,《中国药典》(2010年版)采用亚硝酸钠滴定法对该药物进行含量测定。

1.原理

具有芳香第一胺或潜在芳香第一胺的药物在酸性溶液中可与亚硝酸钠反应,生成重氮盐,可用亚硝酸钠滴定法测定含量。由于本法适用范围广,常被国内外药典所采用。

$$Ar—NHCOR + H_2O \xrightarrow[\triangle]{H^+} Ar—NH_2 + RCOOH$$

$$Ar—NH_2 + NaNO_2 + 2HCl \longrightarrow [\ Ar—N\equiv N\ ]^+Cl^- + NaCl + 2H_2O$$

2.测定的主要条件

重氮化反应的速度受多种因素的影响,而亚硝酸钠滴定液及反应生成的重氮盐也不够稳定,因此,在测定中应注意以下主要条件:

(1)加入适量的溴化钾加快反应速度:在盐酸存在下,重氮化反应的历程为:

$$NaNO_2 + HCl \longrightarrow HNO_2 + NaCl$$

$$HNO_2 + HCl \longrightarrow NO^+Cl^- + H_2O$$

$$Ar—NH_2 \xrightarrow[慢]{NO^+Cl^-} Ar—NH—NO \longrightarrow Ar—N=N—OH \longrightarrow [\ Ar—N\equiv N\ ]^+Cl^-$$

整个反应的速度取决于第一步，而第一步反应的快慢与含芳伯氨基化合物中芳伯氨基的游离程度和 NO^+ 多少有密切关系。如芳伯氨基的碱性较弱，则在一定强度酸性溶液中成盐的比例较小，即游离芳伯氨基多，重氮化反应速度就快；反之，则游离芳伯氨基较少，重氮化反应速度就慢。所以，在测定中一般向供试液中加入适量溴化钾，使重氮化反应速度加快。

溴化钾与盐酸作用产生溴化氢，后者与亚硝酸作用生成 NOBr：

$$HNO_2 + HBr \longrightarrow NOBr + H_2O \quad ①$$

若供试溶液中仅有 HCl，则生成 NOCl：

$$HNO_2 + HCl \longrightarrow NOCl + 2H_2O \quad ②$$

由于①式的平衡常数比②式的约大 300 倍，即生成的 NOBr 量大得多，也就是在供试液中 NO^+ 的浓度大得多，从而加速了重氮化反应。

(2)加过量盐酸加速反应：由于胺类药物的盐酸盐较其硫酸盐的溶解度大，反应速度也较快，因此多采用盐酸。盐酸的用量按其反应式，1mol 的芳胺需与 2mol 的盐酸作用，但实际测定时往往加入过量的盐酸，尤其是某些在酸中难溶解的药物，往往要多加一些。原因是过量的盐酸有利于：①重氮化反应速度加快；②重氮盐在酸性溶液中稳定；③防止生成偶氮氨基化合物，而影响测定结果。

酸度加大，反应向左进行，故可以防止偶氮氨基化合物的生成。若酸度过大，又可阻碍芳伯氨基的游离，反而影响重氮化反应速度，太浓的盐酸还可使亚硝酸分解。所以，加入盐酸的量一般按芳胺类药物与酸的摩尔比为 1∶2.5～1∶6。

(3)室温（10～30℃）条件下滴定：通常温度高，重氮化反应速度快；但温度太高，可使亚硝酸逸失，并可使重氮盐分解。

一般温度每升高 10℃，重氮化反应速度加快 2.5 倍，但重氮盐分解的速度亦相应地加速 2 倍；所以，滴定一般在低温下进行。由于低温时反应太慢，经试验，可在室温条件下采用“快速滴定法”进行。

(4)快速滴定法：重氮化反应为分子反应，反应速度较慢，故滴定不宜过快。为了避免滴定过程中亚硝酸挥发和分解，滴定时将滴定管尖端插入液面下约 2/3 处，一次将大部分亚硝酸钠滴定液在搅拌条件下迅速加入，使其尽快反应。然后将滴定管尖端提出液面，用少量水淋洗尖端，再缓缓滴定。尤其是在近终点时，因尚未反应的芳香第一胺药物的浓度极稀，须在最后一滴加入后，搅拌 1～5min，再确定终点是否真正到达，这样可以缩短滴定时间，也不影响结果。

3.指示终点的方法

《中国药典》(2010 年版）规定用永停法指示亚硝酸钠滴定法的终点。

调节永停滴定仪方法如下：电极上的电压至约 50mV。取供试品适量，精密称定，置烧杯中，除另有规定外，可加水 40mL 与盐酸溶液（1→2）15mL，然后置于电磁搅拌器上，搅拌使溶解，再加溴化钾 2g，插入铂-铂电极后，用亚硝酸钠液迅速滴定。终点前，溶液中无亚硝酸，线路无电流通过，电流计指针指零。当溶液中有微量亚硝酸存在时，电极即起氧化还原反应，此时电流计指针突然偏转，并不再回复，即为滴定终点。

例如《中国药典》(2010 年版）对盐酸普鲁卡因的含量测定：取供试品约 0.6g，精密称定，照永停滴定法，在 15～25℃，用亚硝酸钠滴定液（0.1mol/L）滴定。每 1mL 亚硝酸钠滴定液(0.1mol/L)相当于27.28mg的$C_{13}H_{20}N_{2}O_{2}\cdot HCl$。

二、对乙酰氨基酚的分析

对乙酰氨基酚为白色结晶或结晶性粉末;无臭,味微苦。在热水或乙醇中易溶,在丙酮中溶解,在水中略溶。对乙酰氨基酚为4′-羟基乙酰苯胺,其结构如下。

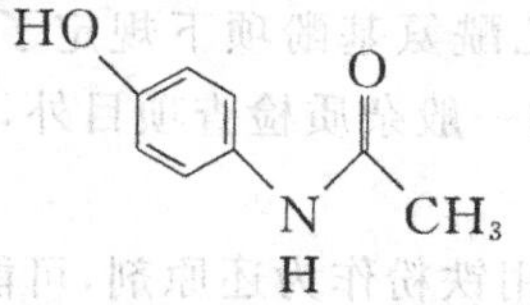

对乙酰氨基酚

(一)鉴别

1.重氮化-偶合反应

(1)原理:对乙酰氨基酚分子结构中具有潜在芳伯氨基,在盐酸或硫酸中加热水解后,生成具有游离芳伯氨基的化合物后,可与亚硝酸钠发生重氮化反应,生成的重氮盐可与碱性β-萘酚偶合生成有色的偶氮染料。

(2)方法:取供试品约0.1g,加稀盐酸5mL,置水浴中加热40min,放冷;取0.5mL,滴加亚硝酸钠试液5滴,摇匀,用水3mL稀释后,加碱性β-萘酚试液2mL,振摇,即显红色。

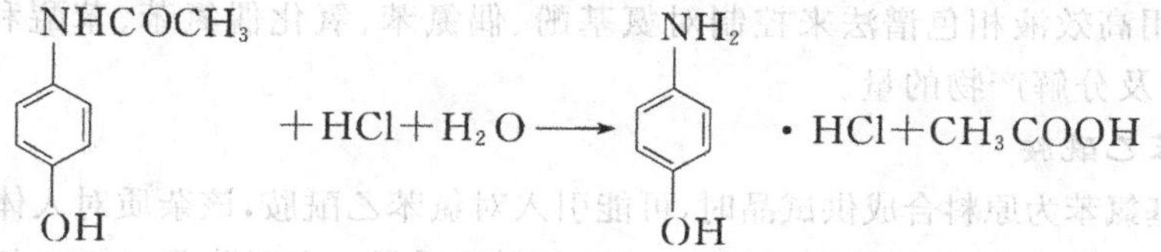

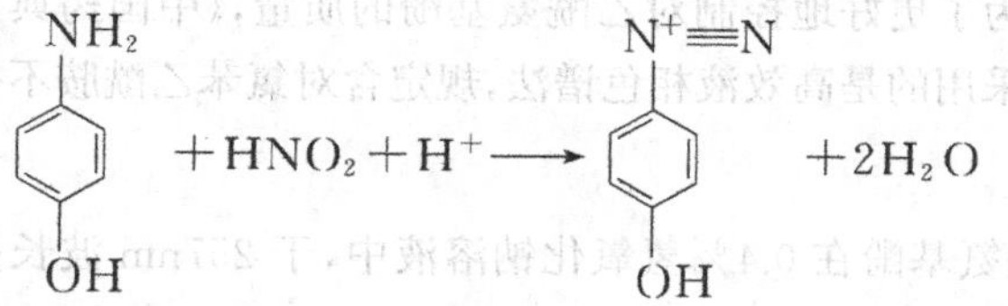

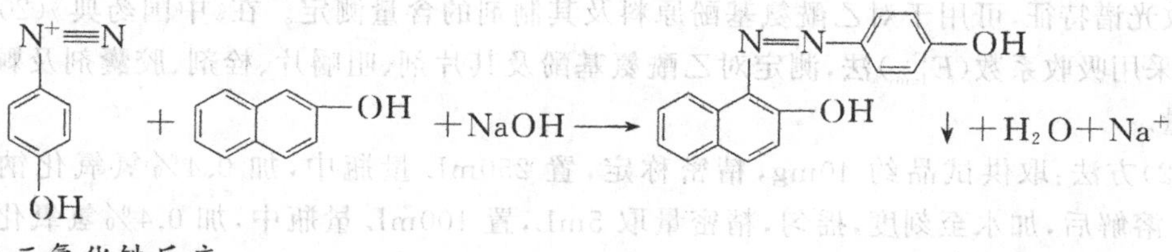

2.三氯化铁反应

对乙酰氨基酚分子结构中具有游离的酚羟基,能直接与三氯化铁试液反应呈蓝紫色。在《中国药典》(2010年版)采用此法鉴别该药物。

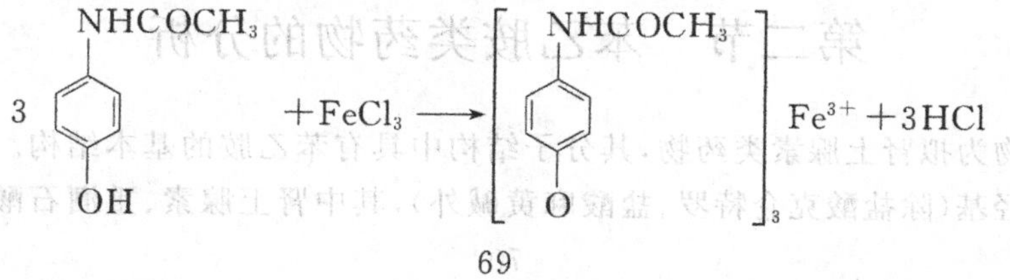

(二)检查

对乙酰氨基酚的合成有两种工艺,一种是以对硝基氯苯为原料,经水解后得硝基酚,经还原制得对氨基酚,再经乙酰化制得对乙酰氨基酚;另一种工艺是以酚为原料,经亚硝化,还原制得对氨基酚,经乙酰化制得对乙酰氨基酚。

根据其合成工艺,在生产过程中,除可能引入一般杂质外,还可能引入特殊杂质。因此,《中国药典》(2010 年版)在对乙酰氨基酚项下规定了除"酸度""氯化物""硫酸盐""炽灼残渣""重金属"和"干燥失重"的一般杂质检查项目外,还有以下检查项目。

1.乙醇溶液的澄清度与颜色

(1)原理:由于生产工艺中使用铁粉作为还原剂,可能带入成品中,致使乙醇溶液产生浑浊。中间体对氨基酚的有色氧化产物,在乙醇中显橙红色或棕红色。

(2)方法:取供试品 1.0g,加乙醇 10mL 溶解后,溶液应澄清无色;如显浑浊,与 1 号浊度标准液比较,不得更浓;如显色,与棕红色 2 号或橙红色 2 号标准比色液比较,不得更深。

2.对氨基酚及有关物质

由于供试品的生产工艺路线较多,不同生产工艺路线所带入的杂质也有所不同。其中对氨基酚还会因为供试品贮藏不当发生水解而引入,对氨基酚毒性较大,且易被氧化变色而影响成品质量,应严格加以控制。《中国药典》(2010 年版)规定检查"对氨基酚及有关物质",采用高效液相色谱法来控制对氨基酚、偶氮苯、氧化偶氮苯、苯醌和醌亚胺等中间体、副产物及分解产物的量。

3.对氯苯乙酰胺

以对硝基氯苯为原料合成供试品时,可能引入对氯苯乙酰胺,该杂质对人体的毒性较大,应严格控制其限量。为了更好地控制对乙酰氨基酚的质量,《中国药典》(2010 年版)中增补了该项检查。检查方法采用的是高效液相色谱法,规定含对氯苯乙酰胺不得超过 0.005%。

(三)含量测定

(1)原理:对乙酰氨基酚在 0.4%氢氧化钠溶液中,于 257nm 波长处有最大吸收,具有紫外吸收光谱特征,可用于对乙酰氨基酚原料及其制剂的含量测定。在《中国药典》(2010 年版)中采用吸收系数($E_{1cm}^{1\%}$)法,测定对乙酰氨基酚及其片剂、咀嚼片、栓剂、胶囊剂及颗粒剂的含量。

(2)方法:取供试品约 40mg,精密称定,置 250mL 量瓶中,加 0.4%氢氧化钠溶液 50mL 溶解后,加水至刻度,摇匀,精密量取 5mL,置 100mL 量瓶中,加 0.4%氢氧化钠溶液 10mL,加水至刻度,摇匀,照紫外-可见分光光度法,在 257nm 的波长处测定吸光度,按对乙酰氨基酚的吸收系数($E_{1cm}^{1\%}$)为 715 计算,即得。

第二节 苯乙胺类药物的分析

本类药物为拟肾上腺素类药物,其分子结构中具有苯乙胺的基本结构。多数药物在苯环上有酚羟基(除盐酸克仑特罗、盐酸麻黄碱外),其中肾上腺素、重酒石酸去甲肾上腺素、盐酸异丙肾上腺素和盐酸多巴胺分子结构中苯环的3,4位上都有2个邻位酚羟基,与儿茶酚类似,都属于儿茶酚胺类药物。本节主要介绍肾上腺素的分析方法。

肾上腺素为内色或类白色结晶性粉末;无臭,味苦;与空气接触或受日光照射,易氧化变质;在中性或碱性水溶液中不稳定;饱和水溶液显弱碱性反应。在水中极微溶解,在乙醇、三氯甲烷、乙醚、脂肪油或挥发油中不溶;在无机酸或氢氧化钠溶液中易溶,在氨溶液或碳酸钠溶液中不溶。肾上腺素为(*R*)-4-[2-(甲氨基)-1-羟基乙基]-1,2-苯二酚,其结构如下。

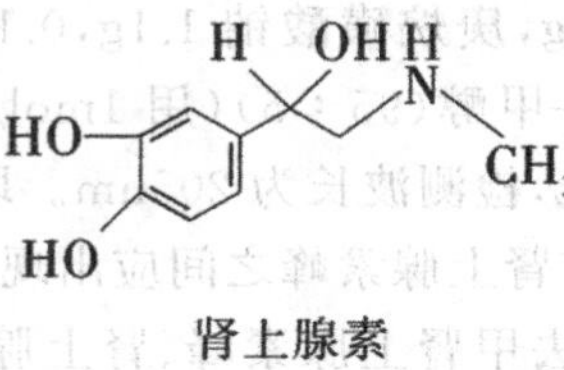

肾上腺素

(一)鉴别

1.三氯化铁反应

(1)原理:肾上腺素分子结构中具有酚羟基,与 Fe^{3+} 离子络合显色,加入碱性溶液,随即被高铁离子氧化而显紫色或紫红色。

(2)方法:取肾上腺素约2mg,加盐酸溶液(9→1 000)2～3滴溶解后,加水2mL与三氯化铁试液1滴,即显翠绿色;再加氨试液1滴,即变紫色,最后变成紫红色。

2.氧化反应

肾上腺素在中性或酸性条件下,被碘或过氧化氢氧化后,生成肾上腺素红,放置可变为棕色多聚体。

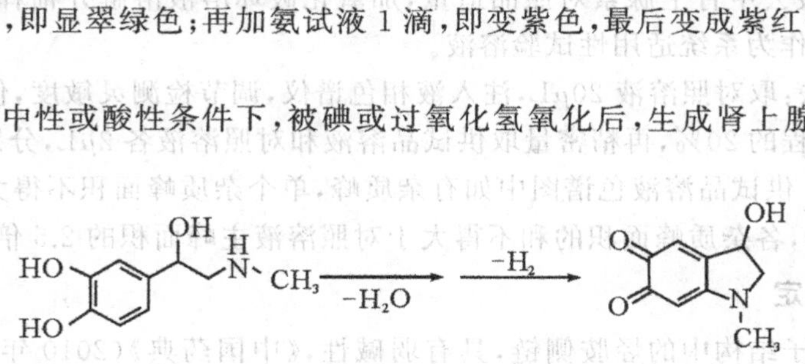

(二)检查

在对肾上腺素药物进行杂质检查时,除酸度、干燥失重、炽灼残渣等一般杂质检查外,检查其特殊杂质是非常必要的,其中酮体、有关物质的检查是重要的项目。下面以这两个检查项目为例,讨论一下该药物的杂质检查方法。

1.酮体检查

《中国药典》(2010年版)规定肾上腺素药物应检查酮体。

(1)来源:肾上腺素在生产中均由其酮体氢化还原制得,如果氢化不完全,易引入酮体杂质。

(2)方法:酮体在紫外光区310nm波长处有最大吸收,而药物本身在此波长处几乎无吸收，利用此光谱性质的差异即可进行检查。

取供试品，加盐酸溶液(9→2 000)制成每 1mL 中含 2.0mg 的溶液，照紫外-可见分光光度法，在 310nm 的波长处测定，吸光度不得过 0.05。

2.有关物质检查

《中国药典》(2010 年版)规定肾上腺素药物要进行有关物质检查，检查的方法采用高效液相色谱法。

(1)色谱条件及系统适用性试验：用十八烷基硅烷键合硅胶为填充剂；以硫酸氢四甲基铵溶液(取硫酸氢四甲基铵 4.0g，庚烷磺酸钠 1.1g，0.1mol/L 乙二胺四醋酸二钠溶液 2mL，用水溶解并稀释至 950mL)-甲醇(95：5)(用 1mol/L 氢氧化钠溶液调节 pH 值至 3.5)为流动相；流速为每分钟 2mL，检测波长为 205nm。取系统适用性试验溶液 20μL，注入液相色谱仪，去甲肾上腺素峰与肾上腺素峰之间应出现两个未知杂质峰，理论板数按去甲肾上腺素峰计算不低于 3 000，去甲肾上腺素峰、肾上腺素峰与相邻杂质峰的分离度均应符合要求。

(2)溶液制备：取供试品约 10mg，精密称定，置 10mL 量瓶中，加盐酸 0.1mL 使溶解，用流动相稀释至刻度，摇匀，作为供试品溶液；精密量取供试品溶液 1mL，置 500mL 量瓶中，用流动相稀释至刻度，摇匀，作为对照溶液；另取供试品 50mg，置 50mL 量瓶中，加浓过氧化氢溶液 1mL，放置过夜，加盐酸 0.5mL，加流动相稀释至刻度，摇匀，作为氧化破坏溶液；取重酒石酸去甲肾上腺素对照品适量，加氧化破坏溶液溶解并稀释制成每 1mL 中含 20μg 的溶液，作为系统适用性试验溶液。

(3)检查方法：取对照溶液 20μL，注入液相色谱仪，调节检测灵敏度，使主成分色谱峰的峰高约为满量程的 20%，再精密量取供试品溶液和对照溶液各 2μL，分别注入液相色谱仪，记录色谱图。供试品溶液色谱图中如有杂质峰，单个杂质峰面积不得大于对照溶液的主峰面积(0.2%)，各杂质峰面积的和不得大于对照溶液主峰面积的 2.5 倍(0.5%)。

(三)含量测定

肾上腺素分子结构中的烃胺侧链，具有弱碱性，《中国药典》(2010 年版)采用非水溶液滴定法测定其含量。利用液相色谱的高效分离、高灵敏度和高选择性的测定方法，《中国药典》(2010 年版)采用高效液相色谱法对盐酸肾上腺素注射液进行含量测定。

1.肾上腺素

(1)测定条件：高氯酸为滴定液，冰醋酸为溶剂，用结晶紫指示液指示终点。

(2)方法：取供试品约 0.15g，精密称定，加冰醋酸 10mL，振摇溶解后，加结晶紫指示液 1 滴，用高氯酸滴定液(0.1mol/L)滴定至溶液显蓝绿色，并将滴定的结果用空内试验校正。每 1mL 高氯酸滴定液(0.1mol/L)相当于 18.32mg 的 $C_9H_{13}NO_3$。

2.盐酸肾上腺素注射液

(1)色谱条件与系统适用性试验：用十八烷基硅烷键合硅胶为填充剂；以 0.14mol/L 庚烷磺酸钠溶液－甲醇(65：35)(用磷酸调节 pH 至 3.0±0.1)为流动相，检测波长为 280nm。理论塔板数按肾上腺素峰计算不低于 3 000。

(2)方法：精密量取供试品适量(约相当于肾上腺素 3mg)，置于 25mL 量瓶中，加醋酸溶液(1→25)稀释至刻度，摇匀，精密量取 20μg，注入液相色谱仪，记录色谱图；另取肾上腺素对照品适量，精密称定，加醋酸溶液(1→25)稀释至刻度制成每 1mL 含 0.12mg 的溶液，同法测定。按外标法以峰面积计算，即得。

思 考 题

1.用亚硝酸钠法测定芳胺类药物时，为什么要加溴化钾？请简述其原理。

2.亚硝酸钠滴定法为什么要加过量盐酸？

3.试述永停滴定法指示终点的原理。

4.对乙酰氨基酚中对氨基酚是如何产生的？《中国药典》采用什么方法检查？

5.怎样检查肾上腺素中的酮体杂质？

第七章　磺胺类药物的分析

章节要点

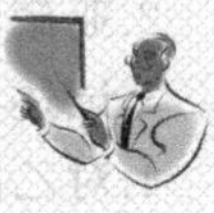

1.掌握　磺胺嘧啶、磺胺甲噁唑、磺胺异噁唑及其制剂的鉴别和含量测定方法。

2.熟悉　磺胺嘧啶片溶出度的测定方法,磺胺类药物的杂质检查方法。

3.了解　磺胺类药物的结构。

磺胺类药物是人工合成的抗菌药,具有抗菌谱广、性质稳定、使用简便等优点,它的发现和应用,使死亡率很高的细菌性传染病得到了控制,开创了化学治疗的新纪元。虽然近年来新的抗生素和喹诺酮类药物不断出现,但目前在临床上,磺胺类药物仍然是治疗多种疾病所不可替代的药物,具有重要地位。

第一节　磺胺嘧啶及其制剂的分析

一、磺胺嘧啶的分析

磺胺嘧啶(Sulfadiazine,SD)为白色或类白色的结晶或粉末;无臭,无味;遇光色渐变暗。在乙醇或丙酮中微溶,在水中几乎不溶;在氢氧化钠试液或氨试液中易溶,在稀盐酸中溶解。磺胺嘧啶为N—2—嘧啶基—4—氨基苯磺酰胺,其结构如下。

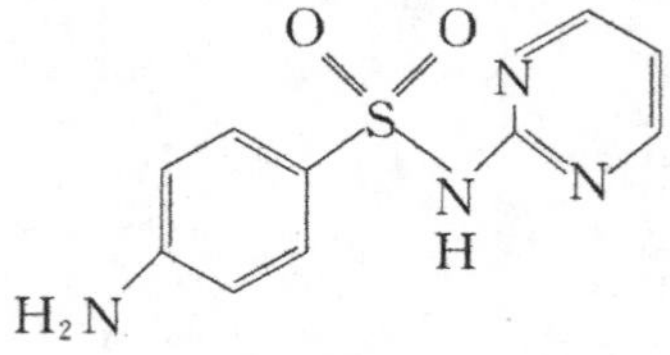

磺胺嘧啶

(一)鉴别

1.重氮化-偶合反应

磺胺嘧啶具有芳伯氨基,在酸性溶液中可与亚硝酸钠作用,形成重氮盐;重氮盐遇碱性β-萘酚,发生偶合反应,生成有色沉淀。

《中国药典》(2010年版)采用重氮化—偶合反应鉴别磺胺嘧啶药物。

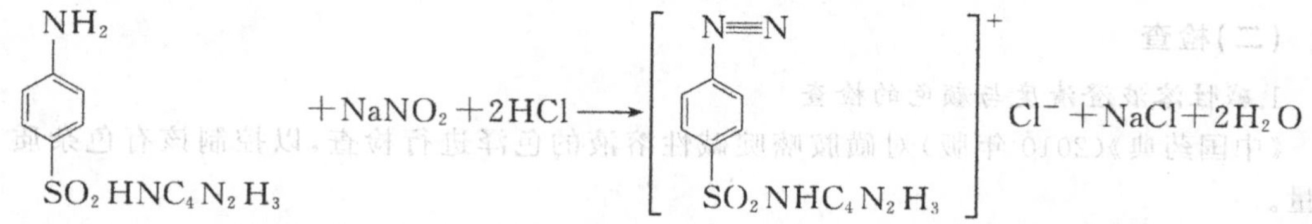

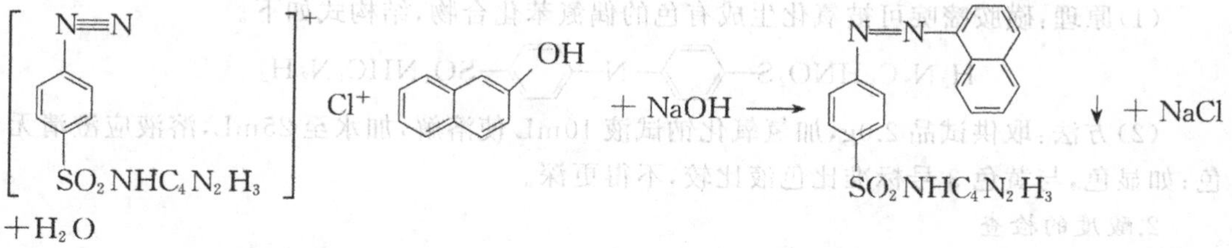

2.金属离子的取代反应

(1)原理:磺胺嘧啶在碱性溶液中可生成钠盐,这些钠盐与铜、银或钴等金属离子的盐反应,生成金属取代物的沉淀。常用的金属盐为铜盐。

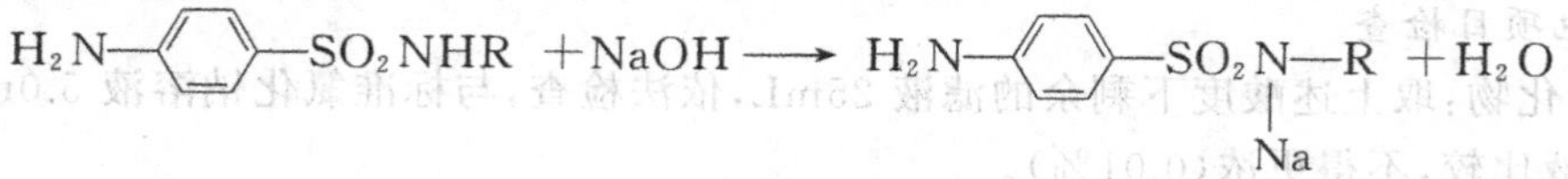

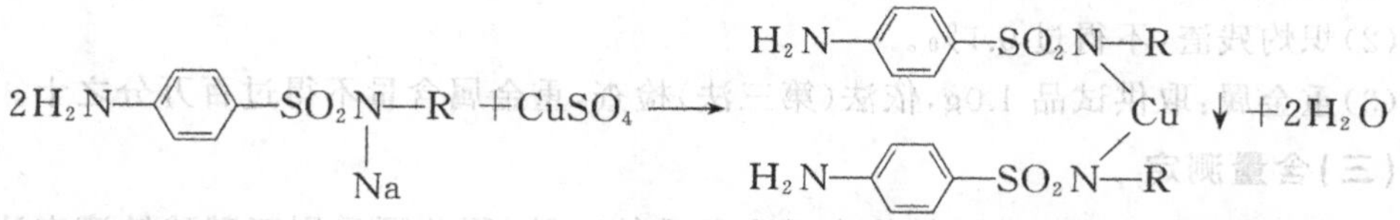

(2)方法:取供试品约 0.1g,加水与 0.4%氢氧化钠试液各 3mL,振摇使溶解,滤过,取滤液,加硫酸铜试液 1 滴,即形成黄绿色沉淀,放置后变为紫色。

在生成钠盐的过程中,若溶液中的氢氧化钠过量,其将与硫酸铜试剂反应,产生蓝色的氢氧化铜沉淀,致使鉴别反应不明显。因此《中国药典》中规定了氢氧化钠溶液的加入量,应保证既生成钠盐,又不使氢氧化钠过量。

3.红外光谱法

《中国药典》(2010 年版)采用红外吸收光谱法进行磺胺嘧啶的鉴别,特征吸收峰归属见表 7-1。

表 7-1　磺胺嘧啶的红外吸收图谱分析

波数/cm^{-1}	振动类型	归属
3 500～3 300	ν_{N-H}	氨基
1 650～1 600	ν_{N-H}	氨基面内
1 600～1 450	$\nu_{C=C}$	苯环
1 350,1 150	$\nu_{S=O}$	磺酰基
900～650	δ_{C-H}	苯环芳氢
850～800	δ_{C-H}	对二取代苯

(二)检查

1.碱性溶液澄清度与颜色的检查

《中国药典》(2010 年版)对磺胺嘧啶碱性溶液的色泽进行检查,以控制该有色杂质的量。

(1)原理:磺胺嘧啶可被氧化生成有色的偶氮苯化合物,结构式如下。

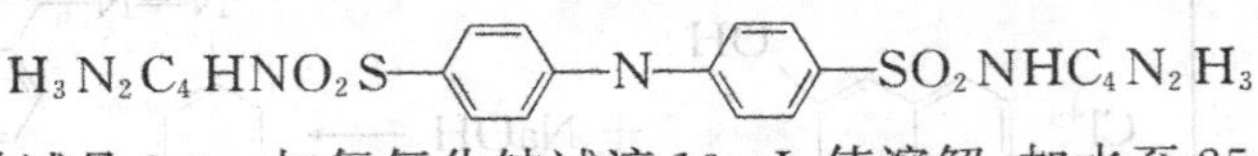

(2)方法:取供试品 2.0g,加氢氧化钠试液 10mL 使溶解,加水至 25mL,溶液应澄清无色;如显色,与黄色 3 号标准比色液比较,不得更深。

2.酸度的检查

《中国药典》对磺胺嘧啶酸度进行检查。

取供试品 2.0g,加水 100mL,置水浴中振摇加热 10min,立即放冷,滤过;分取滤液 25mL,加酚酞指示液 2 滴与氢氧化钠标准滴定溶液(0.1mol/L)0.20mL,应显粉红色。

3.其他项目检查

(1)氯化物:取上述酸度下剩余的滤液 25mL,依法检查,与标准氯化钠溶液 5.0mL 制成的对照液比较,不得更浓(0.01%)。

(2)炽灼残渣:不得过 0.1%。

(3)重金属:取供试品 1.0g,依法(第三法)检查,重金属含量不得过百万分之十。

(三)含量测定

(1)原理:由于磺胺类药物结构中具有芳香第一胺,因此可采用亚硝酸钠滴定法测定含量。《中国药典》(2010 年版)采用亚硝酸钠滴定液滴定,永停滴定法指示终点来测定磺胺嘧啶原料药的含量。

(2)方法:取供试品约 0.5g,精密称定,置烧杯中,加水 40mL 与盐酸溶液(1→2) 15mL,然后置于电磁搅拌器上,搅拌使溶解,再加溴化钾 2g,插入铂-铂电极后,将滴定管的尖端插入液面下约 2/3 处,照永停滴定法,用亚硝酸钠标准滴定溶液(0.1mol/L)迅速滴定,随滴定随搅拌。至近终点时,将滴定管的尖端提出液面,用少量的水淋洗,将洗液并入溶液中,继续缓缓滴定,直到电流计指针突然偏转,并不再回复,即为滴定终点。每 1mL 亚硝酸钠标准滴定溶液(0.1mol/L)相当于 25.03mg 的 $C_{10}H_{10}N_4O_2S$。

二、磺胺嘧啶片的分析

(一)鉴别

同磺胺嘧啶项下鉴别方法。

(二)检查

《中国药典》(2010 年版)规定磺胺嘧啶片应进行溶出度检查。

取供试品,照溶出度测定法第二法,以盐酸液(9→1 000)1 000mL 为溶剂,转速为 75r/min,依法操作,经 60min 时,取溶液 5mL 滤过。精密量取滤液 1mL,置 50mL 量瓶中,加氢氧化钠溶液(0.01mol/L)稀释至刻度,摇匀。照紫外-可见分光光度法,在 254nm

波长处测定其吸光度，按 $C_{10}H_{10}N_4O_2S$ 的吸收系数（$E_{1cm}^{1\%}$）为 866 计算每片的溶出量，限度为标示量的 70%，应符合规定。

（三）含量测定

《中国药典》（2010 年版）采用高效液相色谱法测定磺胺嘧啶片的含量。

（1）色谱条件与系统适用性试验：以十八烷基硅烷键合硅胶为填充剂；以乙腈-0.3%醋酸铵溶液（20∶80）为流动相；检测波长为 260nm。理论板数按磺胺嘧啶峰计算不低于 3 000。

（2）方法：取供试品 20 片，精密称定，研细，精密称取适量（约相当于磺胺嘧啶 0.1g），置 100mL 量瓶中，加 0.1mol/L 氢氧化钠溶液 10mL，振摇使磺胺嘧啶溶解，用流动相稀释至刻度，摇匀，滤过；精密量取续滤液 5mL，置 50mL 量瓶中，用流动相稀释至刻度，摇匀；精密量取 10μL，注入液相色谱仪，记录色谱图。另取磺胺嘧啶对照品约 25mg，精密称定，置 50mL 量瓶中，加 0.1mol/L 氢氧化钠溶液 2.5mL 溶解后，用流动相稀释至刻度，摇匀，精密量取 10mL，置 50mL 量瓶中，用流动相稀释至刻度，摇匀，同法测定。按外标法以峰面积计算，即得。

第二节　磺胺甲噁唑的分析

磺胺甲噁唑（Sulfamethoxazole，SMZ）为白色结晶性粉末；无臭，味微苦。在水中几乎不溶；在稀盐酸、氢氧化钠试液或氨试液中易溶。磺胺甲噁唑为 N-(5-甲基-3-异噁唑基)-4-氨基苯磺酰胺，其结构如下。

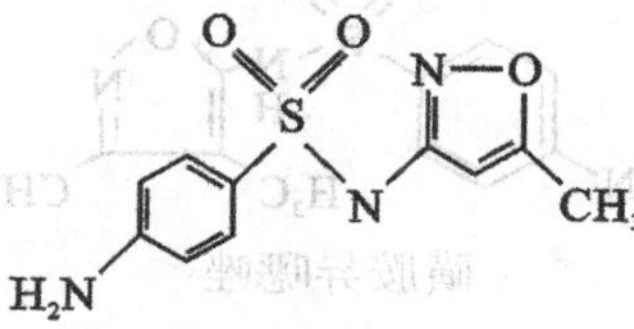

磺胺甲噁唑

（一）鉴别

1.重氮化-偶合反应

磺胺甲噁唑具有芳伯氨基，在酸性溶液中可与亚硝酸钠作用，形成重氮盐；重氮盐遇碱性 β-萘酚，发生偶合反应，生成有色沉淀。

2.金属离子的取代反应

（1）原理：磺胺甲噁唑在碱性溶液中可生成钠盐，这些钠盐与铜、银或钴等金属离子的盐反应，生成金属取代物的沉淀。常用的金属盐为铜盐。

（2）方法：取供试品约 0.1g，加水与 0.4%氢氧化钠试液各 3mL，振摇使溶解，滤过，取滤液，加硫酸铜试液 1 滴，即生成草绿色沉淀。

（二）检查

《中国药典》（2010 年版）规定磺胺甲噁唑应进行酸度、碱性溶液的澄清度与颜色、氯化物、硫酸盐、干燥失重、炽灼残渣、重金属检查，还需进行有关物质检查。

方法：取供试品，加乙醇-浓氨溶液（9∶1）制成每1mL中约含10mg的溶液，作为供试品溶液。精密量取适量，加乙醇-浓氨溶液（9∶1）稀释制成每1mL中约含50μg的溶液，作为对照溶液。照薄层色谱法试验，吸取上述两种溶液各10μL，分别点于同一以0.1%羧甲基纤维素钠为黏合剂的硅胶H薄层板上，以三氯甲烷-甲醇-二甲基甲酰胺（20∶2∶1）为展开剂，展开，晾干，喷以乙醇制对二甲氨基苯甲醛试液使显色。供试品溶液如显杂质斑点，与对照溶液的主斑点比较，不得更深。

（三）含量测定

（1）原理：由于磺胺甲噁唑分子结构中具有芳香第一胺，因此可采用亚硝酸钠滴定法测定含量。《中国药典》（2010年版）采用亚硝酸钠滴定液滴定，永停滴定法指示终点来测定磺胺甲噁唑的含量。

（2）方法：取供试品约0.5g，精密称定，加盐酸溶液（1→2）25mL，再加水25mL，振摇使溶解，照永停滴定法，用亚硝酸钠滴定液（0.1mol/L）滴定。每1mL亚硝酸钠标准滴定溶液（0.1mol/L）相当于25.33mg的$C_{10}H_{11}N_3O_3S$。

第三节 磺胺异噁唑的分析

磺胺异噁唑（Sulfafurazole，SIZ）为白色至微黄色结晶性粉末；无臭，味苦。在甲醇中溶解，在乙醇中略溶，在水中几乎不溶；在稀盐酸或氢氧化钠溶液中溶解。磺胺异噁唑为5-（对氨基苯磺酰氨基）-3，4-二甲基异噁唑，其结构如下。

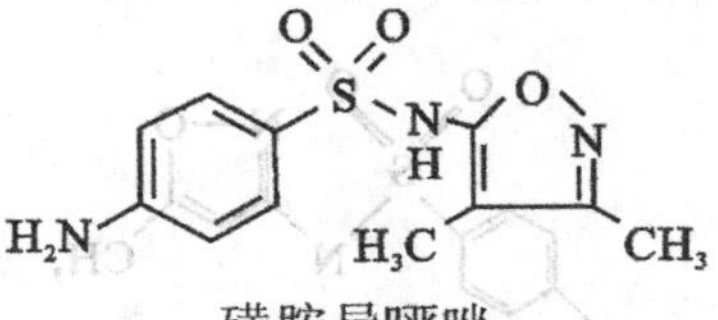

磺胺异噁唑

（一）鉴别

1.重氮化-偶合反应

磺胺异噁唑具有芳伯氨基，在酸性溶液中可与亚硝酸钠作用，形成重氮盐；重氮盐遇碱性β-萘酚，发生偶合反应，生成有色沉淀。

2.金属离子的取代反应

（1）原理：磺胺异噁唑在碱性溶液中可生成钠盐，这些钠盐与铜、银或钴等金属离子的盐反应，生成金属取代物的沉淀。常用的金属盐为铜盐。

（2）方法：取供试品约0.1g，加水与0.1mol/L氢氧化钠试液各3mL，振摇使溶解，滤过，取滤液，加硫酸铜试液1滴，即显淡棕色，放置后，析出暗绿色絮状沉淀。

（二）检查

《中国药典》（2010年版）规定磺胺异噁唑应进行酸度、碱性溶液的澄清度与颜色、氯化物、干燥失重、炽灼残渣、重金属检查，还需进行有关物质检查。

方法：取供试品，加甲醇-浓氨溶液（24∶1）制成每1mL中约含20mg的溶液，作为供试品溶液。精密量取适量，加甲醇-浓氨溶液（24：1）稀释制成每 1mL 中约含 0.1mg 的溶液，作为对照溶液。照薄层色谱法试验，吸取上述两种溶液各 5μL，分别点于同一硅胶 GF_{254} 薄层板上，以二氯甲烷-甲醇-浓氨溶液（75：25：1）为展开剂，展开，晾干，在 100～105℃干燥，置紫外灯（254nm）下检视。供试品溶液如显杂质斑点，与对照溶液的主斑点比较，不得更深。

（三）含量测定

（1）原理：《中国药典》（2010 年版）采用非水溶液滴定法测定磺胺异噁唑及其片剂的含量。磺胺异噁唑中的磺酰胺基，显弱酸性，用二甲基甲酰胺溶解，加偶氮紫指示液，用甲醇钠滴定液滴定至终点显蓝色。

（2）方法：取供试品约 0.5g，精密称定，加二甲基甲酰胺 40mL 使溶解，加偶氮紫指示液 3 滴，用甲醇钠滴定液（0.1mol/L）滴定至溶液恰显蓝色，并将滴定的结果用空白试验进行校正。每 1mL 甲醇钠滴定液（0.1mol/L）相当于 26.73mg 的 $C_{11}H_{13}N_3O_3S$。

思 考 题

1.以磺胺嘧啶为例，写出用重氮化-偶合反应进行化学鉴别的反应式。

2.试述《中国药典》（2010 年版）中磺胺嘧啶的鉴别和含量测定方法。

3.简述磺胺甲噁唑在《中国药典》（2010 年版）中的含量测定原理及方法。

4.简述磺胺异噁唑在《中国药典》（2010 年版）中的含量测定原理及方法。

5.磺胺甲噁唑片的含量测定：取供试品 10 片（规格：0.5g/片），精密称定为 5.9713g，研细，精密称取细粉 0.6009g，加盐酸溶液（1→2）25mL，再加水 25mL，振摇使溶解，照永停滴定法，用亚硝酸钠滴定液（0.1003mol/L）滴定，达到滴定终点时，消耗滴定液23.09mL。每 1mL 亚硝酸钠滴定液（0.1mol/L）相当于 25.33mg 的 $C_{10}H_{11}N_3O_3S$。试求磺胺甲噁唑片的标示量。

第八章　杂环类药物的分析

章节要点

1.掌握　异烟肼、盐酸氯丙嗪、地西泮及其制剂的鉴别和含量测定方法。

2.熟悉　酰肼基团的反应，磺胺类药物的杂质检查方法。

3.了解　杂环类药物的结构。

分子结构中夹杂有氧、氮、硫等非碳原子的环状有机化合物称为杂环化合物。杂环类药物一般包括呋喃类、吡唑酮类、吡啶及哌啶类、嘧啶类、喹啉类、托烷类、吩噻嗪类、苯并二氮杂类等。每类又衍生出数目众多的同系列药物。其中生物碱类、维生素类、抗生素类药物，将分别在其他相应的章节中予以介绍。本章主要介绍应用比较广泛的吡啶类、吩噻嗪类和苯并二氮杂䓬类药物，分别以异烟肼、盐酸氯丙嗪和地西泮为代表。

第一节　异烟肼及其制剂的分析

一、异烟肼的分析

异烟肼为无色结晶，白色或类白色的结晶性粉末；无臭，味微甜后苦；遇光渐变质。在水中易溶，在乙醇中微溶，在乙醚中极微溶解。异烟肼为4-吡啶甲酰肼，其结构如下。

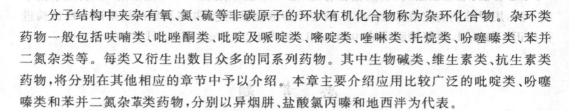

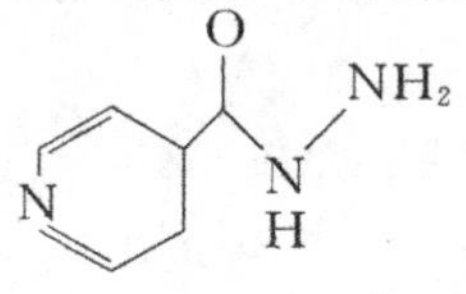

异烟肼

(一)鉴别

1.吡啶环的开环反应

吡啶环具有芳杂环的性质(指类似于芳香族苯环的共轭结构)，一般比较稳定，不易打开，但在一定条件下，吡啶环可发生开环反应。本反应适用于吡啶环 α、α′位未被取代，以及 β，γ 位为烷基或羧基取代的衍生物。

(1)戊烯二醛反应(溴化氰-苯胺法)：溴化氰可与吡啶类药物反应，使吡啶环上氮原子的化合价由 3 价转变成 5 价，此时吡啶环水解，形成戊烯二醛或其衍生物，再与芳香第一胺(如苯胺)缩合形成有色的席夫氏碱。

异烟肼应先用高锰酸钾或溴水氧化，形成异烟酸后才可发生戊烯二醛反应，形成有色的席夫氏碱，其色泽随所用芳香第一胺的不同而异。如与苯胺缩合形成黄至黄棕色的产物；与联苯胺则形成淡红至红色的产物。

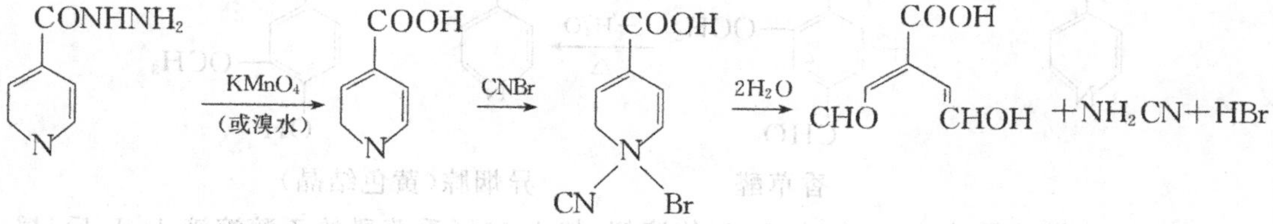

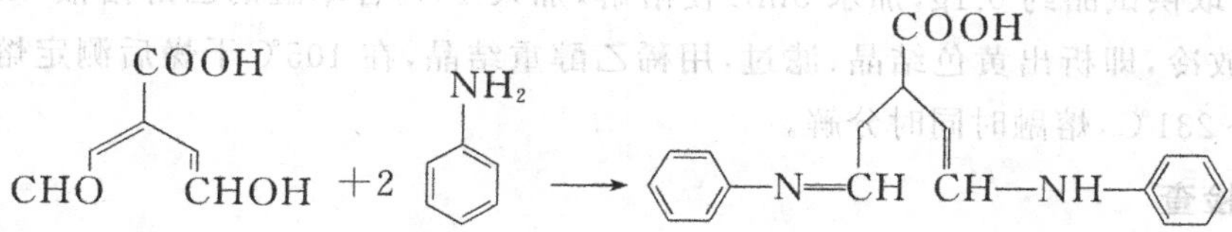

(2)与2,4-二硝基氯苯反应：吡啶环与2,4-二硝基氯苯结合生成的衍生物，在碱的作用下吡啶环可发生开环反应，最后显深红色。

异烟肼吡啶环的β,γ位上不是烷基或羧基取代的药物，需经适当处理(将酰肼氧化为羧基；或将酰胺、酰肼水解为羧基)后才有此反应。鉴别异烟肼，可在其乙醇溶液中加入硼砂与5% 2,4-二硝基氯苯乙醇溶液，蒸干后，继续加热10min，残渣加甲醇搅拌后，即显紫红色。异烟肼的水解过程如下。

$$Na_2B_4O_7+7H_2O \xrightarrow{\triangle} 2NaOH+4H_3BO_3$$

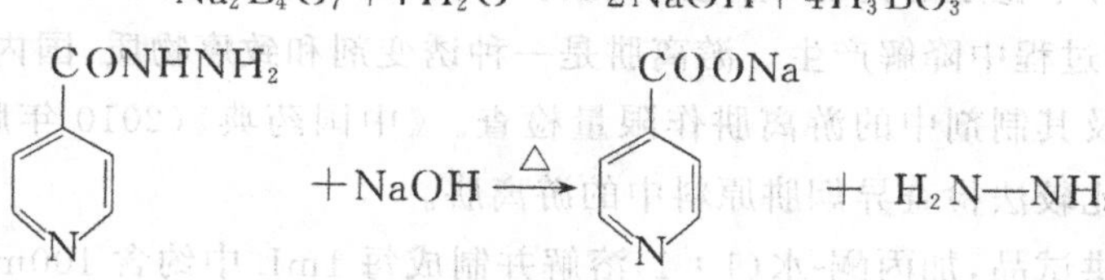

2.酰肼基团的反应

(1)还原反应：异烟肼的吡啶环γ位上被酰肼基取代，酰肼基还原性较强，当与氨制硝酸银试液作用，即被氧化成异烟酸银，并生成氮气和单质银，反应如下。

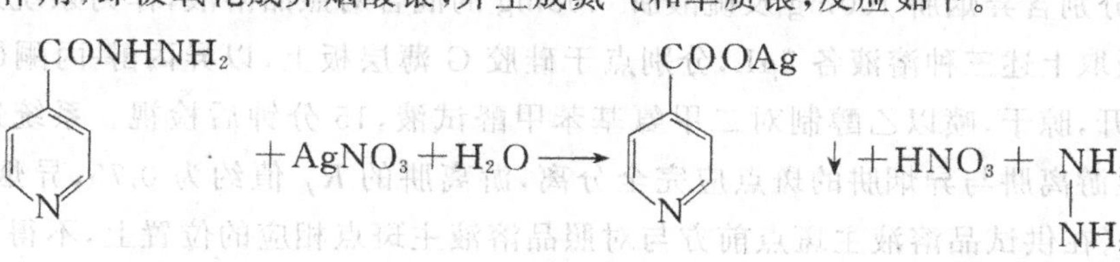

$$\begin{matrix} NH_2 \\ | \\ NH_2 \end{matrix} +4AgNO_3 \longrightarrow 4Ag\downarrow+N_2\uparrow+4HNO_3$$

方法：取供试品约10mg，置试管中，加水2mL溶解后，加氨制硝酸银试液1mL，即发生气泡与黑色浑浊，并在试管壁上生成银镜。

(2)缩合反应：酰肼基可与某些含羰基的试剂发生缩合反应。如异烟肼中游离的酰肼基可与芳香醛类(最常用的芳醛为香草醛，其次是对二甲氨基苯甲醛、水杨醛等)缩合形成腙，析出结晶，测其熔点，可用以鉴别。

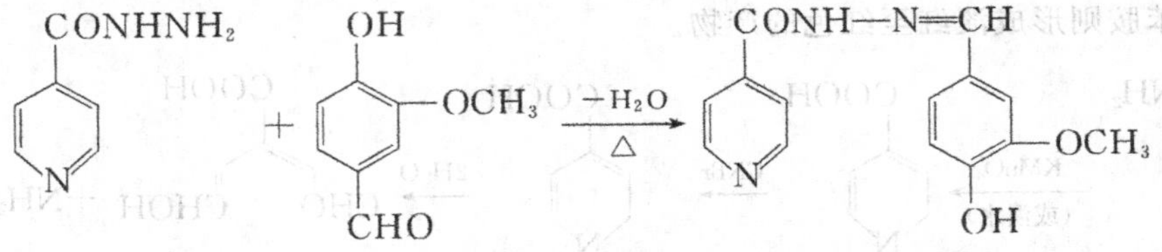

香草醛　　　　　　　　异烟腙（黄色结晶）

方法：取供试品约 0.1g，加水 5mL 使溶解，加入 10%香草醛的乙醇溶液 1mL 后，摇匀，微热，放冷，即析出黄色结晶；滤过，用稀乙醇重结晶，在 105℃干燥后测定熔点，其熔点为 228～231℃，熔融时同时分解。

（二）检查

《中国药典》（2010 年版）规定异烟肼应进行酸碱度、溶液的澄清度与颜色、有关物质、干燥失重、炽灼残渣、重金属、无菌检查，还需进行游离肼的检查。

（1）原理：异烟肼的合成路线如下：

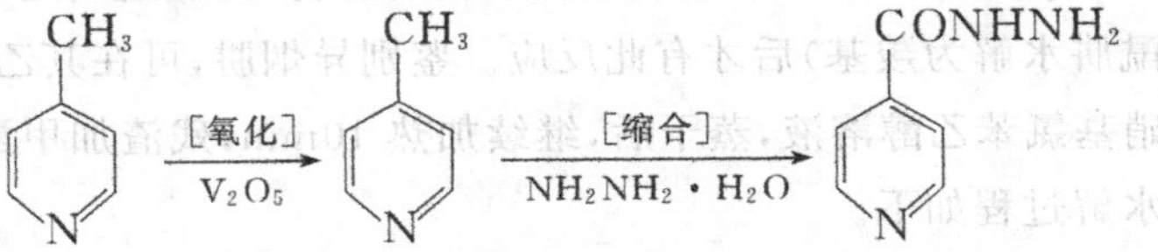

异烟肼是一种不稳定的药物，遇光渐变质。因此，药物中的游离肼可由合成时的原料引入，也可在贮存过程中降解产生。游离肼是一种诱变剂和致癌物质，国内外药典多数要求对异烟肼原料及其制剂中的游离肼作限量检查。《中国药典》（2010 年版）采用薄层色谱法中的对照品比较法检查异烟肼原料中的游离肼。

（2）方法：取供试品，加丙酮-水（1∶1）溶解并制成每 1mL 中约含 100mg 的溶液，作为供试品溶液；取硫酸肼对照品加丙酮-水（1∶1）制成每 1mL 中约含 0.08mg（相当于游离肼 20μg）的溶液，作为对照品溶液；取异烟肼与硫酸肼各适量，加丙酮-水（1∶1）溶解并制成每 1mL 中分别含异烟肼 100mg 及硫酸肼 0.08mg 的混合对照品溶液，作为系统适用性试验溶液。吸取上述三种溶液各 5μL，分别点于硅胶 G 薄层板上，以异丙醇-丙酮（3∶2）为展开剂，展开，晾干，喷以乙醇制对二甲氨基苯甲醛试液，15 分钟后检视。系统适用性试验溶液所显游离肼与异烟肼的斑点应完全分离，游离肼的 R_f 值约为 0.75，异烟肼的 R_f 值约为0.56。在供试品溶液主斑点前方与对照品溶液主斑点相应的位置上，不得显黄色斑点。本法检出肼的灵敏度为 0.1g，控制的限量为 0.02%。

（三）含量测定

《中国药典》（2010 年版）采用高效液相色谱法测定异烟肼原料药的含量。

（1）色谱条件与系统适用性试验：用十八烷基硅烷键合硅胶为填充剂；以 0.02mol/L 磷酸氢二钠溶液（用磷酸调 pH 值至 6.0）甲醇（85∶15）为流动相，检测波长为 262nm。理论板数按异烟肼峰计算不低于 4 000。

(2)方法:取异烟肼原料药,精密称定,加水溶解并定量稀释制成每 1mL 中约含 0.1mg 的溶液,精密量取 10μL 注入液相色谱仪,记录色谱图;另取异烟肼对照品,同法测定。按外标法以峰面积计算,即得。

二、异烟肼制剂的分析

(一)鉴别

同磺胺嘧啶项下鉴别方法。

(二)检查

《中国药典》(2010 年版)规定异烟肼片应进行游离肼、有关物质、溶出度检查;规定注射用异烟肼应进行溶液的颜色、酸碱度与游离肼、干燥失重、无菌检查。

(1)游离肼检查:《中国药典》(2010 年版)采用薄层色谱法中的对照品比较法检查异烟肼片中的游离肼。

方法:取供试品细粉适量,加丙酮-水(1∶1)使异烟肼溶解并稀释制成每 1mL 中约含异烟肼 100mg 的溶液,滤过,取续滤液作为供试品溶液。照异烟肼游离肼项下的方法测定。在供试品溶液主斑点前方与对照品溶液主斑点相应的位置上,不得显黄色斑点。

(2)溶出度检查:《中国药典》(2010 年版)规定异烟肼片应进行溶出度检查。

方法:取供试品,照溶出度测定法第一法,以水 1 000mL 为溶出介质,转速为 100r/min,依法操作,经 30min 时,取溶液 5mL 滤过,精密量取续滤液适量,用水定量稀释制成每 1mL 中含 10～20μg 的溶液,照紫外-可见分光光度法,在 263nm 波长处测定吸光度,按 $C_6H_7N_3O$ 的吸收系数($E_{1cm}^{1\%}$)为 307 计算每片的溶出量。限度为标示量的 60%,应符合规定。

(三)含量测定

1.异烟肼片

《中国药典》(2010 年版)采用高效液相色谱法测定异烟肼片的含量。

(1)色谱条件与系统适用性试验　用十八烷基硅烷键合硅胶为填充剂;以 0.02mol/L 磷酸氢二钠溶液(用磷酸调 pH 值至 6.0)甲醇(85∶15)为流动相,检测波长为 262nm。理论板数按异烟肼峰计算不低于 4 000。

(2)方法:取供试品 20 片,精密称定,研细,精密称取适量,加水使异烟肼溶解并定量稀释制成每 1mL 中约含异烟肼 0.1mg 的溶液,滤过,取续滤液,照异烟肼含量测定项下的方法测定,即得。

2.注射用异烟肼

《中国药典》(2010 年版)采用溴酸钾法测定注射用异烟肼的含量。溴酸钾法具有操作简便,结果准确的特点。常用于具有酰肼基药物的含量测定。

(1)原理　异烟肼中酰肼基具有还原性,在强酸介质中可被溴酸钾氧化为异烟酸和氮气，溴酸钾被还原为溴化钾。终点时微过量的溴酸钾可将甲基橙指示剂氧化，使粉红色消失而指示终点。

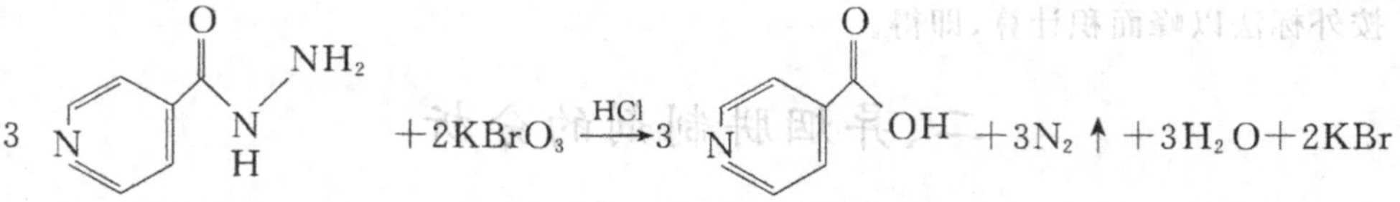

（2）方法：取装量差异项下的内容物，混合均匀，精密称取约0.2g，置100mL量瓶中，加水使溶解并稀释至刻度，摇匀；精密量取25mL，加水50mL、盐酸20mL与甲基橙指示液1滴，用溴酸钾滴定液（0.01667mol/L）缓缓滴定（温度保持在18～25℃）至粉红色消失。每1mL溴酸钾滴定液（0.01667mol/L）相当于3.429mg的$C_6H_7N_3O$。

（3）注意事项：待测液中含适量的盐酸是获得定量反应的基本条件。甲基橙是不可逆氧化还原指示剂，为防止溶液中温度过高，溴酸钾局部过浓使指示剂破坏而提前指示终点，应该在18～25℃的温度下，充分搅拌，缓缓滴定。

第二节 盐酸氯丙嗪及其制剂的分析

一、盐酸氯丙嗪的分析

盐酸氯丙嗪为白色或乳白色结晶性粉末；有微臭，味极苦；有引湿性；遇光渐变色；水溶液显酸性反应。在水、乙醇或三氯甲烷中易溶，在乙醚或苯中不溶。盐酸氯丙嗪为N，N-二甲基-2-氯-10H-吩噻嗪-10-丙胺盐酸盐，其结构如下。

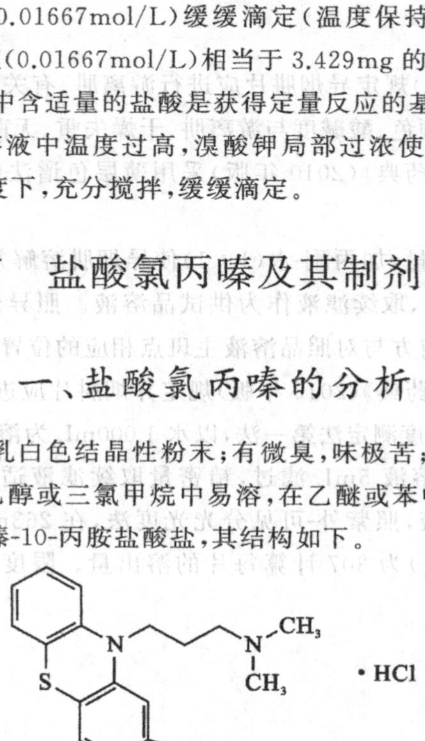

盐酸氯丙嗪

（一）鉴别

1.吩噻嗪环的氧化呈色反应

（1）原理：吩噻嗪环上硫原子具有还原性，遇硫酸、硝酸、三氯化铁等氧化剂可被氧化，氧化产物较为复杂，如砜、亚砜、3-羟基吩噻嗪等，具有特征颜色。《中国药典》（2010年版）采用此法鉴别盐酸氯丙嗪原料药。

（2）方法：取供试品约10mg，加水1mL溶解后，加硝酸5滴即显红色，渐变淡黄色。

2.盐酸盐的氯化物反应

（1）原理：吩噻嗪类药物的盐酸盐，具有氯离子，可发生氯化物的一般鉴别试验。《中国药典》（2010年版）采用此法鉴别盐酸氯丙嗪原料药。

(2)方法:取供试品溶液,加稀硝酸使成酸性后,滴加硝酸银试液,即生成白色凝乳状沉淀;分离,沉淀加氨试液即溶解,再加稀硝酸酸化后,沉淀复生成。

3.紫外-可见分光光度法

(1)原理:杂环类药物,多为芳杂环体系,可利用药物的紫外吸收特征进行鉴别。鉴别时可选择不同的方法,如对比药物的特征吸收波长,对比药物在某波长处的吸光度数值,对比药物在某两个波长处的吸光度比值,亦可综合运用上述方法以提高鉴别试验的特异性。《中国药典》(2010年版)采用此法鉴别盐酸氯丙嗪原料药。

(2)方法:取供试品,加盐酸溶液(9→1 000)制成每1mL中含5μg的溶液,按照紫外-可见分光光度法测定,在254nm与306nm的波长处有最大吸收,在254nm波长处吸光度约为0.46。

(二)检查

《中国药典》(2010年版)规定盐酸氯丙嗪应进行溶液的澄清度与颜色、干燥失重和炽灼残渣检查,还需进行有关物质的检查。

(1)原理:盐酸氯丙嗪在生成过程中,可能引入多种有机杂质,这些杂质可能为中间体,如间氯二苯胺(Ⅰ)与主环氯吩噻嗪(Ⅱ)以及二者中所带的杂质;也可能为多种其他烷基化吩噻嗪的副产物,如2-氯-10-(3-甲基氨基丙基)-吩噻嗪等。同时,盐酸氯丙嗪不太稳定,易氧化,因此在其贮存过程中,可能引入分解产物。

(2)方法:避光操作。取供试品20mg,置50mL量瓶中,加流动相溶解并稀释至刻度,摇匀,作为供试品溶液;精密量取适量,用流动相定量稀释制成每1mL中含2μg的溶液,作为对照溶液。用辛烷基硅烷键合硅胶为固定相;以乙腈-0.5%三氟乙酸(用四甲基乙二胺调节pH至5.3)(50∶50)为流动相;检测波长为254nm。取对照溶液10μL注入液相色谱仪,调节检测灵敏度,使主成分色谱峰的峰高约为满量程的20%。精密量取供试品溶液和对照品溶液各10μL,分别注入液相色谱仪,记录色谱图至主成分峰保留时间的4倍。供试品溶液的色谱图中如有杂质峰,单个杂质峰面积不得大于对照溶液主峰面积(0.5%),各杂质峰面积的和不得大于对照溶液主峰面积的2倍(1.0%)。本法中,有关物质的限量为1%。由于盐酸氯丙嗪遇光易被氧化成醌式化合物,因此,上述操作应避光进行。

(三)含量测定

《中国药典》(2010年版)采用非水溶液滴定法测定盐酸氯丙嗪原料药的含量。

(1)原理:吩噻嗪类药物母核上氮原子碱性极弱,不能进行滴定,但可利用杂蒽母环氮原子上的取代基中烃氨基、哌嗪基及哌啶基的碱性,在非水介质中,以高氯酸滴定液滴定。所用的溶剂,除酸性溶剂冰醋酸、醋酐外,也有采用中性或近中性溶剂的,如丙酮、三氯甲烷等。若药物为盐酸盐,滴定前应加入一定量醋酸汞试液,以消除盐酸盐的影响。

(2)方法:取供试品约0.2g,精密称定,加冰醋酸10mL与醋酐30mL溶解后,按照电位滴定法,用高氯酸滴定液(0.1mol/L)滴定,并将滴定的结果用空白试验校正,每1mL的高氯酸滴定液(0.1mol/L)相当于35.53mg的 $C_{17}H_{9}ClN_{2}S \cdot HCl$。

二、盐酸氯丙嗪制剂的分析

(一)鉴别

同盐酸氯丙嗪项下鉴别方法。

(二)检查

《中国药典》(2010年版)规定盐酸氯丙嗪片应进行有关物质、溶出度检查;规定盐酸氯丙嗪注射液应进行pH和有关物质检查。

(1)溶出度检查:《中国药典》(2010年版)规定盐酸氯丙嗪片应进行溶出度检查。

方法:避光操作。取供试品,照溶出度测定法第一法,以水1 000mL为溶出介质,转速为100r/min,依法操作,经30min时,取溶液10mL滤过,精密量取续滤液适量,用盐酸溶液(9→1 000)定量稀释制成每1mL中含盐酸氯丙嗪5μg的溶液,摇匀,照紫外-可见分光光度法,在254nm的波长处测定吸光度,按 $C_{17}H_{9}ClN_{2}S \cdot HCl$ 的吸收系数($E_{1cm}^{1\%}$)为915计算每片的溶出量。限度为标示量的70%,应符合规定。

(2)有关物质检查:《中国药典》(2010年版)规定盐酸氯丙嗪注射液应进行有关物质检查。

方法:避光操作。精密量取供试品适量,用流动相稀释制成每1mL中含盐酸氯丙嗪0.4mg的溶液,作为供试品溶液;精密量取适量,用流动相定量稀释制成每1mL中含2μg的溶液,作为对照溶液。照盐酸氯丙嗪有关物质项下的方法测定,供试品溶液的色谱图中如有杂质峰,大于对照溶液主峰面积(0.5%)且小于对照溶液主峰面积10倍(5%)的杂质峰不得多于一个。其他单个杂质峰面积均不得大于对照溶液主峰面积(0.5%)。

(三)含量测定

《中国药典》(2010年版)采用紫外-可见分光光度计测定盐酸氯丙嗪片和盐酸氯丙嗪注射液的含量。

1.盐酸氯丙嗪片

方法:避光操作。取供试品10片,除去包衣后,精密称定,研细,精密称取适量(约相当于盐酸异丙嗪10mg),置200mL量瓶中,加溶剂[盐酸溶液(9→1 000)]适量,振摇使盐酸异丙嗪溶解,用溶剂稀释至刻度,摇匀,用干燥滤纸滤过,精密量取续滤液5mL,置100mL量瓶中,加溶剂稀释至刻度,摇匀,照紫外-可见分光光度法,在254nm波长处测定吸光度,按 $C_{17}H_{9}ClN_{2}S \cdot HCl$ 吸收系数($E_{1cm}^{1\%}$)为915计算,即得。

2.盐酸氯丙嗪注射液

方法:避光操作。精密量取供试品适量(约相当于盐酸异丙嗪50mg),置200mL量瓶中,用盐酸溶液(9→1 000)稀释至刻度,摇匀;精密量取续滤液2mL,置100mL量瓶中,用盐酸溶液(9→1 000)稀释至刻度,摇匀,照紫外-可见分光光度法,在254nm波长处测定吸光度,按 $C_{17}H_{9}ClN_{2}S \cdot HCl$ 吸收系数($E_{1cm}^{1\%}$)为915计算,即得。

第三节 地西泮及其制剂的分析

一、地西泮的分析

地西泮为白色或类白色的结晶性粉末。在丙酮或三氯甲烷中易溶，在乙醇中溶解，在水中几乎不溶。地西泮为1-甲基-5-苯基-7-氯-1,3-二氢-2H-1,4-苯并二氮杂-2-酮，其结构如下。

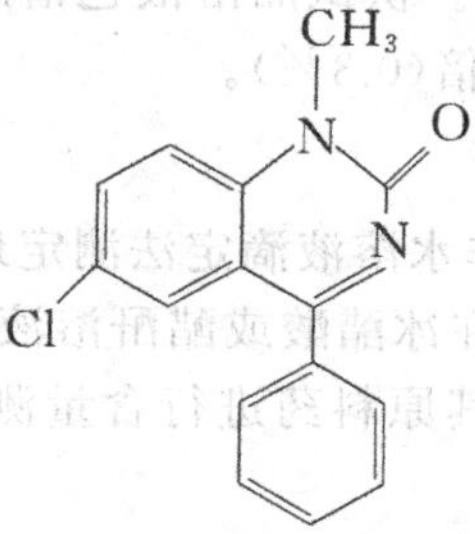

地西泮

(一)鉴别

1.硫酸-荧光反应

(1)原理：地西泮溶于硫酸后，在紫外光(365nm)照射下，会激发出不同颜色的荧光。《中国药典》(2010年版)采用此法鉴别地西泮原料药。

(2)方法：取供试品约10mg，加硫酸3mL，振摇使溶解，在紫外灯(365nm)下检视，显黄绿色荧光。

2.分解产物的反应

(1)原理：地西泮为有机氯化合物，用氧瓶燃烧法破坏，生成氯化氢，用氢氧化钠溶液吸收，加硝酸酸化，显氯化物的鉴别反应。《中国药典》(2010年版)采用此法鉴别地西泮原料药。

(2)方法：取供试品20mg，用氧瓶燃烧法进行有机破坏，以5%氢氧化钠溶液5mL为吸收液，燃烧完全后，用稀硝酸酸化，并缓缓煮沸2min，溶液显氯化物的鉴别反应。

3.紫外-可见分光光度法

(1)原理：地西泮含有较大共轭体系，可利用紫外最大吸收波长，以及最大吸收波长处的吸光度或吸光度比值进行鉴别。《中国药典》(2010年版)采用此法鉴别地西泮原料药。

(2)方法：取供试品，加0.5%硫酸的甲醇溶液制成每1mL中含5μg的溶液，照紫外-可见分光光度法测定，在242nm、284nm与366nm的波长处有最大吸收；在242nm波长处的吸光度约为0.51，在284nm波长处的吸光度约为0.23。

(二)检查

《中国药典》(2010年版)规定地西泮应进行乙醇溶液的澄清度与颜色、氯化物、干燥失重和炽灼残渣检查，还需进行有关物质的检查。

(1)原理：地西泮在合成过程中由于副反应，可能引入去甲基苯甲二氮䓬及化学结构不清的有关物质。《中国药典》(2010年版)采用高效液相色谱法对其原料药检查有关物质。

(2)方法：色谱条件与系统适用性试验：用十八烷基硅烷键合硅胶为填充剂；以甲醇-水(70∶30)为流动相；检测波长为254nm。理论板数按地西泮峰计算不低于1 500。

检查方法：取供试品，加甲醇溶解并稀释制成每1mL中含地西泮1mg的溶液作为供试品溶液；精密量取供试品溶液1mL，置200mL量瓶中，用甲醇稀释至刻度，摇匀，作为对照溶液。取对照溶液10μL注入液相色谱仪，调节检测灵敏度，使主成分色谱峰的峰高约为满量程的25%；再精密量取供试品溶液与对照溶液各10μL，分别注入液相色谱仪，记录色谱图至主成分峰保留时间的4倍。供试品溶液色谱图中如有杂质峰，各杂质峰面积的和不得大于对照液主峰面积的0.6倍(0.3%)。

(三)含量测定

《中国药典》(2010年版)采用非水溶液滴定法测定地西泮原料药的含量。

(1)原理：地西泮为有机弱碱，在冰醋酸或醋酐溶液中碱性增强，《中国药典》(2010年版)采用高氯酸非水溶液滴定法对其原料药进行含量测定，指示剂采用结晶紫，也可采用电位滴定法指示终点。

(2)方法：取供试品约0.2g，精密称定，加冰醋酸与醋酐各10mL使溶解，加结晶紫指示液1滴，用高氯酸滴定液(0.1mol/L)滴定，至溶液显绿色。每1mL高氯酸滴定液(0.1mol/L)相当于28.47mg的$C_{16}H_{13}ClN_2O$。

二、地西泮制剂的分析

(一)鉴别

《中国药典》(2010年版)中采用硫酸-荧光反应鉴别地西泮片，同地西泮项下鉴别方法。

《中国药典》(2010年版)采用与生物碱沉淀剂显色反应鉴别地西泮注射液，具体原理和方法如下。

(1)原理：地西泮注射液遇碘化铋钾试液，生成橙红色沉淀。

(2)方法：取供试品2mL，滴加稀碘化铋钾试液，即生成橙红色沉淀。

(二)检查

《中国药典》(2010年版)规定地西泮片应进行有关物质、含量均匀度和溶出度检查；规定地西泮注射液应进行pH、颜色和有关物质检查。

1.含量均匀度检查

《中国药典》(2010年版)规定地西泮片应进行含量均匀度检查。

方法：取供试品1片，置100mL量瓶中，加水5mL，振摇，使药片崩解后，加0.5%硫酸的甲醇溶液约60mL，充分振摇使地西泮溶解，用加0.5%硫酸的甲醇溶液稀释至刻度，摇匀，滤过，精密量取续滤液10mL，置25mL量瓶中，用0.5%硫酸的甲醇溶液稀释至刻度，摇匀，照紫外-可见分光光度法，在284nm的波长处测定吸光度，按$C_{16}H_{13}ClN_2O$吸收系数($E_{1cm}^{1\%}$)为454计算含量，应符合规定。

2.溶出度检查

《中国药典》(2010年版)规定地西泮片应进行溶出度检查。

方法：避光操作。取供试品，照溶出度测定法第一法，以盐酸溶液（9→1 000）800mL为溶出介质，转速为100r/min，依法操作，经20min时，取溶液10mL滤过，续滤液立即照紫外-可见分光光度法，在242nm的波长处测定吸光度，按 $C_{16}H_{13}ClN_2O$ 的吸收系数（$E_{1cm}^{1\%}$）为1 018计算每片的溶出量。限度为标示量的75%，应符合规定。

3.有关物质检查

《中国药典》(2010年版)规定地西泮注射液应进行有关物质检查。

(1)色谱条件与系统适用性试验：用十八烷基硅烷键合硅胶为填充剂；以甲醇-水（70∶30）为流动相；检测波长为254nm。理论板数按地西泮峰计算不低于1 500。

(2)检查方法：取供试品，加甲醇分别稀释制成每1mL中含1mg的供试品溶液与每1mL中含5μg的对照溶液。照地西泮有关物质项下的方法测定。供试品溶液色谱图中如有杂质峰，各杂质峰面积的和不得大于对照液主峰面积(0.5%)。

(三)含量测定

《中国药典》(2010年版)采用高效液相色谱法测定地西泮片和地西泮注射液的含量。

1.地西泮片

(1)色谱条件与系统适用性试验：用十八烷基硅烷键合硅胶为填充剂；以甲醇-水（70∶30）为流动相；检测波长为254nm，理论板数按地西泮峰计算应不低于1 500。

(2)测定方法：取供试品20片，精密称定，研细，精密称取适量（约相当于地西泮10mg），置50mL量瓶中，加甲醇适量，振摇，使地西泮溶解，用甲醇稀释至刻度，摇匀，滤过，精密量取续滤液10μL注入液相色谱仪，记录色谱图；另取地西泮对照品约10mg，精密称定，同法测定。按外标法以峰面积计算，即得。

2.地西泮注射液

(1)色谱条件与系统适用性试验：用十八烷基硅烷键合硅胶为填充剂；以甲醇-水（70∶30）为流动相；检测波长为254nm，理论板数按地西泮峰计算应不低于1 500。

(2)测定方法：精密量取供试品适量（约相当于地西泮10mg）置50mL量瓶中，用甲醇稀释至刻度，摇匀，精密量取10μL注入液相色谱仪，记录色谱图；另取地西泮对照品约10mg，精密称定，同法测定。按外标法以峰面积计算，即得。

思 考 题

1.根据异烟肼的结构，简述其鉴别和含量测定方法。

2.试述异烟肼中游离肼的检查方法和各方法的检查原理。

3.异烟肼片的含量测定，取标示量为100mg的供试品20片，总质量为2.268 3g，研细，称片粉0.224 9g，置100mL量瓶中，稀释至刻度，摇匀，滤过，精密量取续滤液25mL，用溴酸钾标准滴定溶液（0.017 31mol/L）滴定，消耗此液13.97mL，每1mL溴酸钾标准滴定溶液（0.016 67mmol/L）相当于3.429mg的异烟肼。求其含量占标示量的百分比。

4.简述盐酸氯丙嗪在《中国药典》(2010年版)中的含量测定原理及方法。

5.对地西泮的原料药、片剂及注射液进行含量测定，应分别采用什么方法，为什么？

第九章　巴比妥类药物的分析

章节要点

1.掌握　苯巴比妥、司可巴比妥钠、硫喷妥钠及其制剂的鉴别和含量测定方法。

2.熟悉　巴比妥类药物的杂质检查方法。

3.了解　巴比妥类药物的结构。

巴比妥类药物是临床常用的镇静催眠药，其临床安全和合理用药有明确管制。《中国药典》(2010 年版)收载有苯巴比妥及其钠盐、异戊巴比妥及其钠盐、司可巴比妥钠以及注射用硫喷妥钠等药物的质量分析方法。本章主要介绍苯巴比妥及其片剂、苯巴比妥钠、司可巴比妥钠及其胶囊、注射用硫喷妥钠的质量分析方法。

第一节　苯巴比妥及其制剂、苯巴比妥钠的分析

一、苯巴比妥的分析

苯巴比妥为白色有光泽的结晶性粉末；无臭，味微苦；饱和水溶液显酸性反应。在乙醇或乙醚中溶解，在三氯甲烷中略溶，在水中极微溶解；在氢氧化钠或碳酸钠溶液中溶解。苯巴比妥为 5-乙基-5-苯基-2,4,6(1H,3H,5H)-嘧啶三酮，其结构如下：

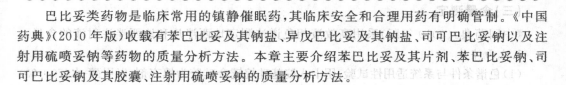

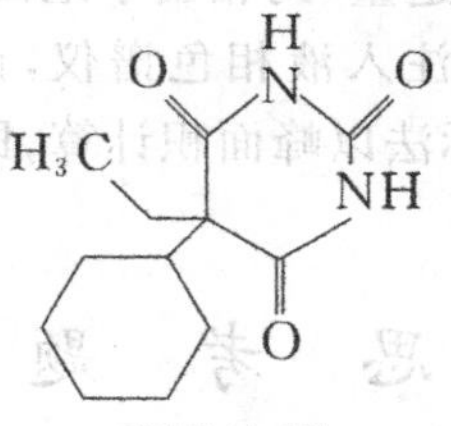

苯巴比妥

(一)鉴别

1.丙二酰脲类的鉴别反应

(1)银盐反应

1)原理：巴比妥类药物分子结构中含有酰亚胺基团，在碳酸钠溶液中，生成钠盐而溶解，再与硝酸银溶液反应，首先生成可溶性的一银盐，加入过量硝酸银溶液，则生成白色难溶性二银盐沉淀。

2)方法：取供试品约 0.1g，加碳酸钠试液 1mL 与水 10mL，振摇 2min，滤过，滤液中逐滴加入硝酸银试液，即生成白色沉淀，振摇，沉淀即溶解；继续滴加过量的硝酸银试液，沉

淀不再溶解。

(2)铜盐反应

1)原理:巴比妥类药物在吡啶溶液中生成烯醇式异构体,与铜吡啶试液反应,形成稳定的配位化合物,显紫色或生成紫色沉淀,含硫巴比妥类药物如硫喷妥钠则生成绿色沉淀。此反应不仅可以用于巴比妥类药物的鉴别,还可以用来区别巴比妥类和硫代巴比妥类药物。

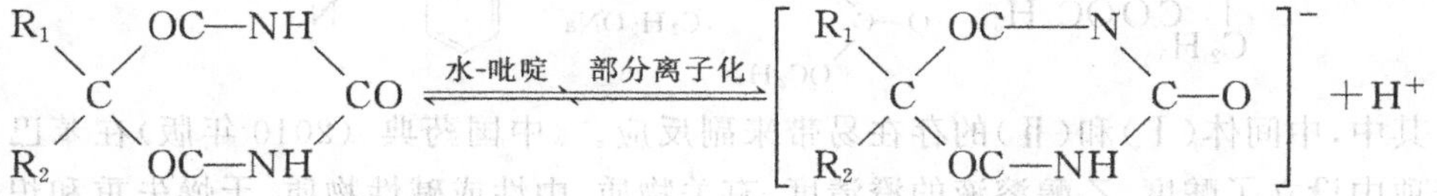

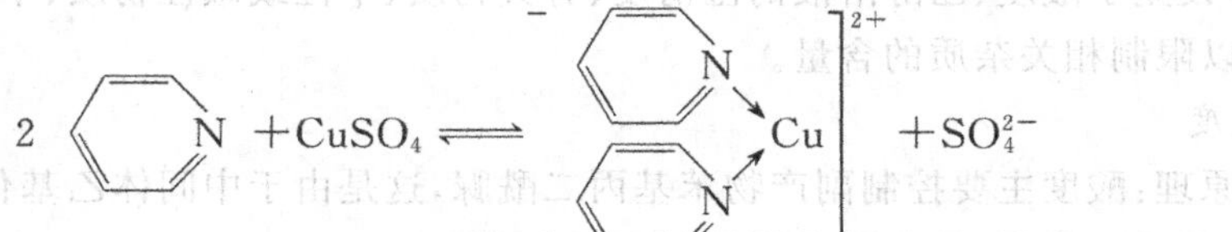

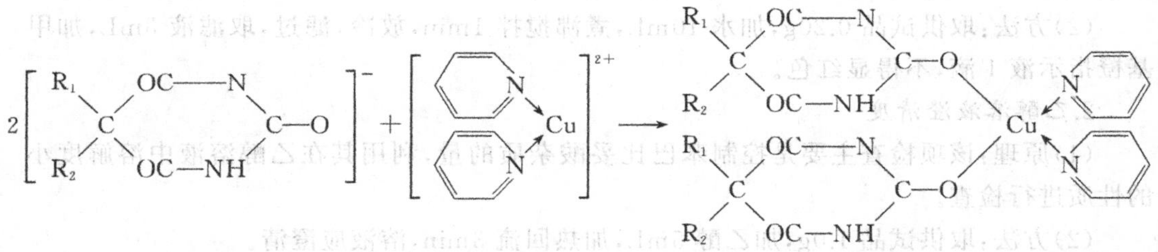

2)方法:取供试品约 50mg,加吡啶溶液(1→10)5mL,溶解后,加铜吡啶试液(硫酸铜 4g,水 90mL 溶解后,加吡啶 30mL,即得)1mL,即显紫色或生成紫色沉淀。

2.硫酸-亚硝酸钠反应

(1)原理:具有苯环取代基的巴比妥类药物可与硫酸-亚硝酸钠作用,在苯环上发生亚硝基化反应而显色。不含苯环的巴比妥类药物无此反应,可供区别。

(2)方法:取供试品约 10mg,加硫酸 2 滴与亚硝酸钠约 5mg,混合,即显橙黄色,随即转橙红色。

3.甲醛-硫酸反应

(1)原理:具有苯环取代基的巴比妥类药物与甲醛-硫酸反应,生成玫瑰红色产物。本反应可用作苯巴比妥与异戊巴比妥等不含苯环的巴比妥类药物的区别。

(2)方法:取供试品约 50mg,置试管中,加甲醛试液 1mL,加热煮沸,冷却,沿管壁缓缓加硫酸 0.5mL,使成两液层,置水浴中加热,接界面显玫瑰红色。

(二)检查

苯巴比妥的合成工艺如下。

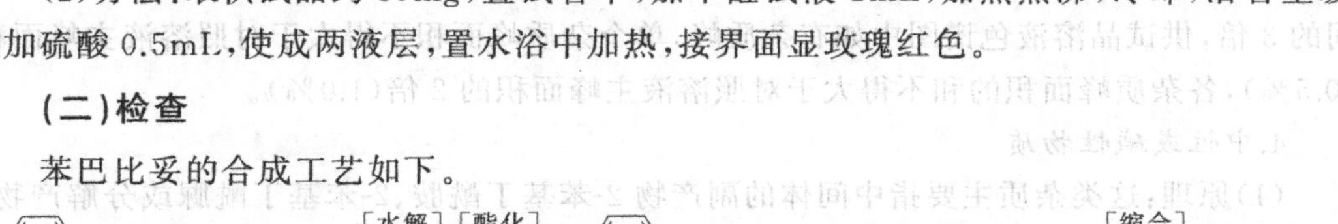

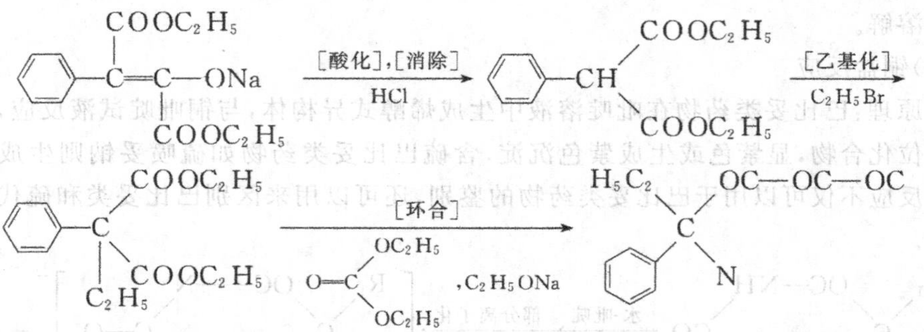

其中，中间体（Ⅰ）和（Ⅱ）的存在易带来副反应。《中国药典》（2010 年版）在苯巴比妥检查项中设立了酸度、乙醇溶液的澄清度、有关物质、中性或碱性物质、干燥失重和炽灼残渣项目，以限制相关杂质的含量。

1.酸度

（1）原理：酸度主要控制副产物苯基丙二酰脲，这是由于中间体乙基化不完全引入的。其酸性比苯巴比妥强，能使甲基橙指示剂显红色。

（2）方法：取供试品 0.20g，加水 10mL，煮沸搅拌 1min，放冷，滤过，取滤液 5mL，加甲基橙指示液 1 滴，不得显红色。

2.乙醇溶液澄清度

（1）原理：该项检查主要是控制苯巴比妥酸杂质的量，利用其在乙醇溶液中溶解度小的性质进行检查。

（2）方法：取供试品 1.0g，加乙醇 5mL，加热回流 3min，溶液应澄清。

3.有关物质

（1）原理：苯巴比妥中的有关物质检查采用了高效液相色谱法中的主成分自身对照法，即采用供试品溶液的稀释液作为对照，以对照溶液主峰面积作为参比，来控制药物中杂质的量。

（2）色谱条件及系统适用性试验：用辛烷基硅烷键合硅胶作为填充剂，以乙腈-水（25∶75）作为流动相，检测波长为 220nm。理论塔板数按苯巴比妥峰计算不低于 2 500，苯巴比妥峰与相邻杂质峰的分离度应符合要求。

（3）方法：取供试品，加流动相溶解并稀释成每 1mL 中含 1mg 的溶液，作为供试品溶液；精密量取 1mL，置 200mL 量瓶中，用流动相稀释至刻度，摇匀作为对照溶液。取对照溶液 5μL 注入液相色谱仪，调节检测灵敏度，使主成分色谱峰的峰高约为满量程的 15%；精密量取供试品溶液和对照溶液各 5μL，注入液相色谱仪，记录色谱图至主成分峰保留时间的 3 倍，供试品溶液色谱图中如有杂质峰，单个杂质峰面积不得大于对照溶液主峰面积（0.5%），各杂质峰面积的和不得大于对照溶液主峰面积的 2 倍（1.0%）。

4.中性或碱性物质

（1）原理：这类杂质主要指中间体的副产物 2-苯基丁酰胺、2-苯基丁酰脲或分解产物。这些物质不溶于氢氧化钠试液但溶于乙醚；而苯巴比妥具有酸性，溶于氢氧化钠试液。利用这一性质，采用提取重量法控制杂质限量。

（2）方法：取供试品 1.0g，置分液漏斗中，加氢氧化钠试液 10mL 溶解后，加水 5mL 与乙醚 25mL，振摇 1min，分取醚层，用水振摇洗涤 3 次，每次 5mL，取醚液经干燥滤纸滤过，滤液置 105℃恒重的蒸发皿中，蒸干，在 105℃干燥 1h，遗留残渣不得超过 3mg。

(三)含量测定

1.原理

巴比妥类药物在适当的碱性溶液中，可与重金属离子反应定量形成盐，故可采用银量法测定该类药物及其制剂的含量。《中国药典》(2010 年版)采用银量法对苯巴比妥原料药进行含量测定。

2.方法

取供试品约 0.2g，精密称定，加甲醇 40mL 使溶解，再加新制的 3%无水碳酸钠溶液 15mL。按照电位滴定法，用硝酸银滴定液(0.1mol/L)滴定。每 1mL 硝酸银滴定液(0.1mol/L)相当于 23.22mg 的 $C_{12}H_{12}N_2O_3$。

3.注意事项

(1)滴定过程中，巴比妥类药物首先形成可溶性的一银盐，随着硝酸银滴定液的继续滴加，稍过量的银离子即与巴比妥类药物形成难溶性的二银盐沉淀，使溶液变浑浊，理论上以此指示滴定终点。但实际操作时，近终点反应较慢，难于准确判断浑浊的出现，采用电位法指示终点可以解决这一问题。

(2)以甲醇为溶剂能克服滴定过程中温度变化对滴定结果的影响。

(3)测定中无水碳酸钠溶液需临用时新鲜配制，因为久置后的碳酸钠溶液会吸收空气中的二氧化碳，产生碳酸氢钠使结果偏低。

(4)银电极在临用前需用硝酸浸洗 1～2min，再用水冲洗干净后使用。

二、苯巴比妥片的分析

(一)鉴别

取供试品的细粉适量(约相当于苯巴比妥 0.1g)，加无水乙醇 10mL，充分振摇，滤过，滤液置水浴上蒸干，残渣照苯巴比妥项下的鉴别试验，显相同的反应。

(二)检查

《中国药典》(2010 年版)规定苯巴比妥片应进行有关物质、含量均匀度和溶出度检查。

(1)含量均匀度检查：取供试品 1 片，置 50mL(30mg 规格)或 25mL(15mg 规格)量瓶中，加流动相适量，超声处理 20min 使苯巴比妥溶解，放冷，用流动相稀释至刻度，摇匀，滤过，精密量取续滤液 1mL，置 10mL 量瓶中，用流动相稀释至刻度，摇匀，精密量取 10μL，注入液相色谱仪，记录色谱图。另取苯巴比妥对照品，精密称定，加流动相溶解并定量稀释制成每 1mL 中约含苯巴比妥 6μg 的溶液，同法测定。按外标法以峰面积计算含量，应符合规定。

(2)溶出度检查：取供试品，照溶出度测定法第二法，以水 900mL 为溶出介质，转速为 50r/min，依法操作，经 45min 时，取溶液滤过，精密量取续滤液适量，加硼酸氯化钾缓冲液(pH9.6)定量稀释制成每 1mL 中约含 5μg 的溶液，摇匀；另取苯巴比妥对照品，精密称定，加上述缓冲液溶解并定量稀释制成每 1mL 中含 5μg 的溶液。取上述两种溶液，照紫外-可见分光光度法，在 240nm 的波长处分别测定吸光度，计算每片的溶出量。限度为标示量的 75%，应符合规定。

(三)含量测定

《中国药典》(2010 年版)采用高效液相色谱法测定苯巴比妥片的含量。

(1)色谱条件与系统适用性试验：用辛烷基硅烷键合硅胶为填充剂；以乙腈-水(30：70)为流动相；检测波长为 220nm。理论板数按苯巴比妥峰计算不低于 2 000，苯巴比妥与相邻色谱峰的分离度应符合要求。

(2)方法：取供试品 20 片，精密称定，研细，精密称取适量(约相当于苯巴比妥 30mg)，置 50mL 量瓶中，加流动相适量，超声处理 20min 使苯巴比妥溶解，放冷，用流动相稀释至刻度，摇匀，滤过，精密量取续滤液 1mL，置 10mL 量瓶中，用流动相稀释至刻度，摇匀，精密量取 10μL，注入液相色谱仪，记录色谱图。另取苯巴比妥对照品，精密称定，加流动相溶解并定量稀释制成每 1mL 中约含苯巴比妥 60μg 的溶液，同法测定。按外标法以峰面积计算含量，即得。

三、苯巴比妥钠的分析

苯巴比妥钠为白色结晶性颗粒或粉末；无臭，味苦；有引湿性。在水中极易溶解，在乙醇中溶解，在三氯甲烷或乙醚中几乎不溶。苯巴比妥钠为 5-乙基-5-苯基-2,4,6(1H,3H,5H)-嘧啶三酮-钠盐，其结构如下。

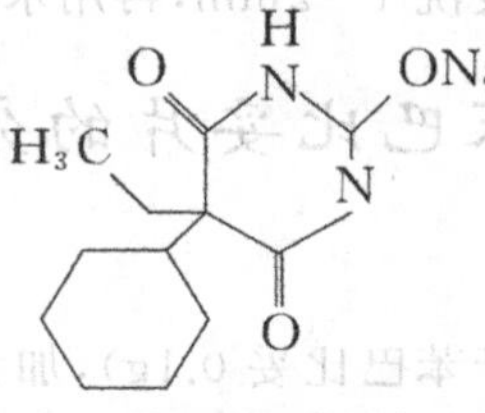

苯巴比妥钠

(一)鉴别

1.制备衍生物测定熔点

(1)原理：某药品的熔点是物理常数，常用于该药品的鉴别，也反映其纯度，为评价药品质量的指标之一。苯巴比妥钠易溶于水，加酸加热煮沸后，可析出苯巴比妥的沉淀，沉淀过滤干燥后，用测定其熔点的方法来鉴别。

(2)方法：取供试品约 0.5g，加水 5mL 溶解后，加稍过量的稀盐酸，即析出白色结晶性沉淀，过滤；沉淀用水洗净，在 105℃干燥后，熔点应为 174～178℃，即苯巴比妥的熔点。

2.苯巴比妥鉴别试验

取供试品约 0.5g，加水 5mL 溶解后，加稍过量的稀盐酸，即析出白色结晶性沉淀，过滤；沉淀照苯巴比妥项下的鉴别试验，显相同的反应。

3.钠盐反应

《中国药典》(2010 年版)利用"一般鉴别试验"项下的钠盐反应鉴别苯巴比妥钠。

(1)焰色反应:取铂丝,用盐酸湿润后,蘸取供试品溶液,在无色火焰中燃烧,火焰即显鲜黄色。

(2)与焦锑酸钾试液反应:供试品溶液在碳酸钾碱性条件下与焦锑酸钾试液反应,生成白色焦锑酸钠沉淀。

(二)检查

《中国药典》(2010年版)在苯巴比妥钠检查项中设立了碱度、溶液的澄清度、有关物质、干燥失重、重金属、细菌内毒素和无菌项目,以限制相关杂质的含量。

1.碱度

取供试品1.0g,加水10mL溶解后,依法测定,pH值应为9.5~10.5。

2.溶液的澄清度

取供试品1.0g,加新沸过的冷水10mL溶解后,溶液应澄清。

3.有关物质

(1)色谱条件及系统适用性试验:用辛烷基硅烷键合硅胶作为填充剂,以乙腈-水(25∶75)作为流动相,检测波长为220nm。理论塔板数按苯巴比妥峰计算不低于2 500,苯巴比妥峰与相邻杂质峰的分离度应符合要求。

(2)方法:取供试品,用流动相溶解并稀释成每1mL中含1mg的溶液,作为供试品溶液;精密量取1mL,置200mL量瓶中,用流动相稀释至刻度,摇匀作为对照溶液。取对照溶液5μL注入液相色谱仪,调节检测灵敏度,使主成分色谱峰的峰高约为满量程的15%;精密量取供试品溶液和对照溶液各5μL,注入液相色谱仪,记录色谱图至主成分峰保留时间的3倍,供试品溶液色谱图中如有杂质峰,单个杂质峰面积不得大于对照溶液主峰面积(0.5%),各杂质峰面积的和不得大于对照溶液主峰面积的2倍(1.0%)。

(三)含量测定

(1)原理:巴比妥类药物在适当的碱性溶液中,可与重金属离子反应定量形成盐,故可采用银量法测定该类药物及其制剂的含量。《中国药典》(2010年版)采用银量法对苯巴比妥钠进行含量测定。

(2)方法:取供试品约0.2g,精密称定,加甲醇40mL使溶解,再加新制的3%无水碳酸钠溶液15mL。按照电位滴定法,用硝酸银滴定液(0.1mol/L)滴定。每1mL硝酸银滴定液(0.1mol/L)相当于25.42mg的$C_{12}H_{11}N_2NaO_3$。

第二节 司可巴比妥钠及其制剂的分析

一、司可巴比妥钠的分析

司可巴比妥钠为白色粉末;无臭,味苦;有引湿性。在水中极易溶解,在乙醇中溶解,在乙醚中不溶。司可巴比妥钠为5-(1-甲基乙基)-5-(2-丙烯基)-2,4,6(1H,3H,5H)-嘧啶三酮的钠盐,其结构如下。

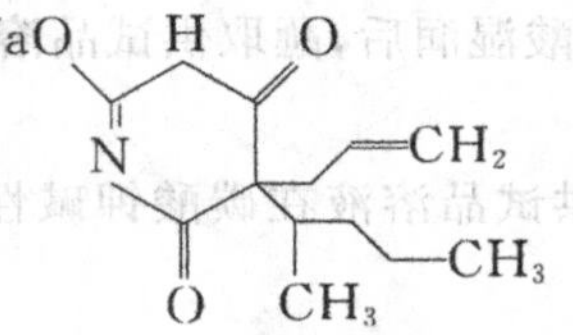

司可巴比妥钠

(一)鉴别

1.丙二酰脲类的鉴别反应

(1)银盐反应:取供试品约0.1g,加碳酸钠试液1mL与水10mL,振摇2min,滤过,滤液中逐滴加入硝酸银试液,即生成白色沉淀,振摇,沉淀即溶解;继续滴加过量的硝酸银试液,沉淀不再溶解。

(2)铜盐反应:取供试品约50mg,加吡啶溶液(1→10)5mL,溶解后,加铜吡啶试液1mL,即显紫色或生成紫色沉淀。

2.不饱和烃取代基反应

(1)原理:司可巴比妥钠因其分子结构中含有烯丙基,分子中的不饱和双键可与溴、碘或高锰酸钾作用,发生加成或氧化反应。《中国药典》(2010年版)利用其与碘试液的加成反应鉴别司可巴比妥钠。

(2)方法:取供试品0.1g,加水10mL溶解后,加碘试液2mL,所显棕黄色在5min内消失。

3.制备衍生物测定熔点

(1)原理:司可巴比妥钠易溶于水,加酸加热煮沸后,可析出司可巴比妥的沉淀,沉淀过滤干燥后,用测定其熔点的方法来鉴别。

(2)方法:取供试品约1g,加水100mL溶解后,加稀醋酸5mL强力搅拌,再加水200mL,加热煮沸使溶液成澄清溶液(液面无油状物)放冷,静置待析出结晶,过滤,结晶在70℃干燥后,依法测定,熔点约为97℃。

(二)检查

《中国药典》(2010年版)在司可巴比妥钠检查项中设立了溶液的澄清度、中性或碱性物质、干燥失重和重金属项目,以限制相关杂质的含量。

1.溶液的澄清度

(1)原理:此项检验主要是控制水不溶性杂质,司可巴比妥钠极易溶于水,因此其水溶液应澄清,否则表明含有水不溶性杂质。

(2)方法:取供试品1.0g,加新沸过的冷水10mL溶解后,溶液应澄清。

(3)注意事项:因其水溶液易与空气中的二氧化碳作用,而析出司可巴比妥,故进行该项目检查时,溶解样品的水应新煮沸放冷,以消除水中二氧化碳的干扰。

2.中性或碱性物质

(1)原理:检验的杂质是合成过程中产生的中性或碱性副产物以及司可巴比妥钠的分解产物,如酰脲、酰胺类化合物。这类杂质不溶于氢氧化钠试液而溶于乙醚,可于碱性条件下用乙醚提取后,称重,控制其限量。

(2)方法:取供试品 1.0g,置分液漏斗中,加氢氧化钠试液 10mL 溶解后,加水 5mL 与乙醚 25mL,振摇 1min,分取醚层,用水振摇洗涤 3 次,每次 5mL,取醚液经干燥滤纸滤过,滤液置 105℃恒重的蒸发皿中,蒸干,在 105℃干燥 1h,遗留残渣不得超过 3mg。

(三)含量测定

1.原理

5 位取代基含有不饱和双键的巴比妥类药物,其不饱和键可以与溴定量发生加成反应,故可采用溴量法测定含量。《中国药典》(2010 年版)对司可巴比妥钠的原料药采用此法测定含量。

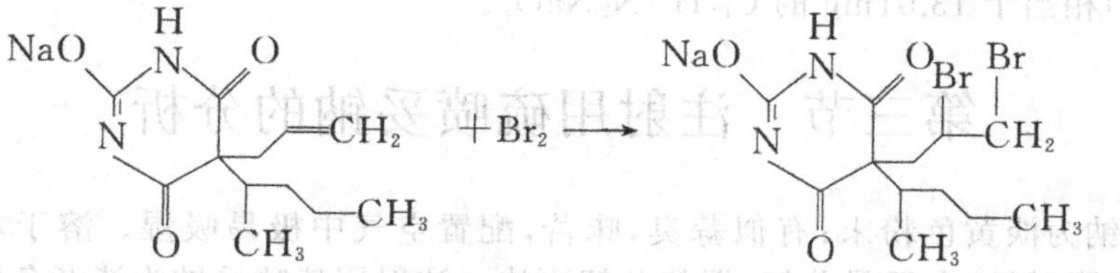

$$Br_2(剩余)+2KI \longrightarrow 2KBr+I_2$$

$$I_2+2Na_2S_2O_3 \longrightarrow 2NaI+Na_2S_4O_6$$

2.方法

取供试品约 0.1g,精密称定,置 250mL 碘瓶中,加水 10mL,振摇使溶解,精密加溴滴定液(0.05mol/L)25mL,再加盐酸 5mL,立即密塞并振摇 1min,在暗处静置 15min,注意微开瓶塞,加碘化钾试液 10mL,立即密塞,摇匀后,用硫代硫酸钠滴定液(0.1mol/L)滴定,至近终点时,加淀粉指示液,继续滴定至蓝色消失,并将滴定结果用空白试验校正。每 1mL 溴滴定液(0.05mol/L)相当于 13.01mg 的 $C_{12}H_{17}N_2NaO_3$。

3.注意事项

(1)由于溴易挥发且腐蚀性强,影响滴定液浓度的准确性,所以,通常不用溴直接配制滴定液,而是用定量的溴酸钾和过量的溴化钾配制的混合溶液作为滴定液。溴滴定液(0.05mol/L)的配制方法:称取溴酸钾 3g 与溴化钾 15g,加水溶解使成 1 000mL,即得。在盐酸的酸性条件下,溴酸钾和溴化钾反应生成新生态的溴,再与被测物作用。

$$BrO^{3-}+5Br^-+6H^+ \rightarrow 3Br_2+3H_2O$$

(2)本法需在相同条件下做空白试验,可以消除仪器、试液及溴挥发引起的误差;可用于供试品含量测定的计算。

(3)为避免游离溴和碘的挥散逸失,应使用碘瓶操作。

二、司可巴比妥钠胶囊的分析

(一)鉴别

司可巴比妥钠胶囊的内容物显丙二酰脲类的鉴别反应;其内容物炽灼后,残渣显钠盐的鉴别反应。

(二)检查

《中国药典》(2010 年版)规定司可巴比妥钠胶囊的检查应符合胶囊项下有关的各项

规定，即除另有规定外，应进行装量差异和崩解时限的检查。

(三)含量测定

(1)原理：同司可巴比妥钠原料药的含量测定原理。

(2)方法：取供试品 20 粒，倾出内容物，混合均匀，精密称取适量(约相当于司可巴比妥钠 0.1g)，置 250mL 碘瓶中，加水 10mL，振摇使溶解，精密加溴滴定液(0.05mol/L) 25mL，再加盐酸 5mL，立即密塞并振摇 1min，在暗处静置 15min，注意微开瓶塞，加碘化钾试液 10mL，立即密塞，摇匀后，用硫代硫酸钠滴定液(0.1mol/L)滴定，至近终点时，加淀粉指示液，继续滴定至蓝色消失，并将滴定结果用空白试验校正。每 1mL 溴滴定液(0.05mol/L)相当于 13.01mg 的 $C_{12}H_{17}N_2NaO_3$。

第三节 注射用硫喷妥钠的分析

硫喷妥钠为淡黄色粉末；有似蒜臭，味苦，配置空气中极易吸湿。溶于水，部分溶于醇，水溶液显强碱性，久置易分解，遇热分解更快。注射用硫喷妥钠为淡黄色粉末，是硫喷妥钠 100 份与无水碳酸钠 6 份混合的灭菌粉末。硫喷妥钠为(±)-5-乙基-5-(1-甲基丁基)-2-硫代巴比酸钠，其结构如下：

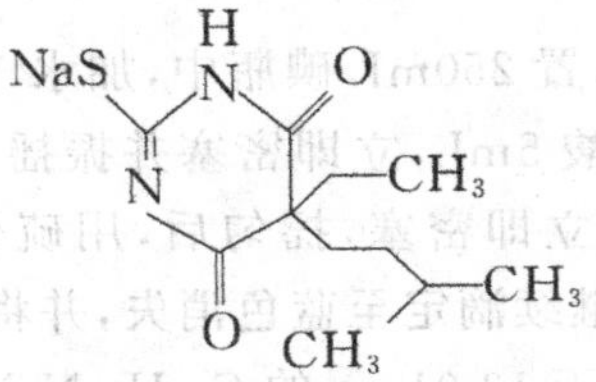

硫喷妥钠

(一)鉴别

1.铜盐反应

取供试品约 0.1g，加吡啶溶液(1→10)10mL 使硫喷妥钠溶解，加铜吡啶试液 1mL，振摇，放置 1min，即生成绿色沉淀。

2.硫元素反应

(1)原理：硫喷妥钠在氢氧化钠溶液中与醋酸铅试液反应生成白色的铅盐沉淀；加热后，硫元素转变成无机硫离子，沉淀转变成黑色的硫化铅沉淀。《中国药典》(2010 年版)利用其与醋酸铅试液的反应鉴别注射用硫喷妥钠。

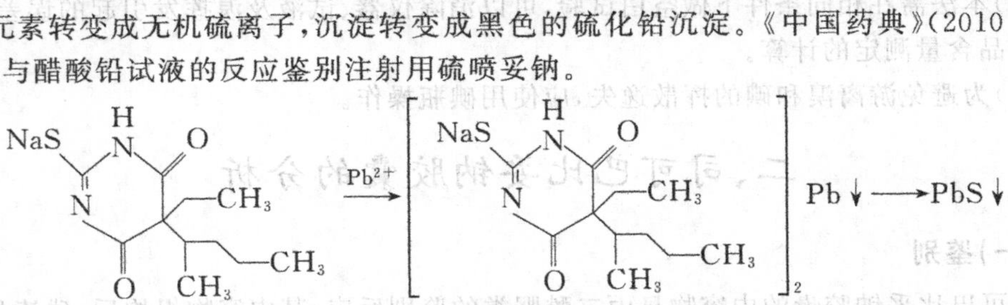

(2)方法：取供试品约 0.2g，加氢氧化钠试液 5mL 与醋酸铅试液 2mL，生成内色沉淀；加热后，沉淀变为黑色。

3.制备衍生物测定熔点

取供试品约 0.5g，加水 10mL 使硫喷妥钠溶解，过量的稀盐酸，即生成白色沉淀，滤过，沉淀用水洗净，在 105℃干燥后测定，熔点约为 157～161℃。

（二）检查

《中国药典》（2010 年版）在注射用硫喷妥钠检查项中设立了碱度、溶液的澄清度、硫酸盐、有关物质、干燥失重、细菌内毒素和无菌等项目，以限制相关杂质的含量。

（1）硫酸盐：取供试品 0.30g，加水 23mL 溶解后，加稀盐酸 7mL，搅拌，滤过，取续滤液 10mL，加水使成 45mL，依法检查，与标准硫酸钾溶液 1.0mL 制成的对照液比较，不得更浓（0.10%）。

（2）有关物质：取供试品适量，加水溶解并稀释制成每 1mL 中约含硫喷妥钠 10mg 的溶液，作为供试品溶液；精密量取 1mL，置 200mL 量瓶中，用水稀释至刻度，摇匀，作为对照溶液。照薄层色谱法试验，吸取上述两种溶液各 20μL，分别点于同一硅胶 GF_{254} 薄层板上，以 13.5mol/L 氨溶液-乙醇-三氯甲烷（5∶15∶80）的下层溶液为展开剂，展开，晾干，立即在紫外光灯（254nm）下检视。供试品溶液如显杂质斑点（除原点外），与对照溶液的主斑点比较，不得更深。

（三）含量测定

（1）原理：巴比妥类药物在碱性溶液中对紫外光有特征吸收，故可用紫外-可见分光光度法测定含量。本法专属性强、灵敏度高，可用于本类药物及其制剂的含量测定，以及固体制剂溶出度和含量均匀度的检查，也可用于体内药物分析。《中国药典》（2010 年版）用紫外-可见分光光度法测定注射用硫喷妥钠的含量。

（2）方法：取装量差异项下的内容物，混合均匀，精密称取适量（约相当于硫喷妥钠 0.25g），置 500mL 量瓶中，加水使硫喷妥钠溶解并稀释至刻度，摇匀，精密量取适量，用 0.4%氢氧化钠溶液定量稀释制成每 1mL 中约含 5μg 的溶液，按照紫外-可见分光光度法，在 304nm 波长处测定吸光度。另取硫喷妥对照品，精密称定，用 0.4%氢氧化钠溶液稀释并定量稀释制成每 1mL 中约含 5μg 的溶液，同法测定。根据每支平均装量计算，每 1mg 硫喷妥相当于1.091mg $C_{11}H_{17}N_2NaO_2S$。

思 考 题

1.简述苯巴比妥的鉴别和含量测定方法。

2.丙二酰脲类药物鉴别试验包括哪些反应？主要用于哪一类药物的鉴别？

3.苯巴比妥类中有哪些特殊杂质？如何检查？

4.简述溴量法测定司可巴比妥含量的原理及含量计算方法。

5.如何区别巴比妥、苯巴比妥、司可巴比妥、异戊巴比妥和硫喷妥钠？

6.注射用硫喷妥钠（规格 0.5g）的含量测定：精密量取内容物 0.265 1g，置 500mL 量瓶中，加水稀释至刻度，摇匀，精密量取 2mL，置 200mL 量瓶中，用 0.4%氢氧化钠溶液稀释至刻度，摇匀；另取硫喷妥对照品，精密称定，用 0.4%氢氧化钠溶液溶解并定量稀释制备对照液，对照液浓度为 5.05μg/mL。在 304nm 分别测定吸收度，测得样品吸收度为 0.446，对照品吸收度为 0.477，供试品 5 支内容物重 2.647 8g。计算供试品相当于标示量的百分含量（每 1mg 硫喷妥相当于 1.091mg 硫喷妥钠）？

第十章　生物碱类药物的分析

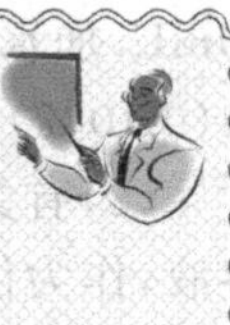

章节要点

1. 掌握　盐酸麻黄碱、硫酸阿托品、硫酸奎宁、盐酸吗啡及其制剂等的鉴别和含量测定方法。
2. 熟悉　生物碱类药物的杂质检查方法。
3. 了解　生物碱类药物的结构。

生物碱是存在于自然界中的一类含氮的有机化合物，大部分呈碱性。生物碱种类较多，结构类型也较多，多数有显著的生物活性，广泛应用于临床。但生物碱大多有毒性，因此，在临床应用和质量控制中，应慎重掌握。本章主要介绍盐酸麻黄碱及其注射液、硫酸阿托品及其片剂、硫酸奎宁及其片剂、盐酸吗啡及其注射液和磷酸可待因糖浆的质量分析方法。

第一节　盐酸麻黄碱及其注射液的分析

一、盐酸麻黄碱的分析

盐酸麻黄碱为白色针状结晶或结晶性粉末；无臭，味苦。在水中易溶，在乙醇中溶解，在三氯甲烷或乙醚中不溶。盐酸麻黄碱的水溶液在 251nm、257nm、263nm 的波长处有最大吸收；侧链上具有不对称碳原子，具手性特征。麻黄碱的比旋度为－33°～－35.5°。盐酸麻黄碱为[R-(R＊,S＊)]-α-[1-(甲氨基)乙基]苯甲醇盐酸盐，其结构如下。

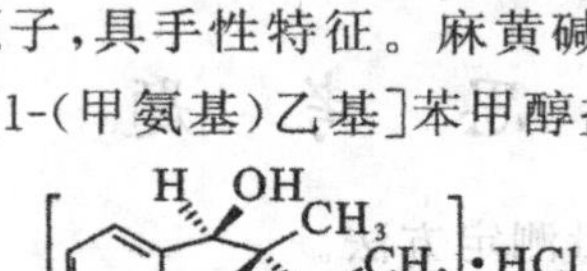

盐酸麻黄碱

(一)鉴别

1. 双缩脲反应

(1)原理：此反应为芳环侧链具有氨基醇结构的生物碱的特征反应。Cu^{2+} 与仲胺形成紫堇色配位化合物，无水配位化合物及含有 2 分子水的配位化合物易溶于乙醚显紫红色；具有 4 分子水的配位化合物则溶于水层显蓝色。

(2)方法：取供试品 10mg，加水 1mL 溶解后，加硫酸铜试液 2 滴与 20％氢氧化钠试液 1mL，即显蓝紫色，加乙醚 1mL，振摇，放置，乙醚层显紫红色，水层显蓝色。

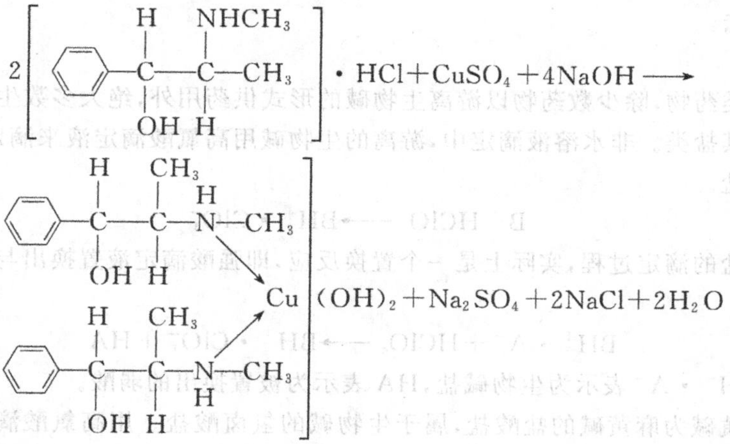

2.氯化物反应

盐酸麻黄碱的水溶液显氯化物的鉴别反应。

(1)原理:盐酸麻黄碱,具有氯离子,可发生氯化物的一般鉴别试验。《中国药典》(2010 年版)采用此法鉴别盐酸麻黄碱原料药。

(2)方法:取供试品适量,加氨试液使成碱性,析出的沉淀滤过除去,滤液加稀硝酸使成酸性后,滴加硝酸银试液,即生成白色凝乳状沉淀。

(二)检查

《中国药典》(2010 年版)在盐酸麻黄碱检查项中设立了溶液的澄清度、酸碱度、硫酸盐、有关物质、干燥失重、炽灼残渣和重金属项目,以限制相关杂质的含量。下面主要介绍其有关物质的检查。

(1)原理:由于生物碱多从植物中提取,可能引入的杂质成分较复杂,中国药典(2010 年版)规定盐酸麻黄碱原料药要进行有关物质的检查,采用高效液相色谱法。

(2)色谱条件及系统适用性试验:照高效液相色谱法试验,用十八烷基硅烷键合硅胶为填充剂,以磷酸盐缓冲液(取磷酸二氢钾 6.8g,三乙胺 5mL,磷酸 4mL,加水至1 000mL,用稀磷酸或三乙胺调节 pH 值至 3.0±0.1)-乙腈(90∶10)为流动相,检测波长 210nm。理论板数按盐酸麻黄碱峰计算不低于 3 000。

(3)方法:取供试品约 50mg,置 50mL 量瓶中,加流动相溶解并稀释至刻度,摇匀,作为供试品溶液;精密量取 1mL,置 100mL 量瓶中,用流动相溶解并稀释至刻度,摇匀,作为对照溶液。取对照溶液 10μL,注入液相色谱仪,调节检测灵敏度,使主成分色谱峰的峰高约为满量程的 20%;再精密量取供试品溶液和对照溶液各 10μL,分别注入液相色谱仪,记录色谱图至主成分峰保留时间的 2 倍,供试品溶液色谱图中如有杂质峰,各杂质峰面积的和不得大于对照溶液主峰面积的 0.5 倍(0.5%)。

(三)含量测定

生物碱类药物通常碱性较弱,在水溶液中进行滴定时没有明显的滴定突跃,难于掌握终点,不能顺利的滴定,而在酸性非水介质(冰醋酸、醋酐)中,则可显著提高弱碱性药物的相对碱性,使滴定突跃增大,使滴定能顺利进行,故各国药典中原料药的测定,多数采用非水溶液滴定法。

1.原理

生物碱类药物，除少数药物以游离生物碱的形式供药用外，绝大多数生物碱类药物在临床上都用其盐类。非水溶液滴定中，游离的生物碱用高氯酸滴定液来滴定时，生成生物碱的高氯酸盐。

$$B + HClO_4 \longrightarrow BH^+ \cdot ClO_4^-$$

生物碱盐的滴定过程，实际上是一个置换反应，即强酸滴定液置换出与生物碱结合的较弱的酸。

$$BH^+ \cdot A^- + HClO_4 \longrightarrow BH^+ \cdot ClO_4^- + HA$$

式中：$BH^+ \cdot A^-$ 表示为生物碱盐，HA 表示为被置换出的弱酸。

盐酸麻黄碱为麻黄碱的盐酸盐，属于生物碱的氢卤酸盐。用高氯酸滴定液滴定生物碱的氢卤酸盐，置换出氢卤酸，氢卤酸在冰醋酸中的酸性较强，影响滴定进行，可先加入过量的醋酸汞冰醋酸溶液，生成难解离的卤化汞，而氢卤酸盐转化为醋酸盐，然后用高氯酸滴定液滴定。

2.方法

取供试品约 0.15g，精密称定，加冰醋酸 10mL，加热溶解后，加醋酸汞试液 4mL 与结晶紫指示液 1 滴，用高氯酸滴定液(0.1mol/L)滴定至溶液显翠绿色，并将滴定的结果用空白试验校正。每 1mL 高氯酸滴定液(0.1mol/L)相当于 20.17mg 的 $C_{10}H_{15}NO \cdot HCl$。

3.注意事项

(1)适用的范围及溶剂的选择：非水溶液滴定法主要用于在水溶液中不能被滴定的生物碱以及生物碱盐的含量测定。一般来说生物碱的 K_b 大于 10^{-10} 时，宜选用冰醋酸作溶剂；K_b 为 $10^{-12} \sim 10^{-10}$ 时，宜选用冰醋酸与醋酐的混合液为溶剂；K_b 小于 10^{-12} 时，宜选用醋酐为溶剂。

(2)酸根的影响：在生物碱盐的滴定中，与之成盐的酸在冰醋酸中的酸性强弱对滴定能否顺利进行有关。无机酸在冰醋酸中的酸性以下列次序递减：

$$HClO_4 > HBr > HCl > H_2SO_4 > HSO_4^- \Updownarrow > HNO_3 > \text{其他酸}$$

若在滴定过程被置换出的 HA 酸性较强，则反应不能进行到底，如测定生物碱的氢卤酸盐时，由于被置换出的氢卤酸的酸性相当强，影响滴定终点，需要处理。

(3)指示终点方法的选择：指示终点常用电位法和指示剂法，中国药典(2010 年版)生物碱类药物大多采用结晶紫作指示剂。氢卤酸盐生物碱在革除了汞盐后采用电位法指示终点。

指示剂的终点判断是依靠颜色的对比来确定的。在冰醋酸作溶剂时，用高氯酸滴定碱时，结晶紫碱式色为紫色，酸式色为黄色。在不同的酸度下，变色较为复杂，由碱式到酸式的颜色变化为紫、蓝、蓝绿、绿、黄绿、黄。在滴定不同强度碱时，终点颜色不同。

(4)汞污染问题：因醋酸汞的使用而引出汞污染的问题。为此，部分生物碱品种(如盐酸罂粟碱等)采用了革除汞盐的方法。与原来采用醋酸汞滴定的方法一致，只是通过溶剂的选择，使终点突跃增大，并用电位法指示终点，从而取代汞盐的使用，其结果是既革除了汞盐的污染，又能排除人为因素的干扰。

(5)溶剂的筛选：该方法最重要的就是溶剂的筛选，通常可采用冰醋酸-醋酸酐的溶剂组合，通过调整两者的比例，达到终点易观察的要求。

二、盐酸麻黄碱注射液的分析

(一)鉴别

(1)双缩脲反应:同盐酸麻黄碱项下鉴别反应。

(2)氯化物反应:同盐酸麻黄碱项下鉴别反应。

(3)色谱法:色谱法常用于生物碱类药物的鉴别,一般多用于制剂,特别是检查或含量测定项下已采用色谱法,薄层色谱和高效液相色谱可选做其一。中国药典(2010年版)多采用高效液相色谱法。

该方法是将供试品溶液和对照品溶液按同样的高效液相色谱条件进行试验,要求供试品和对照品色谱峰的保留时间一致。中国药典(2010年版)盐酸麻黄碱注射液的鉴别项下规定:在含量测定项下记录的色谱图中,供试品溶液主峰的保留时间应与对照溶液主峰的保留时间一致。

(二)检查

《中国药典》(2010年版)在盐酸麻黄碱注射液检查项中设立了pH值和有关物质项目,以限制相关杂质的含量。此外,还规定盐酸麻黄碱注射液的检查应符合注射剂项下有关的各项规定,即除另有规定外,应进行装量、装量差异、渗透压摩尔浓度、可见异物、不溶性微粒、无菌和细菌内毒素的检查。下面主要介绍其有关物质的检查。

(1)原理:由于生物碱多从植物中提取,可能引入的杂质成分较复杂,中国药典(2010年版)规定盐酸麻黄碱注射液要进行有关物质的检查,采用高效液相色谱法。

(2)色谱条件及系统适用性试验:照高效液相色谱法试验,用十八烷基硅烷键合硅胶为填充剂,以磷酸盐缓冲液(取磷酸二氢钾6.8g,三乙胺5mL,磷酸4mL,加水至1 000mL,用稀磷酸或三乙胺调节pH值至3.0±0.1)-乙腈(90∶10)为流动相,检测波长210nm。理论板数按盐酸麻黄碱峰计算不低于3 000。

(3)方法:取供试品,用流动相稀释制成每1mL约含盐酸麻黄碱0.9mg的溶液,作为供试品溶液;精密量取适量,用流动相稀释制成每1mL约含盐酸麻黄碱9μg的溶液,作为对照溶液。取对照溶液10μL,注入液相色谱仪,调节检测灵敏度,使主成分色谱峰的峰高约为满量程的20%;再精密量取供试品溶液和对照溶液各10μL,分别注入液相色谱仪,记录色谱图至主成分峰保留时间的2倍,供试品溶液色谱图中如有杂质峰,各杂质峰面积的和不得大于对照溶液主峰面积(1.0%)。

(三)含量测定

《中国药典》(2010年版)采用高效液相色谱法测定盐酸麻黄碱注射液的含量。

(1)色谱条件与系统适用性试验:用十八烷基硅烷键合硅胶为填充剂,以磷酸盐缓冲液(取磷酸二氢钾6.8g,三乙胺5mL,磷酸4mL,加水至1 000mL,用稀磷酸或三乙胺调节pH值至3.0±0.1)-乙腈(90∶10)为流动相,检测波长210nm。理论板数按盐酸麻黄碱峰计算不低于3 000,盐酸麻黄碱峰与相邻杂质峰的分离度应符合要求。

(2)方法:精密量取供试品适量,用流动相稀释制成每1mL约含盐酸麻黄碱30μg的溶液,精密量取10μL,注入液相色谱仪,记录色谱图;另取盐酸麻黄碱对照品,同法测定法。按外标法以峰面积计算，即得。

第二节 硫酸阿托品及其片剂的分析

一、硫酸阿托品的分析

硫酸阿托品为无色结晶或白色结晶性粉末，无臭。在水中极易溶解，在乙醇中易溶。硫酸阿托品结构中虽含有不对称碳原子，但为外消旋体，无旋光性。硫酸阿托品为(±)-α-(羟甲基)苯乙酸-8-甲基-8-氮杂双环[3.2.1]-3-辛酯硫酸盐一水合物，其结构如下。

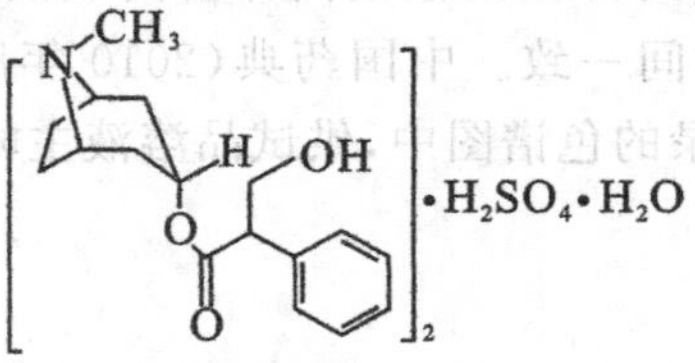

硫酸阿托品

(一)鉴别

1.Vitaili 反应

(1)原理：此反应为生物碱中具有莨菪酸结构的特征反应，反应机制为莨菪酸与发烟硝酸作用，得到黄色莨菪酸的三硝基衍生物，遇醇制成氢氧化钾显深紫色。

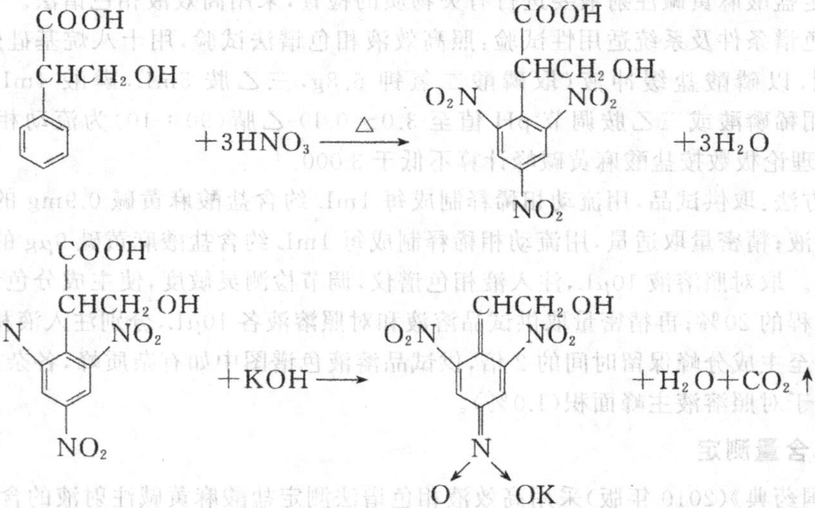

(2)方法：取供试品约10mg，加发烟硝酸5滴，置水浴上蒸干，得黄色残渣，放冷，加乙醇2～3滴湿润，加固体氢氧化钾一小粒，显深紫色。

2.硫酸盐反应

硫酸阿托品的水溶液显硫酸盐的鉴别反应。

(1)原理：硫酸阿托品，具有硫酸根离子，可发生硫酸盐的一般鉴别试验。《中国药典》(2010年版)采用此法鉴别硫酸阿托品原料药。

(2)方法：取供试品的水溶液，加氯化钡试液，即生成白色沉淀，沉淀在盐酸或硝酸中均不溶解；加醋酸铅试液，也生成白色沉淀，但沉淀在醋酸铵或氢氧化钠试液中溶解。

(二)检查

《中国药典》(2010 年版)在硫酸阿托品检查项中设立了酸度、莨菪碱、有关物质、干燥失重和炽灼残渣项目，以限制相关杂质的含量。

1.莨菪碱

(1)原理：阿托品中的莨菪碱是由于生产过程中消旋化不完全而引入，其毒性较大，故应检查硫酸阿托品中的莨菪碱。其检查原理是利用旋光性质的差异，莨菪碱具有左旋性，而阿托品无旋光性。

(2)方法：取供试品，按干燥品计算，加水溶解并制成每 1mL 中含 50mg 的溶液，依法测定，旋光度不得过$-0.40°$。

2.有关物质

(1)原理：由于生物碱多从植物中提取，可能引入的杂质成分较复杂，中国药典(2010 年版)规定硫酸阿托品原料药要进行有关物质的检查，采用高效液相色谱法。

(2)色谱条件及系统适用性试验：照高效液相色谱法试验，用十八烷基硅烷键合硅胶为填充剂，以 0.05mol/L 磷酸二氢钾溶液(含 0.002 5mol/L 庚烷磺酸钠)-乙腈(84∶16)(用磷酸或氢氧化钠试液调节 pH 值至 5.0)为流动相，检测波长为 225nm，阿托品峰与相邻杂质峰的分离度应符合要求。

(3)方法：取供试品，加水溶解并稀释制成每 1mL 中含 0.5mg 的溶液，作为供试品溶液；精密量取 1mL，置 100mL 量瓶中，用水稀释至刻度，摇匀，作为对照溶液。取对照溶液 20μL 注入液相色谱仪，调节检测灵敏度，使主成分色谱峰的峰高约为满量程的 20%；再精密量取供试品溶液与对照溶液各 20μL，分别注入液相色谱仪，记录色谱图至主成分峰保留时间的 2 倍。供试品溶液色谱图中如有杂质峰，除相对主峰保留时间 0.17 前的溶剂峰外，各杂质峰面积的和不得大于对照溶液主峰面积(1.0%)。

(三)含量测定

《中国药典》(2010 年版)采用非水溶液滴定法测定硫酸阿托品原料药的含量。

(1)原理：硫酸为二元酸，在水溶液中能完成二级离解，但在非水介质中只显示一元酸，只能离解为 HSO_4^-，不再发生二级离解，所以，生物碱的硫酸盐在冰醋酸中，只能滴定至硫酸氢盐。一些生物碱常含有两个或两个以上的氮原子，这些氮原子的碱性不一样，因此只有碱性强的氮原子在水溶液中能与质子结合。但当介质为非水酸性介质时，另一些氮原子的碱性大为增强，原来不能与质子结合的氮原子也要消耗质子，因此，含多个氮原子的生物碱在非水溶液中滴定时需注意生物碱硫酸盐的结构，准确判断两者之间反应时的摩尔比，才能准确计算结果。

阿托品为一元碱，硫酸阿托品用高氯酸滴定时，1mol 的硫酸阿托品消耗 1mol 的高氯酸。反应式如下：

$$(BH^+)_2 \cdot SO_4^{2-} + HClO_4 \longrightarrow BH^+ \cdot ClO_4^- + BH^+ \cdot HSO_4$$

(2)方法：取供试品约 0.5g，精密称定，加冰醋酸与醋酐各 10mL 溶解后，加结晶紫指示液 1

～2滴，用高氯酸滴定液(0.1mol/L)滴定至溶液显纯蓝色，并将滴定的结果用空白试验校正。每1mL高氯酸滴定液(0.1mol/L)相当于67.68mg的$(C_{17}H_{23}NO_3)_2 \cdot H_2SO_4$。

二、硫酸阿托品片的分析

(一)鉴别

1.*Vitaili反应*

(1)原理：莨菪酸与发烟硝酸作用，得到黄色莨菪酸的三硝基衍生物，遇醇制成氢氧化钾显深紫色。

(2)方法：取供试品细粉适量(约相当于硫酸阿托品1mg)，置分液漏斗中，加氨试液约5mL，混匀，用乙醚10mL振摇提取后，分取乙醚层，置白瓷皿中，挥尽乙醚后，残渣加乙醇2～3滴湿润，加固体氢氧化钾一小粒，显深紫色。

2.*硫酸盐反应*

同硫酸阿托品项下鉴别反应。

(二)检查

《中国药典》(2010年版)规定硫酸阿托品片应检查含量均匀度。

(1)原理：在适当的介质中，生物碱类药物(B)可与氢离子结合成阳离子(BH^+)，而一些酸性染料如溴百里酚蓝、溴酚蓝、溴甲酚紫、溴甲酚绿等，可解离成阴离子(In^-)。上述的阳离子与阴离子定量地结合成有色络合物($BH^+ \cdot In^-$)离子对，可以定量地被有机溶剂提取，在一定波长处测定该溶液有色离子对的吸光度，即可计算出生物碱的含量。

(2)方法：取供试品1片，置具塞试管中，精密加水6.0mL，密塞，充分振摇30min使硫酸阿托品溶解，离心，取上清液作为供试品溶液。另取硫酸阿托品对照品约25mg，精密称定，置25mL量瓶中，加水溶解并稀释至刻度，摇匀，精密量取5mL，置100mL量瓶中，用水稀释至刻度，摇匀，作为对照品溶液。

精密量取供试品溶液与对照品溶液各2mL，分别置预先精密加入三氯甲烷10mL的分液漏斗中，各加溴甲酚绿溶液(取溴甲酚绿50mg与邻苯二甲酸氢钾1.021g，加0.2mol/L氢氧化钠溶液6.0mL使溶解，再用水稀释至100mL，摇匀，必要时滤过)2.0mL，振摇提取2min后，静置使分层，分取澄清的三氯甲烷液，照紫外-可见分光光度法，在420nm的波长处分别测定吸光度，计算，并将结果乘以1.027，即得。

(三)含量测定

《中国药典》(2010年版)采用酸性染料比色法测定硫酸阿托品片的含量。

一些酸性染料，如磺酸酞类指示剂，在一定的pH条件下，可与有机碱类药物定量结合显色，利用比色法测定其含量，方法具有一定的专属性和准确度，样品需用量少、灵敏度高，适用于小剂量药物及其制剂，或生物体内有机碱类药物的定量分析。中国药典多用本法测定一些含量较低的生物碱制剂。

1.*原理*

在适当的pH水溶液中，有机碱类药物(B)可与氢离子结合成阳离子(BH^+)，而一些酸性染料在此条件下解离为阴离子(In^-)，与上述阳离子定量地结合成有色的配位化合物($BH^+ \cdot In^-$)离子对，可以被某些有机溶剂定量地提取。在一定波长处，测定该有机相中呈色离子对的吸收度，即可间接求出有机碱的含量。也可将呈色的有机相碱化(如加入醇制氢氧化钾)，使与有机碱阳离子结合的酸性染料释放出来，测定其吸收度，再算出有机碱的含量。其反应平衡简式如下：

水相(适宜 pH)：$B + H^+ \rightarrow BH^+$

$$HIn \rightarrow In^- + H^+$$

$$BH^+ + In^- \rightarrow (BH^+ \cdot In^-)_{水相} \rightarrow (BH^+ \cdot In^-)_{有机相}$$

2.方法

精密称取在 120℃干燥至恒重的硫酸阿托品对照品 2.5mg，置 25mL 量瓶中，加水溶解并稀释至刻度，摇匀，精密量取 5mL，置 100mL 量瓶中，加水稀释至刻度，得对照溶液。取供试品 20 片，精密称定，研细，精密称取适量(约相当于硫酸阿托品 2.5mg)，置 50mL 量瓶中，加水振摇使硫酸阿托品溶解并稀释至刻度，用干燥滤纸滤过，收集续滤液，即得。

精密量取对照品溶液与供试品溶液各 2mL，分别置预先精密加入三氯甲烷 10mL 的分液漏斗中，各加溴甲酚绿溶液(取溴甲酚绿 50mg 与邻苯二甲酸氢钾 1.021g，加 0.2mol/L氢氧化钠溶液 6.0mL 使溶解，再加水稀释至 100mL，摇匀，必要时滤过)2.0mL，振摇提取 2min 后，静置使分层，分取澄清的三氯甲烷液，照紫外-可见分光光度法，在 420nm 的波长处分别测定吸收度，计算，并将结果乘以 1.027，即得。

3.注意事项

应用酸性染料比色法测定有机碱类药物，其成败的关键在于酸性染料与有机碱能否定量地形成离子对并完全被有机溶剂提取。这就涉及提取时的常数的大小；提取常数大、提取率高，反之提取率就低。提取常数与水相 pH、有机相的性质、酸性染料的性质有关。

(1)水相的 pH 值：水相 pH 值的大小极为重要，对水相 pH 值的要求是，即能使有机碱类药物均成阳离子(BH^+)、酸性染料电离成足够的阴离子(In^-)、阴阳离子才能定量生成离子对，并完全转溶于有机溶剂中，剩余的染料完全保留在水相。从上述平衡简式可知，水相 pH 值过低，抑制了 HIn 离解成 In^-，使离子对浓度减小；水相 pH 值过高则有机碱游离，离子对浓度亦减小。因此，选择一个最佳 pH 应使有机碱全部以 BH^+ 形式存在，酸性染料大部分以 In^- 形式存在，是酸性染料比色法至关重要的试验条件。其选择方法一般根据生物碱和染料的 pK 值以两相中分配系数而定。但准确的 pH 值要根据测定对象的试验结果来确定。

(2)酸性染料：离子对的形成以及离子对在有机相中的溶解度与酸性染料的种类有关。对所选染料的要求是：不但能与有机碱定量结合，而且生成的离子对在有机相中的溶解度大，在最大吸收波长处有较大的吸收度，酸性染料本身在有机溶剂中不溶或很少溶解。常用的酸性染料有甲基橙、溴麝香草酚蓝、溴甲酚绿等。

(3)有机溶剂：离子对提取常数的大小与有机溶剂的性质有关。有机溶剂与离子对形成氢键的能力强，则提取效率高。三氯甲烷和二氯甲烷为最常用的有机溶剂。

(4)水分的影响：在提取过程中，严防水分混入有机溶剂中，因为少量水分会使有机溶剂发生混浊，影响比色，而且由水分带入未反应的染料，会使测定结果偏高。一般多采用加入脱水剂或经滤纸过滤的方法，除去混入的水分。

(5)有色杂质的排除：染料中有色杂质如混入提取的有机相中，将影响测定结果，可以在加入供试品前，将缓冲液与酸性染料的混合液先用有机溶剂提取，弃去该提取液，再加入供试品依法测定。

第三节　硫酸奎宁及其片剂的分析

一、硫酸奎宁的分析

硫酸奎宁为白色细微的针状结晶，轻柔，易压缩；无臭，味极苦；遇光渐变色；水溶液显中性反应。在三氯甲烷-无水乙醇(2∶1)中易溶，在水、乙醇、三氯甲烷或乙醚中微溶。硫酸奎宁为左旋体，比旋度$-237°\sim-244°$。硫酸奎宁为(8S,9R)-6′-甲氧基-脱氧辛可宁-9-醇硫酸盐二水合物，其结构如下。

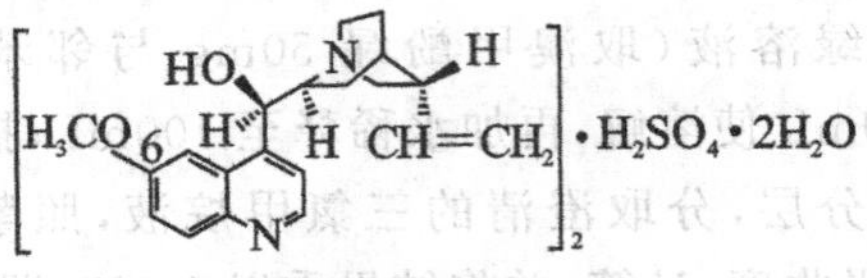

硫酸奎宁

(一)鉴别

1.荧光分析法

(1)原理：硫酸奎宁与硫酸反应后形成蓝色荧光，加盐酸后，荧光又消失。

(2)方法：取供试品约20mg，加水20mL溶解后，分取溶液10mL，加稀硫酸使成酸性，即显蓝色荧光。

2.绿奎宁反应

(1)原理：此反应为含氧喹啉衍生物的特征反应。反应机制为供试品在弱酸性水溶液中，可被微过量的溴水氧化，生成6位含氧喹啉衍生物，再加入过量氨水，即显翠绿色。

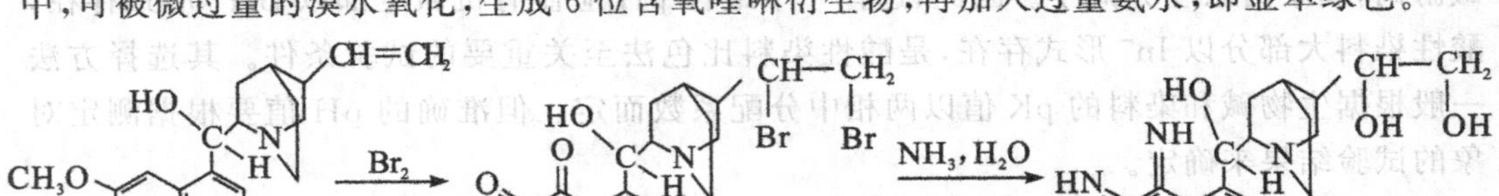

(2)方法：取供试品20mg，加水20mL溶解后，取溶液5mL加溴试液3滴与氨试液1mL，即显翠绿色。

3.硫酸盐反应

(1)原理：硫酸奎宁分子结构中含有硫酸根离子，可发生硫酸盐的一般鉴别试验。《中国药典》(2010年版)采用此法鉴别硫酸奎宁原料药。

(2)方法：取供试品20mg，加水20mL溶解后，取溶液5mL加盐酸使成酸性后，加氯化钡试液 1mL，即生成白色沉淀。

(二)检查

根据硫酸奎宁的合成工艺，产品中的特殊杂质主要是合成中产生的中间体以及副反应产物，《中国药典》(2010 年版)在硫酸奎宁检查项中设立了酸度、三氯甲烷-乙醇中不溶物、其他金鸡纳碱、干燥失重和炽灼残渣项目，以限制相关杂质的含量。

1.酸度

本项检查主要控制药物中的酸性杂质。

取供试品约 20mg，加水 20mL 溶解后，用酸度计进行测定，pH 值应为 5.7～6.6。

2.三氯甲烷-乙醇中不溶物

(1)原理：硫酸奎宁中"三氯甲烷-乙醇中不溶物"为硫酸奎宁制备过程中易引入的无机盐及其他生物碱，其检查原理是利用溶解行为的差异。

(2)方法：取供试品 2g，加三氯甲烷-无水乙醇(2∶1)的混合液 15mL，在 50℃加热 10min 后，用称定重量的垂熔坩埚滤过，滤渣用上述混合液分 5 次洗涤，每次 10mL，在 105℃干燥至恒重，遗留残渣不得超过 2mg。

3.其他金鸡纳碱

(1)原理：硫酸奎宁制备过程中可能存在其他金鸡纳碱，利用其与奎宁的吸附性质的差异，采用薄层色谱法进行检查。一般采用自身浓度高低限检查法，即将供试品稀释到适当浓度作为杂质对照溶液，将供试品溶液与对照溶液分别点于同一薄层板上，展开显色后，供试品所显杂质斑点数目不得多于规定数目，颜色不得深于对照液所显主斑点颜色。

(2)方法：取供试品，加稀乙醇制成每 1mL 含 10mg 的溶液，作为供试品溶液；精密量取适量，加稀乙醇稀释制成每 1mL 中含 50μg 的溶液，作为对照溶液。照薄层色谱法试验，吸取上述两种溶液各 5μL，分别点于同一硅胶 G 薄层板上，以氯仿-丙酮-二乙胺(5∶4∶125)为展开剂，展开后，微热使展开剂挥散，喷以碘酸钾试液使显色。供试品溶液如显杂质斑点，与对照溶液的主斑点比较，不得更深。

(三)含量测定

《中国药典》(2010 年版)采用非水溶液滴定法测定硫酸奎宁原料药的含量。

(1)原理：奎宁分子中有两个氮原子，在水溶液中，奎宁结构中喹核碱的碱性较强，可与硫酸成盐，而喹啉环的碱性较弱，不能与硫酸成盐而成游离状态，所以需要 2mol 奎宁才能与 1mol 硫酸成盐。但在冰醋酸中喹啉环的碱性变强了，用高氯酸滴定时，也能和质子结合，1mol 奎宁可与 2mol 质子结合。因此，滴定 1mol 的硫酸奎宁需消耗 4mol 质子，其中 1mol 质子是硫酸提供的，其余 3mol 质子由滴定液高氯酸提供，所以，1mol 硫酸奎宁消耗 3mol 的高氯酸。其反应式如下：

$$(C_{20}H_{24}N_2O_2 \cdot H^+)_2 \cdot SO_4^{2-} + 3HClO_4 \longrightarrow$$
$$(C_{20}H_{24}N_2O_2 \cdot 2H^+) \cdot 2ClO_4^- + (C_{20}H_{24}N_2O_2 \cdot 2H^+) \cdot HSO_4^- \cdot ClO_4^-$$

(2)方法：取供试品约 0.2g，精密称定，加冰醋酸 10mL 溶解后，加醋酐与结晶紫滴，用高氯酸（0.1mol/L）滴定至溶液呈蓝绿色，并作空白校正。每 1mL 高氯酸滴定液（0.1mol/L）相当于 24.90mg 的硫酸奎宁$(C_{20}H_{24}N_2O_2)_2 \cdot H_2SO_4$。

二、硫酸奎宁片的分析

（一）鉴别

取供试品，除去包衣，研细，称取适量（约相当于硫酸奎宁 50mg），加水 5mL，振摇，使硫酸奎宁溶解，滤过，分取滤液。

（1）荧光分析法：上述滤液照硫酸奎宁项下进行鉴别。

（2）绿奎宁反应：上述滤液照硫酸奎宁项下进行鉴别。

（3）硫酸盐反应：上述滤液照硫酸奎宁项下进行鉴别。

（4）旋光性：取供试品，除去包衣，研细，取细粉适量，加 0.1mol/L 盐酸溶液制成每 1mL 中约含 10mg 的溶液，滤过，滤液依法测定旋光度，应为左旋。

（二）检查

《中国药典》(2010 年版）规定硫酸奎宁片应符合片剂项下有关的各项规定。

（三）含量测定

《中国药典》(2010 年版）采用非水溶液滴定法测定硫酸奎宁原料药的含量。

（1）原理：同硫酸奎宁项下。

（2）方法：取供试品 20 片，除去包衣后，精密称定，研细，精密称取适量（约相当于硫酸奎宁 0.3g)，置分液漏斗中，加氯化钠 0.5g 与 0.1mol/L 氢氧化钠溶液 10mL，混匀，精密加三氯甲烷 50mL，振摇 10min，静置，分取三氯甲烷液，用干燥滤纸滤过，精密量取续滤液 25mL，加入醋酐 5mL 与二甲基黄指示液 2 滴，用高氯酸滴定液（0.1mol/L）滴定至溶液显玫瑰红色，并将滴定的结果用空白试验进行校正。每 1mL 高氯酸滴定液（0.1mol/L）相当于 19.57mg 的$(C_{20}H_{24}N_2O_2)_2 \cdot H_2SO_4 \cdot 2H_2O$。

第四节 盐酸吗啡及其注射液、磷酸可待因糖浆的分析

一、盐酸吗啡的分析

盐酸吗啡为白色，有丝光的针状结晶性或结晶性粉末，无臭，遇光易变质。在水中溶解，在乙醇中略溶，在三氯甲烷或乙醚中几乎不溶，比旋度为$-110.0°\sim-115.0°$。盐酸吗啡为 17-甲基-4，5α-环氧-7，8-二脱氢吗啡喃-3，6α-二醇盐酸盐三水合物，其结构如下。

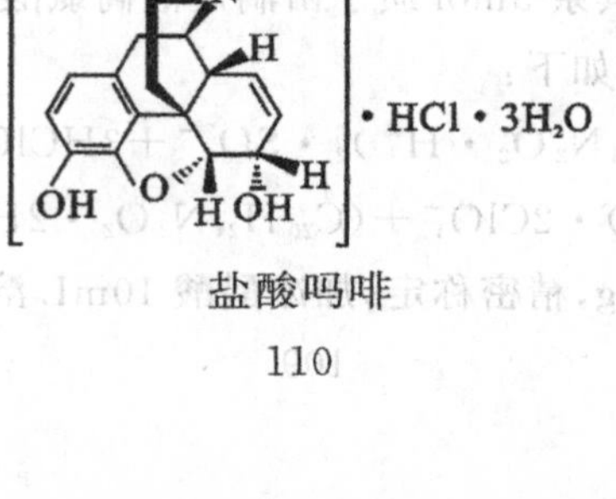

盐酸吗啡

(一)鉴别

1.生物碱显色反应

(1)原理:生物碱能与一些化学试剂产生特殊的颜色而用于鉴别。常用的显色试剂有浓硫酸、浓硝酸、硫酸钼、硫酸钒、硫酸铈铵等。显色反应的机理可能是由于药物与试剂发生了氧化、脱水、缩合反应等。《中国药典》(2010 年版)采用钼硫酸试液和稀铁氰化钾试液鉴别盐酸吗啡。

(2)方法:取供试品约 1mg,加钼硫酸试液 0.5mL,即显紫色,继变为蓝色,最后变为棕绿色。

取供试品约 1mg,加水 1mL 溶解后,加稀铁氰化钾试液 1 滴,即显蓝绿色。

2.Marquis 反应

(1)原理:此反应为含酚羟基的异喹啉类生物碱的特征反应,如吗啡、可待因等。盐酸吗啡遇甲醛-硫酸试液可形成具有醌式结构的有色化合物。

(2)方法:取供试品 1mg,加甲醛-硫酸试液 1 滴,即显紫色。

3.氯化物反应

盐酸吗啡的水溶液显氯化物的鉴别反应。

(1)原理:盐酸吗啡,具有氯离子,可发生氯化物的一般鉴别试验。《中国药典》(2010 年版)采用此法鉴别盐酸吗啡原料药。

(2)方法:取供试品适量,加氨试液使成碱性,析出的沉淀滤过除去,滤液加稀硝酸使成酸性后,滴加硝酸银试液,即生成白色凝乳状沉淀。

(二)检查

《中国药典》(2010 年版)在盐酸吗啡检查项中设立了酸度、溶液的澄清度与颜色、铵盐、阿扑吗啡、罂粟酸、有关物质、干燥失重和炽灼残渣项目,以限制相关杂质的含量。

1.阿扑吗啡的检查

(1)原理:吗啡在酸性溶液中加热,可以脱水,经分子重排,生成阿扑吗啡,阿扑吗啡具还原性。若盐酸吗啡水溶液中含有阿扑吗啡,在碳酸氢钠碱性条件下,后者经碘试液氧化,生成水溶性绿色化合物,此产物能溶于乙醚,乙醚层显深宝石红色,水层仍显绿色。

(2)方法:取供试品 50mg,加水 4mL 溶解后,加碳酸氢钠 0.10g 与 0.1mol/L 碘溶液 1 滴,加乙醚 5mL,振摇提取,静置分层后,乙醚层不得显红色,水层不得显绿色。

2.罂粟酸的检查

(1)原理:阿片中含有罂粟酸,在提取吗啡时,可能引入。罂粟酸在微酸性溶液中遇三氯化铁生成红色的罂粟酸铁。

(2)方法:取供试品 0.15g,加水 5mL 溶解后,加稀盐酸 5mL 与三氯化铁试液 2 滴,不得显红色。

3.有关物质的检查

(1)原理:由于生物碱多从植物中提取,可能引入的杂质成分较复杂,中国药典(2010 年版)规定盐酸吗啡原料药要进行有关物质的检查,采用高效液相色谱法。

(2)色谱条件及系统适用性试验:照高效液相色谱法试验,用十八烷基硅烷键合硅胶为填充剂，以 0.002 5mol/L 庚烷磺酸钠的 0.01mol/L 磷酸二氢钾水溶液(含 0.1%三乙胺，用磷酸调 pH 2.5±0.1)-乙腈(85：15)为流动相，检测波长 210nm，柱温 30℃。

(3)方法：取供试品适量，加流动相溶解并稀释制成每 1mL 中约含盐酸吗啡 0.5mg 的溶液，作为供试品溶液；精密量取适量，用流动相定量稀释制成每 1mL 中含 5μg 的溶液作为对照溶液。另取盐酸吗啡对照品适量，加水溶解，制成每 1mL 中含 0.2mg 的溶液，量取 5mL，加 0.4%的三氯化铁溶液 1mL，置沸水浴中加热 10min，放冷；量取该溶液 1mL，加入磷酸可待因对照品溶液(取磷酸可待因对照品适量，加流动相溶解并稀释制成每 1mL 中约含磷酸可待因 25μg 的溶液)1mL，摇匀，作为系统适用性试验溶液。取系统适用性试验溶液 20μL 注入液相色谱仪，记录色谱图，主要色谱峰的出峰顺序为：吗啡、伪吗啡和可待因。吗啡的保留时间为 7～8min，伪吗啡的相对保留时间为 1.2～1.5min，可待因的相对保留时间为2.0～2.3min，各色谱峰之间的分离度均应符合要求。取对照溶液 20μL 注入液相色谱仪，调节检测灵敏度，使主成分色谱峰的峰高约为满量程的 20%。精密量取对照溶液和供试品溶液各 20μL，分别注入液相色谱仪，记录色谱图至主成分色谱峰保留时间的 4 倍。供试品溶液中如有与伪吗啡峰保留时间一致的色谱峰，其峰面积乘以校正因子 2 后，不得大于对照溶液主峰面积的 0.4 倍(0.4%)，可待因和其他单个杂质峰均不得大于对照溶液主峰面积的 0.25 倍(0.25%)，各杂质峰面积的和不得大于对照溶液主峰面积(1.0%)。供试品溶液色谱图中任何小于对照溶液主峰面积 0.05 倍的峰忽略不计。

(三)含量测定

《中国药典》(2010 年版)采用非水溶液滴定法测定盐酸吗啡原料药的含量。

(1)原理：盐酸吗啡属于生物碱的氢卤酸盐。用高氯酸滴定液滴定生物碱的氢卤酸盐，置换出氢卤酸：

$$BH^+ \cdot X^- + HClO_4 \longrightarrow BH^+ \cdot ClO_4^- + HX$$

氢卤酸在冰醋酸中的酸性较强，影响滴定进行，须先加入过量的醋酸汞冰醋酸溶液，生成难解离的卤化汞，而氢卤酸盐转化为醋酸盐：

$$2BH^+ \cdot X^- + Hg(Ac)_2 \longrightarrow 2BH^+ \cdot Ac^- + HgX_2$$

然后用高氯酸滴定液滴定：

$$BH^+ \cdot Ac^- + HClO_4 \longrightarrow BH^+ \cdot ClO_4^- + HAc$$

(2)方法：取供试品约 0.2g，精密称定，加冰醋酸 10mL 与醋酸汞试液 4mL 溶解后，加结晶紫指示液 1 滴，用高氯酸滴定液(0.1mol/L)滴定，至溶液显绿色，并将滴定结果用空白试验校正。每 1mL 高氯酸滴定液(0.1mol/L)相当于 32.18mg 的 $C_{17}H_{19}NO_3 \cdot HCl$。

二、盐酸吗啡注射液的分析

(一)鉴别

取供试品，置水浴上蒸干后，分取残渣。

(1)生物碱显色反应：上述残渣照盐酸吗啡项下进行鉴别。

(2)Marquis 反应：上述残渣照盐酸吗啡项下进行鉴别。

(3)氯化物反应：上述残渣照盐酸吗啡项下进行鉴别。

(二)检查

《中国药典》(2010年版)在盐酸吗啡注射液检查项中设立了pH值、有关物质和细菌内毒素等项目,以限制相关杂质的含量。下面主要介绍有关物质的检查。

(1)原理:由于生物碱多从植物中提取,可能引入的杂质成分较复杂,中国药典(2010年版)规定盐酸吗啡注射液要进行有关物质的检查,采用高效液相色谱法。

(2)色谱条件及系统适用性试验:照高效液相色谱法试验,用十八烷基硅烷键合硅胶为填充剂,以0.0025mol/L庚烷磺酸钠的0.01mol/L磷酸二氢钾水溶液(含0.1%三乙胺,用磷酸调pH 2.5±0.1)-乙腈(85∶15)为流动相,检测波长210nm,柱温30℃。

(3)方法:取供试品适量,用流动相稀释制成每1mL中含盐酸吗啡0.5mg的溶液,作为供试品溶液;精密量取适量,用流动相定量稀释制成每1mL中含5μg的溶液作为对照溶液。照盐酸吗啡有关物质项下的方法测定,供试品溶液色谱图中如有与伪吗啡保留时间一致的色谱峰,其峰面积乘以校正因子2后,不得大于对照溶液主峰面积的0.5倍(0.5%),其他单个杂质峰面积不得大于对照溶液主峰面积的0.5倍(0.5%),各杂质峰面积的和不得大于对照溶液主峰面积(1.0%)。供试品溶液色谱图中任何小于对照溶液主峰面积0.05倍的峰忽略不计。

(三)含量测定

(1)原理:大多数生物碱类药物在分子结构中含有不饱和双键或芳香环共轭体系,因此在紫外光区产生吸收,可采用对照品比较法或吸收系数法对生物碱的制剂进行含量测定,如《中国药典》(2010年版)采用紫外-可见分光光度法测定盐酸吗啡注射液的含量。

(2)方法:精密量取供试品适量,用0.1mol/L氢氧化钠溶液稀释制成每1mL中约含吗啡20μg的溶液,照紫外-可见分光光度法,在250nm的波长处测定吸光度;另取吗啡对照品适量,精密称定,用0.1mol/L氢氧化钠溶液溶解并定量稀释制成每1mL中约含20μg的溶液,同法测定。计算,结果乘以1.317,即得盐酸吗啡($C_{17}H_{19}NO_3 \cdot HCl \cdot 3H_2O$)的含量。

三、磷酸可待因糖浆的分析

磷酸可待因为白色细微结晶性粉末,会风化。易溶于水,在三氯甲烷和乙醚中溶解度均较小。磷酸可待因为17-甲基-3-甲氧基-4,5α-环氧-7,8-二去氢吗啡喃-6α-醇磷酸盐倍半水合物,其结构如下。

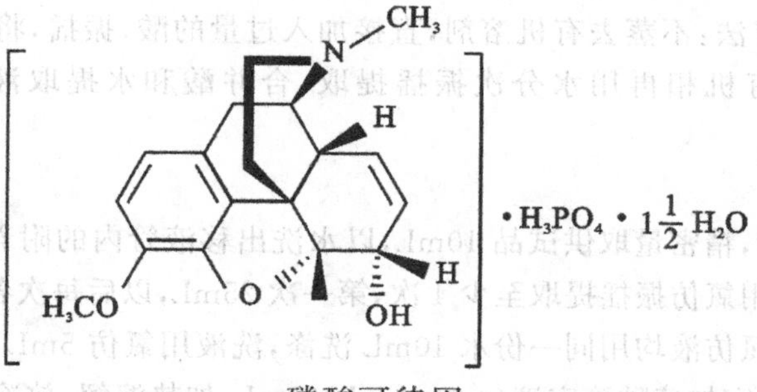

磷酸可待因

磷酸可待因糖浆为无色至淡黄色的浓厚液体,味先甜而后苦。

(一)鉴别

《中国药典》(2010 年版)采用含亚硒酸的硫酸溶液鉴别磷酸可待因糖浆。

(1)原理：生物碱能与一些化学试剂产生特殊的颜色而用于鉴别。常用的显色试剂有浓硫酸、浓硝酸、硫酸钼、硫酸钒、硫酸铈铵等。显色反应的机理可能是由于药物与试剂发生了氧化、脱水、缩合反应等。

(2)方法：取供试品 1mL，加氢氧化钠试液使成碱性，加三氯甲烷 1mL，强力振摇，静置使分层，取三氯甲烷液数滴，置白瓷板上，加含亚硒酸 2.5mg 的硫酸 0.5mL，立即显绿色，渐变为蓝色。

(二)检查

《中国药典》(2010 年版)在磷酸可待因糖浆检查项中设立了相对密度项目，还规定其应符合糖浆剂项下有关的各项规定。

(三)含量测定

1.原理

一般来说，生物碱盐类可溶于水，游离生物碱不溶于水而溶于有机溶剂。利用生物碱及其盐类溶解性质上的差异，经碱化、有机溶剂提取后，再用滴定法进行药物的含量测定，即是所谓的提取酸碱滴定法。本法适合于碱性较强(pK_b6～9)的生物碱类药物的分析。《中国药典》(2010 年版)采用提取酸碱滴定法测定磷酸可待因糖浆的含量。

具体分为两步，首先是提取，然后是滴定。

(1)碱化、提取分离：利用生物碱盐类可溶于水，而生物碱不溶于水而溶于有机溶剂的性质，将生物碱的盐碱化、提取后滴定。其方法是将供试品溶于水或稀矿酸中，加入适宜的碱性试剂使生物碱游离出来，再用合适的有机溶剂振摇提取，使游离的生物碱转溶于有机溶剂中。有机相用水洗，除去混存的碱性试剂和水溶性杂质，再用无水硫酸钠或西黄蓍胶脱水、滤过，分出有机相。

(2)滴定：提取所得有机相可以下列 3 种方法之一进行含量测定。

1)直接滴定法：将有机溶剂蒸干，于残渣中加入适量的中性醇，使生物碱溶解，用酸滴定液直接滴定。

2)剩余滴定法：将有机溶剂蒸干，向残渣中加入过量的酸使其溶解，再用碱滴定剩余的酸。

3)提取剩余滴定法：不蒸去有机溶剂，直接加入过量的酸，振摇，将生物碱定量地返提酸液中，分出酸液，有机相再用水分次振摇提取，合并酸和水提取液，最后用碱滴定液回滴。

2.方法

用内容量移液管，精密量取供试品 10mL，以水洗出移液管内的附着液，置分液漏斗中，加氨试液使成碱性，用氯仿振摇提取至少 4 次，第一次 25mL，以后每次各 15mL，至可待因提尽为止，每次得到的氯仿液均用同一份水 10mL 洗涤，洗液用氯仿 5mL 振摇提取，合并氯仿液，置水浴上蒸干，精密加硫酸滴定液(0.01mol/L)25mL，加热溶解，放冷，加甲基红指示液 2 滴，用氢氧化钠滴定液(0.02mol/L)滴定。每 1mL 的硫酸滴定液(0.01mol/L)相当于

84.88mg的 $C_{18}H_{21}NO_3 \cdot H_3PO_4 \cdot 3/2H_2O$。

3.注意事项

若生物碱易挥发或分解(麻黄碱、烟碱),通常选择 2)法测定,具体做法是在有机溶剂蒸至近干时,先加入酸液“固定”生物碱,再继续加热除去剩余的有机溶剂,放冷后完成滴定。有些生物碱(可待因、奎宁等)的盐酸盐可溶于氯仿,因此,如用氯仿提取时,酸滴定液不宜用盐酸,而应用硫酸。如用盐酸作滴定液,则可用其他有机溶剂作提取液。

思　考　题

1.常用哪些显色反应鉴别生物碱类药物?试举例说明。

2.硫酸奎宁中主要特殊杂质有哪些?如何检查?

3.生物碱类药物的含量测定方法有哪些?

4.举例说明非水溶液滴定法测定生物碱类药物的原理和方法。

5.试述酸性染料比色法测定硫酸阿托品片的反应原理和反应条件。

6.试述提取酸碱滴定法测定磷酸可待因糖浆的条件和方法。

第十一章　甾体激素类药物的分析

章节要点

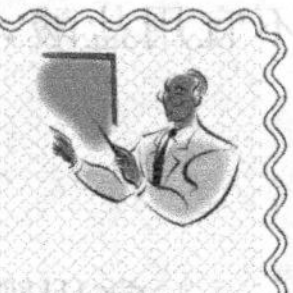

1.掌握　醋酸地塞米松、丙酸睾酮、炔雌醇及其制剂等的鉴别和含量测定方法。

2.熟悉　甾体激素类药物的杂质检查方法。

3.了解　甾体激素类药物的结构。

甾体激素类药物是指分子结构中含有甾体母核的激素类药物，为临床上一类较为重要的药物。主要包括肾上腺皮质激素和性激素两大类，性激素又分为雌激素、雄激素和蛋白同化激素及孕激素等。本章主要介绍醋酸地塞米松及其乳膏、地塞米松磷酸钠、丙酸睾酮及其注射液、炔雌醇及其片剂的质量分析方法。

第一节　醋酸地塞米松及其乳膏、地塞米松磷酸钠的分析

一、醋酸地塞米松的分析

醋酸地塞米松为白色或类白色的结晶或结晶性粉末，无臭，味微苦。在丙酮中易溶，在甲醇或无水乙醇中溶解，在乙醇或三氯甲烷中略溶，在乙醚中极微溶解，在水中不溶。醋酸地塞米松的比旋度为＋82°～＋88°，吸收系数（$E_{1cm}^{1\%}$）为 343～371。醋酸地塞米松为16α-甲基-11β，17α，21-三羟基-9α-氟孕甾-1，4-二烯-3，20-二酮-21-醋酸酯，其结构如下：

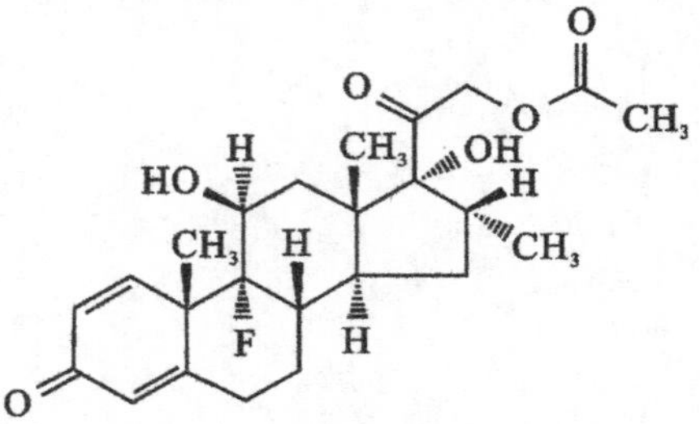

醋酸地塞米松

（一）鉴别

1.与斐林试剂（碱性酒石酸铜）的沉淀反应

（1）原理：肾上腺皮质激素类药物 C_{17} 位上的 α-醇酮基具有还原性，与氧化剂斐林试剂能生成橙红色的氧化亚铜沉淀。

（2）方法：取供试品约 10mg，加甲醇 1mL，微温溶解后，加热的碱性酒石酸铜试液

1mL，即生成红色沉淀。

2.生成酯的反应

（1）原理：某些 C_{17} 或 C_{21} 位成酯的甾体激素类药物，如醋酸泼尼松、醋酸甲地孕酮、戊酸雌二醇、己酸羟孕酮等，可利用酯的特点，先进行水解产生相应的羧酸，再根据羧酸的性质进行鉴别。醋酸酯类药物水解可产生醋酸，醋酸再与乙醇反应形成乙酸乙酯，通过乙酸乙酯的香气进行鉴别；戊酸或己酸酯类药物，如戊酸雌二醇、己酸羟孕酮等，可先在碱性溶液中水解，再经酸化后加热，即可产生戊酸、己酸的特臭气味，据此进行鉴别。

（2）方法：取供试品 50mg，加乙醇制氢氧化钾试液 2mL，置水浴中加热 5min，放冷，加硫酸溶液（1→2）2mL，缓缓煮沸 1min，即产生乙酸乙酯的香气。

3.有机氟化物的反应

（1）原理：某些含氟的有机药物如醋酸地塞米松、醋酸氟轻松，先用氧瓶燃烧法对样品进行有机破坏处理，使有机结合的氟转变成无机的 F^-，再在 pH＝4.3 的条件下与茜素氟蓝试液和硝酸亚铈试液反应，生成蓝紫色的水溶性配合物。由于卤原子与药物是以共价键连接的，因此需先采用氧瓶燃烧法或回流水解法将有机结合的卤原子转换为无机离子后再进行鉴别。

（2）方法：取供试品约 7mg，照氧瓶燃烧法进行有机破坏，用水 20mL 与 0.01mol/L 氢氧化钠溶液 6.5mL 为吸收液，待燃烧完毕后，充分振摇；取吸收液 2mL，加茜素氟蓝试液 0.5mL，再加 12％醋酸钠的稀醋酸溶液 0.2mL，用水稀释至 4mL，加硝酸亚铈试液 0.5mL，即显蓝紫色；同时做空白对照试验。

（二）检查

《中国药典》（2010 年版）在醋酸地塞米松检查项中设立了有关物质、干燥失重、炽灼残渣和硒项目，以限制相关杂质的含量。

1.有关物质的检查

（1）原理：中国药典（2010 年版）规定醋酸地塞米松原料药要进行有关物质的检查，采用高效液相色谱法。

（2）色谱条件及系统适用性试验：用十八烷基硅烷键合硅胶为填充剂，以乙腈-水（40∶60）为流动相，检测波长为 240nm。

（3）方法：取供试品，精密称定，加流动相溶解并定量稀释制成每 1mL 中约含 0.5mg 的溶液，作为供试品溶液（临用新制）；另取地塞米松对照品，精密称定，加流动相溶解并定量稀释制成每 1mL 中约含 0.5mg 的溶液，精密量取 1mL，加供试品溶液 1mL，置同一 100mL 量瓶中，用流动相稀释至刻度，摇匀，作为对照溶液。取对照溶液注入液相色谱仪，调节检测灵敏度，使醋酸地塞米松峰的峰高约为满量程的 30％。再精密量取供试品溶液与对照溶液各 20μL，分别注入液相色谱仪，记录色谱图至供试品溶液主成分峰保留时间的 2 倍。供试品溶液的色谱图中如有与对照溶液中地塞米松保留时间一致的色谱峰，按外标法以峰面积计算，其含量不得过 0.5％；其他单个杂质峰面积不得大于对照溶液中醋酸地塞米松峰面积的 0.5 倍（0.5％），各杂质峰面积（与地塞米松保留时间一致的杂质峰面积乘以 1.13）的和不得大于对照溶液中醋酸地塞米松峰面积（1.0％）。供试品溶液色谱图中任何小于对照溶液中醋酸地塞米松峰面积 0.01 倍的峰可忽略不计。

2.硒的检查

(1)原理:硒来源于生产中使用二氧化硒脱氢工艺。其检查原理是利用氧瓶燃烧法破坏后,使硒以无机状态的 Se^{6+} 存在,然后用盐酸羟胺将 Se^{6+} 还原成 Se^{4+},再于 pH 为 2 的条件下与 2,3-二氨基萘作用,生成 4,5-苯并硒二唑,经环己烷提取后,在 378 波长处有最大吸收。通过测定供试品溶液和对照品溶液在 378nm 波长处的吸收度进行比较,规定供试品溶液的吸收度不得大于硒对照溶液的吸收度,从而判断供试品中硒是否超过了限量。

(2)方法:

1)标准硒溶液:取已知含量的亚硒酸钠适量,加硝酸溶液(1→30)制成每 1mL 中含硒 1.00mg的溶液;精密量取 5mL 置 250mL 量瓶中,加水稀释至刻度,摇匀后,再精密量取 5mL,置 100mL 量瓶中,加水稀释至刻度,摇匀,即得(每 1mL 相当于 1μg 的 Se)。

2)硒对照溶液:精密量取标准硒溶液 5mL,置 100mL 烧杯中,加硝酸溶液(1→30) 25mL 和水 10mL,摇匀,即得。

3)供试品溶液:除另有规定外,取各品种项下规定量的供试品,照氧瓶燃烧法,用 1 000mL的燃烧瓶,以硝酸溶液(1→30)25mL 为吸收液,进行有机破坏后,将吸收液移置 100mL 烧杯中,用水 15mL 分次冲洗燃烧瓶及铂丝,洗液并入吸收液中,即得。

4)测定:将上述硒对照溶液与供试品溶液分别用氨试液调节 pH 值至 2.0±0.2 后,转移至分液漏斗中,用水少量分次洗涤烧杯,洗液并入分液漏斗中,使成 60mL,各加盐酸羟胺溶液(1→2)1mL,摇匀后,立即精密加二氨基萘试液 5mL,摇匀,在室温下放置 100min,精密加环己烷 5mL,强烈振摇 2min,静置分层,弃去水层,环己烷层用无水硫酸钠脱水后,照紫外-可见分光光度法,在 378nm 的波长处分别测定吸光度。供试品溶液的吸光度不得大于硒对照溶液的吸光度(0.005%)。

(三)含量测定

《中国药典》(2010 年版)采用高效液相色谱法测定醋酸地塞米松原料药的含量。

(1)色谱条件及系统适用性试验:用十八烷基硅烷键合硅胶为填充剂,以乙腈-水(40:60)为流动相,检测波长为 240nm。地塞米松峰与醋酸地塞米松峰的分离度应大于 20.0。

(2)方法:取供试品,精密称定,加甲醇溶解并定量稀释制成每 1mL 中约含 50μg 的溶液,作为供试品溶液(临用新制),精密量取供试品溶液 20μL 注入液相色谱仪,记录色谱图;另取醋酸地塞米松对照品,同法测定。按外标法以峰面积计算,即得。

二、醋酸地塞米松乳膏的分析

(一)鉴别

1.与斐林试剂(碱性酒石酸铜)的沉淀反应

(1)原理:肾上腺皮质激素类药物 C_{17} 位上的 α-醇酮基具有还原性,与氧化剂斐林试剂能生成橙红色的氧化亚铜沉淀。

(2)方法:取供试品约 14g,置烧杯中,加无水乙醇 50mL,在水浴上加热使融化,置冰浴中冷却后,滤过,滤液蒸干,残渣加甲醇 1mL,微温溶解后,加热的碱性酒石酸铜试液

1mL，即生成红色沉淀。

2.薄层色谱法

（1）原理：薄层色谱法是鉴别甾体激素类药物制剂的主要方法之一，具有分离效能高、简便、快速等特点。《中国药典》（2010 年版）采用薄层色谱法鉴别醋酸地塞米松乳膏。

（2）方法：取供试品约 5g，加无水乙醇 30mL，在水浴上加热使溶解，放冷，置冰浴中约 30 分钟，滤过，取滤液，用无水乙醇稀释至 20mL，作为供试品溶液。另取醋酸地塞米松对照品 12.5mg，加无水乙醇溶解并稀释至 100mL，作为对照品溶液。照薄层色谱法试验，取上述两种溶液各 4μL，分别点于同一硅胶 G 薄层板上，以三氯甲烷-丙酮（4：1）为展开剂，展开，晾干，喷以硫酸-无水乙醇（4：1），在 105℃加热至对照品溶液有斑点显出，供试品溶液所显主斑点的位置和颜色与对照品溶液的主斑点相同。

（二）检查

《中国药典》（2010 年版）规定醋酸地塞米松乳膏应符合乳膏剂项下有关的各项规定。

（三）含量测定

《中国药典》（2010 年版）采用高效液相色谱法测定醋酸地塞米松乳膏的含量。

（1）色谱条件及系统适用性试验：用十八烷基硅烷键合硅胶为填充剂，以甲醇-水（66：34）为流动相，检测波长为 240nm。理论板数按醋酸地塞米松峰计算不低于 3 500。

（2）方法：取供试品适量（约相当于醋酸地塞米松 0.5mg），精密称定，精密加甲醇 50mL，用匀浆机以 9 500r/min 搅拌 30s，置冰浴中放置 1h，经有机相滤膜（0.45μm）滤过，弃去初滤液 5mL，精密量取续滤液 20μL 注入液相色谱仪，记录色谱图；另取醋酸地塞米松对照品，精密称定，加甲醇溶解并定量稀释制成每 1mL 中约含 10μg 的溶液，同法测定，按外标法以峰面积计算，即得。

三、地塞米松磷酸钠的分析

地塞米松磷酸钠为白色至微黄色粉末，无臭，味微苦，有引湿性。在水或甲醇中溶解，在丙酮或乙醚中几乎不溶。地塞米松磷酸钠的比旋度为＋72°～＋80°。地塞米松磷酸钠为 16α-甲基-11β，17α，21-三羟基-9α-氟孕甾-1，4-二烯-3，20-二酮-21-磷酸酯二钠盐，其结构如下。

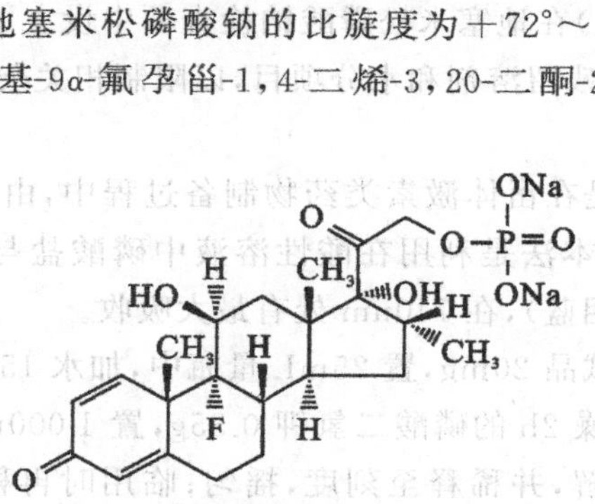

地塞米松磷酸钠

（一）鉴别

1.有机氟化物的反应

同地塞米松项下的鉴别反应。

2.钠盐反应

(1)原理：地塞米松磷酸钠为二钠盐，《中国药典》(2010 年版)利用钠盐反应进行鉴别。

(2)方法：取供试品约 40mg，加硫酸 2mL，缓缓加热至发生白烟，滴加硝酸 0.5mL，继续加热至氧化氮蒸气除尽，放冷，滴加水 2mL，再缓缓加热至发生白烟，溶液显微黄色，放冷，滴加水 10mL，用氨试液中和至溶液遇石蕊试纸显中性反应，加少许活性炭脱色，滤过，分取滤液。

1)取铂丝，蘸取上述滤液，在无色火焰中燃烧，火焰即显鲜黄色。

2)取上述滤液适量，置于 10mL 试管中，加水 2mL 溶解；加 15%碳酸钾溶液 2mL，加热至沸，应不得有沉淀生成；加焦锑酸钾试液 4mL，加热至沸；置冷水中冷却，必要时，用玻棒摩擦试管内壁，应有致密的沉淀生成。

3.磷酸盐反应

(1)原理：地塞米松磷酸钠为磷酸盐，《中国药典》(2010 年版)利用磷酸盐反应进行鉴别。

(2)方法：取供试品约 40mg，加硫酸 2mL，缓缓加热至发生白烟，滴加硝酸 0.5mL，继续加热至氧化氮蒸气除尽，放冷，滴加水 2mL，再缓缓加热至发生白烟，溶液显微黄色，放冷，滴加水 10mL，用氨试液中和至溶液遇石蕊试纸显中性反应，加少许活性炭脱色，滤过，分取滤液。

1)取上述滤液，加硝酸银试液，即生成浅黄色沉淀；分离，沉淀在氨试液或稀硝酸中均易溶解。

2)取上述滤液，加氯化铵镁试液，即生成白色结晶性沉淀。

3)取上述滤液，加钼酸铵试液与硝酸后，加热即生成黄色沉淀；分离，沉淀能在氨试液中溶解。

(二)检查

《中国药典》(2010 年版)在地塞米松磷酸钠检查项中设立了碱度、溶液的澄清度与颜色、游离磷酸盐、有关物质、残留溶剂和水分项目，以限制相关杂质的含量。

1.游离磷酸盐的检查

(1)原理：游离磷酸盐是在甾体激素类药物制备过程中，由磷酸酯化时残存的过量磷酸盐，用钼蓝比色法检查。本法是利用在酸性溶液中磷酸盐与钼酸铵作用，生成磷钼酸铵，经还原形成磷钼酸蓝(钼蓝)，在 740nm 处有最大吸收。

(2)方法：精密称取供试品 20mg，置 25mL 量瓶中，加水 15mL 使溶解；取标准磷酸盐溶液[精密称取经 105℃干燥 2h 的磷酸二氢钾 0.35g，置 1 000mL 量瓶中，加硫酸溶液(3→10)10mL 与水适量使溶解，并稀释至刻度，摇匀；临用时再稀释 10 倍]4.0mL，置另一 25mL 量瓶中，加水 11mL；各精密加钼酸铵硫酸试液 2.5mL 与 1-氨基-2-萘酚-4-磺酸溶液(取无水亚硫酸钠 5g、亚硫酸氢钠 94.3g 与 1-氨基-2-萘酚-4-磺酸 0.7g 充分混合，临用时取此混合物 1.5g 加水 10mL 使溶解，必要时滤过)1mL，加水至刻度，摇匀，在 20℃放置 30～50min。用分光光度法，在 740nm 的波长处测定吸光度。供试品溶液的吸光度不得大于对照溶液的吸光度。

2.残留溶剂的检查

(1)原理:某些甾体激素类药物在生产工艺中使用大量的甲醇和丙酮,甲醇对人体有害,因此规定作甲醇与丙酮残留量检查。《中国药典》(2010年版)采用气相色谱法对地塞米松磷酸钠中甲醇、乙醇和丙酮进行检查,规定采用气相色谱法测定时不得出现甲醇峰,丙酮不得超过5.0%(g/g)。

(2)方法:精密量取甲醇10μL(相当于7.9mg)与丙酮100μL(相当于79mg)于100mL量瓶中,精密加0.1%(mL/mL)正丙醇(内标物质)溶液20mL,加水稀释至刻度,摇匀,作为对照溶液;另取供试品约0.16g,精密称定,置10mL量瓶中,精密加入上述内标溶液2mL,加水溶解并稀释至刻度,摇匀,作为供试品溶液。取上述溶液,用气相色谱法测定,用高分子多孔小球色谱柱(按正丙醇计算的理论板数应大于700),在柱温150℃测定。含丙酮不得超过5.0%(g/g),并不得出现甲醇峰。

(三)含量测定

《中国药典》(2010年版)采用高效液相色谱法测定地塞米松磷酸钠的含量。

(1)色谱条件及系统适用性试验:用十八烷基硅烷键合硅胶为填充剂,三乙胺溶液(取三乙胺7.5mL,加水稀释至1 000mL,用磷酸调节pH值至3.0±0.05)-甲醇-乙腈(55:40:5)为流动相;检测波长为242nm。取地塞米松磷酸钠与地塞米松,加甲醇溶解并稀释制成每1mL中各约含10μg的溶液,取20μL注入液相色谱仪,记录色谱图,理论板数按地塞米松磷酸钠峰计算不低于7 000,地塞米松磷酸钠峰与地塞米松峰的分离度应大于4.4。

(2)方法:测定法取供试品约20mg,精密称定,置50mL量瓶中,加水溶解并稀释至刻度,摇匀,精密量取适量,用流动相定量稀释制成每1mL中约含40μg的溶液,精密量取20μL注入液相色谱仪,记录色谱图;另取地塞米松磷酸酯对照品,同法测定。按外标法以峰面积乘以1.093 1计算,即得。

第二节 丙酸睾酮及其注射液的分析

一、丙酸睾酮的分析

丙酸睾酮为白色结晶或类白色结晶性粉末,无臭。在三氯甲烷中极易溶解,在甲醇、乙醇或乙醚中易溶,在乙酸乙酯中溶解,在植物油中略溶,在水中不溶。熔点为118~123℃,比旋度为+84°~+90°。丙酸睾酮为17β-羟基雄甾-4-烯-3-酮丙酸酯,其结构如下。

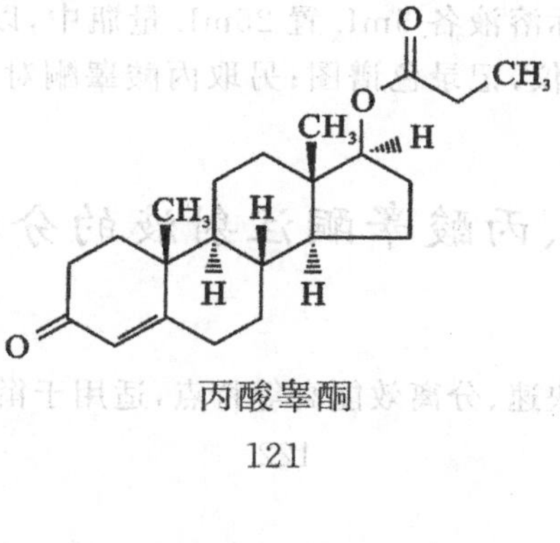

丙酸睾酮

(一)鉴别

《中国药典》(2010 年版)采用高效液相色谱法鉴别丙酸睾酮原料药,规定在含量测定项下记录的色谱图中,供试品溶液主峰的保留时间应与对照品溶液主峰的保留时间一致。

(二)检查

《中国药典》(2010 年版)在丙酸睾酮检查项中设立了有关物质和干燥失重项目,以限制相关杂质的含量。下面主要介绍有关物质的检查。

(1)色谱条件及系统适用性试验:用十八烷基硅烷键合硅胶为填充剂,以甲醇-水(80 : 20)为流动相,调节流速使丙酸睾酮峰的保留时间约为 12min,检测波长为 241nm。

(2)方法:取供试品适量,精密称定,加甲醇分别制成每 1mL 含 1mg 的溶液,作为供试品溶液;精密量 1mL,置 100mL 量瓶中,用甲醇稀释至刻度,摇匀,作为对照溶液。照含量测定项下的色谱条件,取对照溶液 10μL 注入液相色谱仪,调节检测灵敏度,使主成分峰的峰高约为满量程的 20%。再精密量取供试品溶液与对照溶液各 10μL,注入液相色谱仪,记录色谱图至主成分峰保留时间的 2 倍。供试品溶液的色谱图中如有杂质峰,单个杂质峰面积不得大于对照溶液主峰面积的 0.5 倍(0.5%),各杂质峰面积的和不得大于对照溶液中主峰面积(1.0%)。供试品溶液色谱图中任何小于对照溶液主峰面积 0.02 倍的峰可忽略不计。

(三)含量测定

高效液相色谱法具有快速、取样量少、准确、灵敏、分离效能好等特点,因此,被各国药典所采用和重视。在高效液相色谱法中,测定甾体激素类药物的含量绝大多数采用内标法。色谱柱为不锈钢柱;固定相常用十八烷基硅烷键合硅胶;流动相多用甲醇-水组成的混合溶剂,也有的流动相用乙腈-水、甲醇-水-乙醚、甲醇-四氢呋喃-水等混合液;检测器均为紫外光检测器,检测波长为 240nm 和 254nm。《中国药典》(2010 年版)采用高效液相色谱法测定丙酸睾酮原料药的含量。

(1)色谱条件及系统适用性试验:用十八烷基硅烷键合硅胶为填充剂,以甲醇-水(80 : 20)为流动相,调节流速使丙酸睾酮峰的保留时间约为 12min,检测波长为 241nm。

取供试品约 50mg,加甲醇适量使溶解,加 1mol/L 氢氧化钠溶液 5mL,摇匀,室温放置 30min 后,用 1mol/L 盐酸溶液调节至中性,转移至 50mL 量瓶中,用甲醇稀释至刻度,摇匀,取 10μL 注入液相色谱仪,记录色谱图,丙酸睾酮与降解物(相对保留时间约为 0.4min)的分离度应不小于 20。理论板数按丙酸睾酮峰计算不低于 4 000。

(2)方法:取供试品约 25mg,精密称定,置 25mL 量瓶中,以甲醇溶解并稀释至刻度,摇匀;精密量取该溶液与内标溶液各 5mL 置 25mL 量瓶中,以甲醇稀释至刻度,摇匀,精密量取 10μL 注入液相色谱仪,记录色谱图;另取丙酸睾酮对照品,同法测定。按外标法以峰面积计算,即得。

二、丙酸睾酮注射液的分析

(一)鉴别

薄层色谱法具有简便、快速、分离效能高等特点,适用于甾体激素类药物,特别是甾体激素类药物制剂的鉴别。《中国药典》(2010 年版)采用薄层色谱法鉴别丙酸睾酮注射液。

方法　取供试品适量(约相当于丙酸睾酮 10mg),加无水乙醇 10mL,强力振摇,置冰浴中放置使分层,取上层乙醇溶液置离心管中离心,取上清液作为供试品溶液;另取丙酸睾酮对照品,加无水乙醇制成每 1mL 中约含 1mg 的溶液,作为对照品溶液。照薄层色谱法试验,吸取上述两种溶液各 10μL,分别点于同一硅胶 GF_{254} 薄层板上,以二氯甲烷-甲醇(19∶0.5)为展开剂,展开,晾干,置紫外光灯(254nm)下检视,供试品溶液所显主斑点的位置和颜色应与对照品溶液的主斑点相同。

(二)检查

《中国药典》(2010 年版)在丙酸睾酮注射液检查项中设立了有关物质项目,以限制相关杂质的含量,还规定其应符合注射剂项下有关的各项规定。

(三)含量测定

《中国药典》(2010 年版)采用高效液相色谱法测定丙酸睾酮注射液的含量。

(1)色谱条件及系统适用性试验:用十八烷基硅烷键合硅胶为填充剂,以甲醇-水(80∶20)为流动相,调节流速使丙酸睾酮峰的保留时间约为 12min,检测波长为 241nm。

(2)方法:用内容量移液管精密量取供试品适量(约相当于丙酸睾酮 50mg),置 50mL 量瓶中,用乙醚分数次洗涤移液管内壁,洗液并入量瓶中,用乙醚稀释至刻度,摇匀,精密量取 5mL,置具塞离心管中,在温水浴上使乙醚挥散,用甲醇振摇提取 4 次(5mL、5mL、5mL、3mL),每次振摇 10min 后离心 15min,合并甲醇提取液,置 25mL 量瓶中,用甲醇稀释至刻度,摇匀,精密量取 10μL 注入液相色谱仪,记录色谱图;另取丙酸睾酮对照品,同法测定。按外标法以峰面积计算,即得。

第三节　炔雌醇及其片剂的分析

一、炔雌醇的分析

炔雌醇为白色或类白色的结晶性粉末,无臭。在乙醇、丙醇或乙醚中易溶,在三氯甲烷中溶解,在水中不溶。熔点为 180～186℃,比旋度为 −26°～−31°。炔雌醇为 3-羟基-19-去甲-17α-孕甾-1,3,5(10)-三烯-20-炔-17-醇,其结构如下。

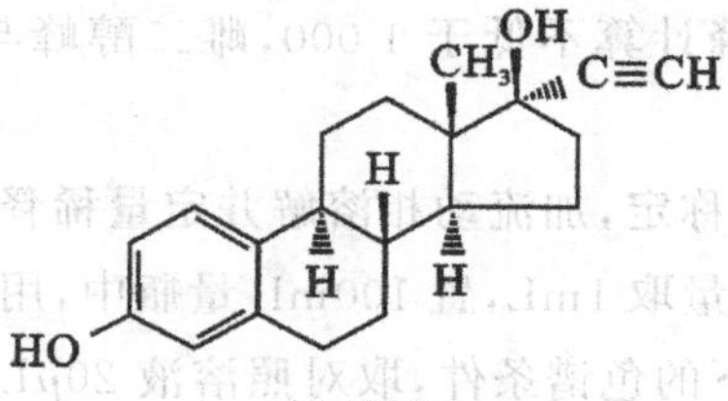

炔雌醇

(一)鉴别

1.与硫酸的呈色反应

(1)原理:甾体激素类药物中有许多能与硫酸、盐酸、高氯酸、磷酸等反应呈色,其中以甾体激素类药物与硫酸的呈色反应应用较为广泛。甾体激素与硫酸的呈色反应操作简便,不同的药物可形成不同的颜色或荧光而能相互区别,反应灵敏,目前为各国药典所应用。《中国药典》(2010 年版)采用此法鉴别炔雌醇。

(2)方法:取供试品 2mg,加硫酸 2mL 溶解后,溶液显橙红色,在反射光线下出现黄绿色荧光;将此溶液倾入 4mL 水中,即生成玫瑰红色絮状沉淀。

2.与硝酸银的沉淀反应

(1)原理:含炔基的甾体激素类药物,遇硝酸银试液,即生成白色的乙炔银盐沉淀。《中国药典》(2010 年版)采用此法鉴别炔雌醇。

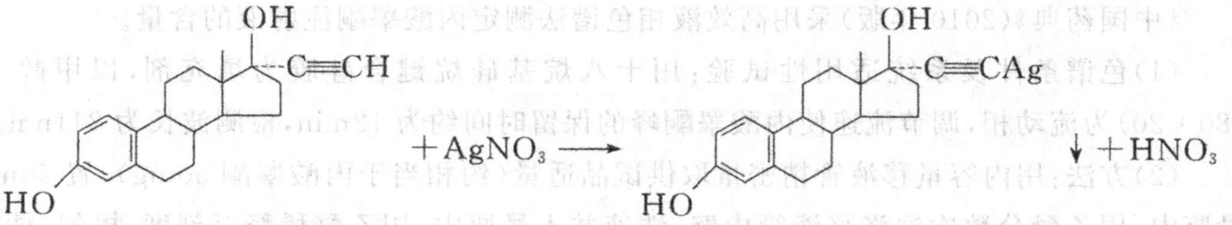

(2)方法:取供试品 10mg,加乙醇 1mL 溶解后,加硝酸银试液 5～6 滴,即生成白色沉淀。

3.高效液相色谱法

《中国药典》(2010 年版)规定在炔雌醇含量测定项下记录的色谱图中,供试品溶液主峰的保留时间应与对照品溶液主峰的保留时间一致。

(二)检查

《中国药典》(2010 年版)在炔雌醇检查项中设立了有关物质和干燥失重项目,以限制相关杂质的含量。下面主要介绍有关物质的检查。

(1)色谱条件及系统适用性试验:用十八烷基硅烷键合硅胶为填充剂,以乙腈-水(45 : 55)为流动相;检测波长为 280nm。

取雌二醇对照品 10mg,置 50mL 量瓶中,加供试品溶液 10mL,用流动相稀释至刻度,取 1mL,置 10mL 量瓶中,用流动相稀释至刻度,摇匀,取 20μL 注入液相色谱仪,记录色谱图。理论板数按炔雌醇峰计算不低于 1 000,雌二醇峰与炔雌醇峰的分离度应大于 3.5。

(2)方法:取供试品,精密称定,加流动相溶解并定量稀释制成每 1mL 中约含 1mg 的溶液,作为供试品溶液。精密量取 1mL,置 100mL 量瓶中,用流动相稀释至刻度,摇匀,作为对照溶液。照含量测定项下的色谱条件,取对照溶液 20μL 注入液相色谱仪,调节检测灵敏度,使主成分色谱峰的峰高约达满量程。再精密量取供试品溶液与对照溶液各 20μL,分别注入液相色谱仪,记录色谱图至主成分峰保留时间的 2.5 倍。供试品溶液色谱图中如有杂质峰，单个杂质峰面积不得大于对照溶液主峰面积（1.0%），各杂质峰面积的和不得大于对照溶液主峰面积的1.5倍（1.5%）。

（三）含量测定

《中国药典》（2010年版）采用高效液相色谱法测定炔雌醇原料药的含量。

（1）色谱条件及系统适用性试验：用十八烷基硅烷键合硅胶为填充剂，以乙腈-水（45：55）为流动相；检测波长为280nm。取雌二醇对照品10mg，置50mL量瓶中，加供试品溶液10mL，用流动相稀释至刻度，取1mL，置10mL量瓶中，用流动相稀释至刻度，摇匀，取20μL注人液相色谱仪，记录色谱图。理论板数按炔雌醇峰计算不低于1 000，雌二醇峰与炔雌醇峰的分离度应大于3.5。

（2）方法：取供试品，精密称定，加流动相溶解并定量稀释制成每1mL中约含1mg的溶液，作为供试品溶液。精密量取供试品溶液20μL注入液相色谱仪，记录色谱图；另取炔雌醇对照品，同法测定。按外标法以峰面计算，即得。

二、炔雌醇片的分析

（一）鉴别

1.与硫酸的呈色反应

（1）原理：炔雌醇能与硫酸反应呈色，《中国药典》（2010年版）采用此法鉴别炔雌醇片。

（2）方法：取供试品细粉适量（约相当于炔雌醇20μg），加无水乙醇5mL，研磨数分钟，滤过，滤液置水浴中蒸干，残渣中滴加硫酸1mL，即显橙红色。

2.高效液相色谱法

《中国药典》（2010年版）规定在炔雌醇片含量测定项下记录的色谱图中，供试品溶液主峰的保留时间应与对照品溶液主峰的保留时间一致。

（二）检查

《中国药典》（2010年版）在炔雌醇片检查项中设立了含量均匀度项目，还规定应符合片剂项下有关的各项规定。下面主要介绍炔雌醇片含量均匀度的检查。

方法：取供试品1片，置具塞试管（5μg规格、20μg规格和50μg规格）或100mL量瓶（500μg规格）中，精密加流动相1mL（5μg规格）或4mL（20μg规格）或10mL（50μg规格）或适量（500μg规格），超声处理使炔雌醇溶解，放冷，后者用流动相稀释至刻度，摇匀，离心，取上清液照含量测定项下的方法测定含量，限度为±20%，应符合规定。

（三）含量测定

《中国药典》（2010年版）采用高效液相色谱法测定炔雌醇片的含量。

（1）色谱条件及系统适用性试验：用十八烷基硅烷键合硅胶为填充剂，以甲醇-水（70：30）为流动相；检测波长为220nm。理论板数按炔雌醇峰计算不低于2 000，炔雌醇峰与相邻峰的分离度应符合要求。

(2)方法：取供试品 20 片，精密称定，研细，精密称取适量(约相当于炔雌醇 50μg)，置具塞试管中，精密加流动相 10mL，超声处理使炔雌醇溶解，摇匀，放冷，离心。精密量取上清液 20μL 注入液相色谱仪，记录色谱图；另取炔雌醇对照品，精密称定，加流动相溶解并定量稀释制成每 1mL 中约含 5μg 的溶液，同法测定。按外标法以峰面计算，即得。

思考题

1.醋酸地塞米松有哪些特殊杂质？如何检查硒？

2.采用什么方法测定醋酸地塞米松乳膏的含量？试述测定条件和方法。

3.地塞米松磷酸钠有哪些特殊杂质？如何检查残留溶剂？

4.试述鉴别丙酸睾酮的原理和方法。

5.试述鉴别炔雌醇的原理和方法。

6.试述高效液相色谱法测定炔雌醇片的条件和方法。

第十二章　维生素类药物的分析

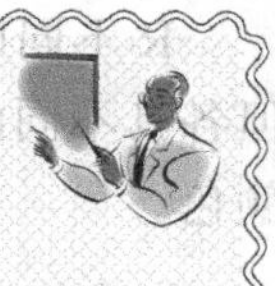

章节要点

1.掌握　维生素 A、维生素 E、维生素 B_1、维生素 C 的鉴别试验及含量测定方法。

2.熟悉　维生素类药物的杂质检查方法。

3.了解　维生素 A、维生素 B_1 的结构及主要的化学性质。

维生素是维持人类机体正常代谢功能所必需的一类活性物质，主要用于机体的能量转移和代谢调节，体内不能自行合成，须从食物中摄取。从化学结构上看，维生素类均属有机化合物，但并非同属一类化合物，其中有些是醇、酯，有些是酸、胺，还有些是酚和醛类，各具不同的理化性质和生理作用。《中国药典》(2010 年版)收载了维生素 A、B_1、B_2、B_6、B_{12}、C、D_2、D_3、E、K_1、叶酸、烟酸、烟酰胺等原料及制剂共 40 多个品种，按其溶解度分为脂溶性维生素(如维生素 A、D、E、K 等)和水溶性维生素(维生素 B_1、B_2、C、烟酸、泛酸和叶酸等)两大类。

本章仅对四类重要的维生素(A、B_1、C、E)进行讨论，阐述其化学结构、理化性质以及与分析方法间的关系，结合《中国药典》(2010 年版)重点讲解本类药物的鉴别、杂质检查和含量测定的原理与方法。

第一节　脂溶性维生素类药物的分析

一、维生素 A 的分析

维生素 A 包括维生素 A_1(视黄醇)、去氢维生素 A(维生素 A_2)和去水维生素 A(维生素 A_3)等，其中维生素 A_1 活性最高，维生素 A_2 的生物活性是维生素 A_1 的 30%～40%，维生素 A_3 的生物活性是维生素 A_1 的 0.4%，故通常所说的维生素 A 系指维生素 A_1。维生素 A 是一种不饱和脂肪醇，在自然界中主要来自鲛类无毒海鱼肝脏中提取的脂肪油(通称为鱼肝油)，其含量高达 60 万单位/克(U/g，相当于 180mg/g)，目前主要采用人工合成方法制取。在鱼肝油中维生素 A 多以各种酯类混合物的形式存在，其中主要为醋酸酯和棕榈酸酯。

《中国药典》(2010 年版)收载的维生素 A 是指人工合成的维生素 A 醋酸酯结晶加精制植物油制成的油溶液，为淡黄色油溶液或结晶与油的混合物(加热至 60℃应为澄清溶液)。

维生素 A 的结构为具有一个共轭多烯醇侧链的环己烯，因而具有许多立体异构体。

天然维生素 A 主要是全反式维生素 A，尚有多种其他异构体。

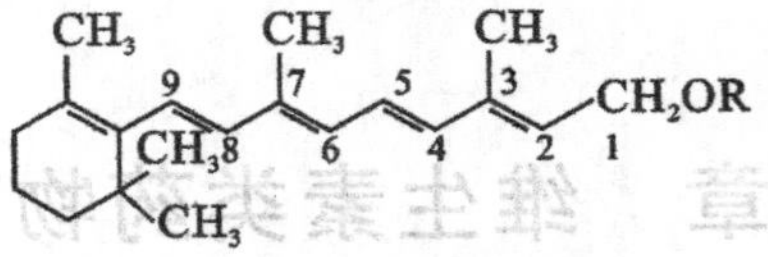

维生素 A

R 不同则可以是维生素 A 醇或其酯，见表 12-1。其他异构体具有相似的化学性质，但各具不同的光谱特性和生物效价。这些物质也有紫外吸收，并能与显色剂产生相近颜色。

表 12-1　维生素 A 的主要成分

名称	—R	分子式	摩尔质量	晶型	熔点
维生素 A 醇	—H	$C_{20}H_{30}O$	286.44	黄色棱形结晶	62～64℃
维生素 A 醋酸酯	$—COCH_3$	$C_{22}H_{32}O_2$	328.48	淡黄色棱形结晶	57～58℃
维生素 A 棕榈酸酯	$—COC_{15}H_{31}$	$C_{36}H_{60}O_2$	524.84	无定型或结晶	28～29℃

维生素 A 与三氯甲烷、乙醚、环已烷或石油醚能任意混合，在乙醇中微溶，在水中不溶。维生素 A 中有多个不饱和键，性质不稳定，易被空气中氧或氧化剂氧化，易被紫外光裂解，特别在加热和金属离子存在时，更易氧化变质，生成无生物活性的环氧化合物、维生素 A 醛或维生素 A 酸。维生素 A 对酸不稳定，遇 Lewis 或无水氯化氢乙醇液，可发生脱水反应，生成脱水维生素 A。维生素 A 醋酸酯较维生素 A 稳定，一般将供试品或棕榈酸酯溶于植物油中供临床使用。因此，维生素 A 及其制剂除需密封在凉暗处保存外，还需充氮气或加入合适的抗氧剂。维生素 A 分子中具有共轭多烯醇的侧链结构，在 325～328nm 的范围内有最大吸收。维生素 A 在三氯甲烷中能与三氯化锑试剂作用，产生不稳定的蓝色。可以用此进行鉴别或用比色法测定含量。

(一)鉴别

1.三氯化锑反应(Carr-Price 反应)

(1)原理：维生素 A 在饱和无水三氯化锑的无醇三氯甲烷溶液中即显蓝色，渐变成紫红色。其机制为维生素 A 和氯化锑(Ⅲ)中存在的亲电试剂氯化高锑(Ⅴ)作用形成不稳定的蓝色碳正离子。

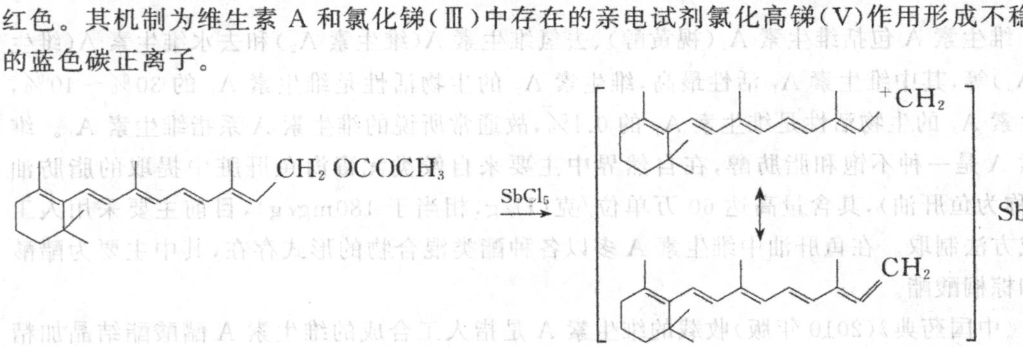

·RCOO

(2)方法：取维生素 A 油溶液 1 滴，加三氯甲烷 10mL 振摇使溶解；取出 2 滴，加三氯甲烷 2mL 与 25%三氯化锑的三氯甲烷溶液 0.5mL，即显蓝色，渐变成紫红色。

(3)注意事项:反应需在无水、无醇条件下进行。因为水可使三氯化锑水解成氯化氧锑(SbOCl),而乙醇可以和碳正离子作用使其正电荷消失。所以,仪器和试剂必须干燥无水,三氯甲烷中必须无醇。

2.紫外分光光度法

(1)原理:维生素A分子中含有5个共轭双键,其无水乙醇溶液在326nm的波长处有最大吸收峰。当在盐酸催化下加热,则发生脱水反应而生成脱水维生素A。后者比维生素A多一个共轭双键,故其最大吸收峰向长波长位移(红移),同时在350～390nm的波长出现3个吸收峰,通过光谱变化可鉴别维生素A。

(2)方法:取约相当于10U的维生素A供试品,加无水乙醇-盐酸(100:1)溶液溶解,立即用紫外分光光度计在300～400nm的波长范围内进行扫描,应在326nm的波长处有单一的吸收峰。将此溶液置水浴上加热30s,迅速冷却,照上法进行扫描,则应在348、367和389nm的波长处有三个尖锐的吸收峰,且在332nm的波长处有较低的吸收峰或拐点。

3.薄层色谱法

(1)原理:TLC操作简单,常用于药物的定性鉴别。

(2)方法:以硅胶G为吸附剂,环己烷-乙醚(80:20)为流动相。分别取供试品与对照品(不同维生素A酯类)的环己烷溶液(5U/μL)各2μL,点于薄层板上,不必挥散溶剂,立即展开。取出薄层板后,置空气中挥干,喷以三氯化锑溶液,比较供试品和对照品溶液所显蓝色斑点位置,即可鉴别。

(二)检查

供试品为维生素A醋酸酯结晶加精制植物油制成的油溶液,为了考察油脂等物质的变化情况,应检查酸值、过氧化值。

(1)酸值:酸值系指中和脂肪、脂肪油或其他类似物质1g中含有的游离脂肪酸所需氢氧化钾的重量(mg),但在测定时可采用氢氧化钠滴定液(0.1mol/L)进行滴定。

除另有规定外,按表12-2中规定的重量,精密称取供试品进行酸值的测定,如消耗氢氧化钠滴定液(0.1mol/L)的容积(mL)为A,供试品的重量(g)为W,照下式计算酸值。《中国药典》(2010年版)规定维生素A的酸值应不大于2.0。

表12-2 酸值测定重量表

酸值	0.5	10	50	100	200	500
称重	10	5	4	1	0.5	0.4

(2)过氧化值:过氧化值系指每1 000g供试品中含有的其氧化能力与一定量的氧相当的过氧化物量。采用氧化还原滴定法的置换碘量法测定,根据供试品的重量W(g),供试品消耗硫代硫酸钠的体积A(mL)和空白消耗硫代硫酸钠的体积B(mL),照下式计算过氧化值。《中国药典》(2010年版)规定维生素A的过氧化值应不大于15。

$$\text{供试品过氧化值}=\frac{10(A-B)}{W}$$

(三)含量测定

目前,《中国药典》(2010年版)收载紫外分光光度法或高效液相色谱法测定不同制剂中维生素 A 及其制剂中维生素 A 的含量。三氯化锑比色法主要作为食品和饲料中维生素 A 含量测定的常用方法。下面重点介绍《中国药典》(2010 年版)收载的紫外分光光度法、高效液相色谱法和三氯化锑比色法。

1.紫外分光光度法

维生素 A 在 325～328nm 的波长范围内具有最大吸收，可用于含量测定。但维生素 A 原料中常混有其他杂质，包括其多种异构体、氧化降解产物(维生素 A_2、维生素 A_3、环氧化物、维生素 A 醛和维生素 A 酸等)、合成中间体、副产物等有关物质，且维生素 A 制剂中常含稀释用油。这些杂质在紫外区也有吸收，以致在维生素 A 的最大吸收波长处测得的吸光度并非是维生素 A 所独有的吸收。为了得到准确的测定结果，消除非维生素 A 物质的无关吸收所引起的误差，故采用"三点校正法"测定，即在三个波长处测得吸光度后，在规定的条件下以校正公式进行校正，再进行计算，这样可消除无关吸收的干扰，求得维生素 A 的真实含量。

2.高效液相色谱法

《中国药典》(2010 年版)新增 HPLC 法作为维生素 A 的法定含量测定方法。本法适用于维生素 A 醋酸酯原料及其制剂中维生素 A 的含量测定。

(1)色谱条件及系统适用性试验：用硅胶为填充剂；以正己烷-异丙醇(997：3)为流动相；检测波长为 325nm；对照品溶液连续进样 5 次，主峰峰面积的相对标准偏差不得超过 3.0%；系统适用性溶液所得色谱图中维生素 A 醋酸酯主峰与其顺式异构体主峰分离度应大于 3.0。

(2)系统适用性溶液制备：取维生素 A 对照品适量(约相当于维生素 A 醋酸酯 300mg)，置烧杯中，加 0.05mol/L 碘液 0.2mL，混匀，放置约 10min。定量转移置 200mL 量瓶中，加正己烷稀释至刻度，再精密量取 1mL，置 100mL 量瓶中，加正己烷稀释至刻度，摇匀。

(3)方法：精密称定供试品适量(约相当于 15mg 维生素 A 醋酸酯)，置 100mL 量瓶中，加正己烷稀释至刻度，摇匀，再精密量取 5mL，置 50mL 量瓶中，加正己烷稀释至刻度，摇匀。另精密称定维生素 A 对照品适量(约相当于 15mg 维生素 A 醋酸酯)，置 100mL 量瓶中，加正己烷稀释至刻度，摇匀，再精密量取 5mL，置 50mL 量瓶中，加正己烷稀释至刻度，摇匀。精密量取供试品溶液、对照品溶液和系统适用性溶液各 10μL，注入液相色谱仪，记录色谱图按外标法以峰面积计算，含量应符合规定。

(4)注意事项：本法为正相高效液相色谱法，以硅胶为填充剂，以非极性溶剂正己烷-异丙醇(997：3)为流动相。若维生素 A 对照品中含有维生素 A 醋酸酯顺式异构体，则可直接用作系统适用性分离度考察，不必再做破坏性实验。

3.三氯化锑比色法

(1)原理：维生素 A 与三氯化锑的无水氯仿溶液作用，产生不稳定的蓝色，在 518～620nm 的波长处有最大吸收。

(2)方法：取维生素 A 对照品，制成系列浓度的三氯甲烷溶液，加入一定量的三氯化锑氯仿溶液，在 5～10s，于 620nm 的波长处测定吸光度，绘制标准曲线。按同法测定供试品溶液的吸光度，根据标准曲线计算含量。

(3)注意事项：本法产生的蓝色不稳定，要求操作迅速，一般规定加入三氯化锑后应在

5～10s测定。反应介质需无水，否则使三氯化锑水解产生 SbOCl 而使溶液混浊，影响比色。温度对呈色强度的影响很大，样品测定时的温度与绘制标准曲线时温度相差应在±1℃以内。否则，需重新绘制标准曲线。三氯化锑比色并非维生素 A 专属性反应，在相同条件下，某些有关物质均与三氯化锑显蓝色，干扰测定，常使测定结果偏高。三氯化锑试剂有强的腐蚀性，易损坏皮肤和仪器，使用时应严加注意。

二、维生素 E 的分析

维生素 E 为α-生育酚及其各种酯类，有天然品和合成品之分。天然品为右旋体（d-α），合成品为消旋体（dl-α），右旋体与消旋体效价比为 1.4∶10。《中国药典》（2010 年版）收载合成型或天然型维生素 E 和维生素 E 片剂、胶丸、粉剂与注射剂。

维生素 E 为微黄色或黄色透明的黏稠液体，在无水乙醇、丙酮、乙醚、石油醚中易溶，在水中不溶。维生素 E 为苯并二氢吡喃醇衍生物，苯环上有一个乙酰化的酚羟基，故又称为生育酚醋酸酯。合成型为（±）-2，5，7，8-四甲基-2-（4，8，12-三甲基十三烷基）-6-苯并二氢吡喃醇醋酸酯或 dl-α-生育酚醋酸酯；天然型为（+）-2，5，7，8-四甲基-2-（4，8，12-三甲基十三烷基）-6-苯并二氢吡喃醇醋酸酯或 d-α-生育酚醋酸酯。结构式如下。

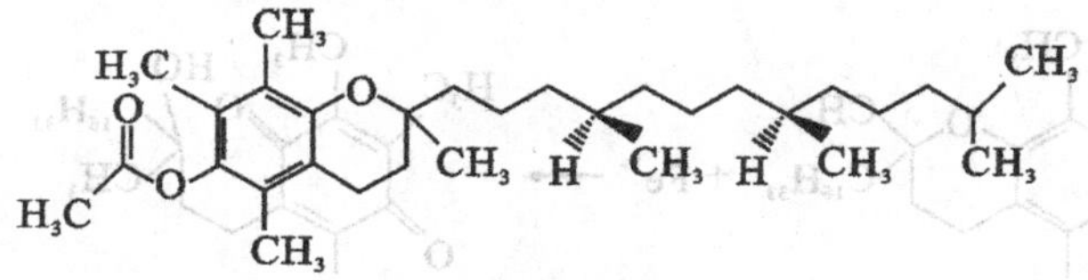

维生素 E（合成型）

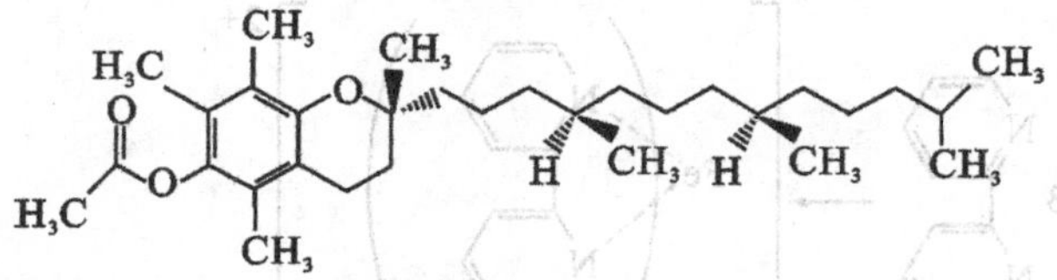

维生素 E（天然型）

维生素 E 苯环上有乙酰化的酚羟基，在酸性或碱性溶液中加热可水解生成游离生育酚，常作为特殊杂质进行检查。维生素 E 在无氧条件下对热稳定，加热 200℃也不破坏，但对氧十分敏感，遇光、空气可被氧化。其氧化产物为α-生育醌和α-生育酚二聚体。维生素 E 的水解产物游离生育酚，在有氧或其他氧化剂存在时，则进一步氧化生成有色的醌型化合物，尤其在碱性条件下，氧化反应更易发生。所以，游离生育酚暴露于空气和日光中，极易被氧化变色，故应避光保存。维生素 E 结构中苯环上有酚羟基，故有紫外吸收，其无水乙醇液在 284nm 的波长处有最大吸收，其吸收系数（$E_{1cm}^{1\%}$）为 41.0～45.0。

（一）鉴别

1.硝酸反应

（1）原理：维生素 E 在硝酸酸性条件下，水解生成生育酚，生育酚被硝酸氧化为邻醌结构的生育红而显橙红色。

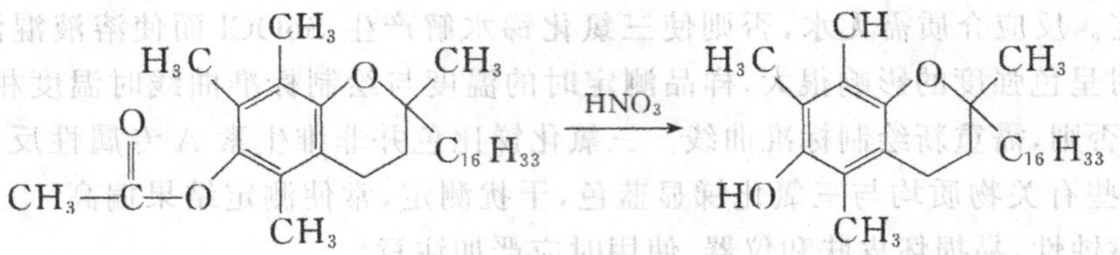

(2)方法：取供试品约 30mg，加无水乙醇 10mL 溶解后，加硝酸 2mL，摇匀，在 75℃加热约 15min，溶液应显橙红色。

2.三氯化铁反应

(1)原理：维生素 E 在碱性条件下，水解生成游离的生育酚，生育酚经乙醚提取后，可被 $FeCl_3$ 氧化成对-生育醌；同时 Fe^{3+} 被还原为 Fe^{2+}，Fe^{2+} 与联吡啶生成红色的配位离子。

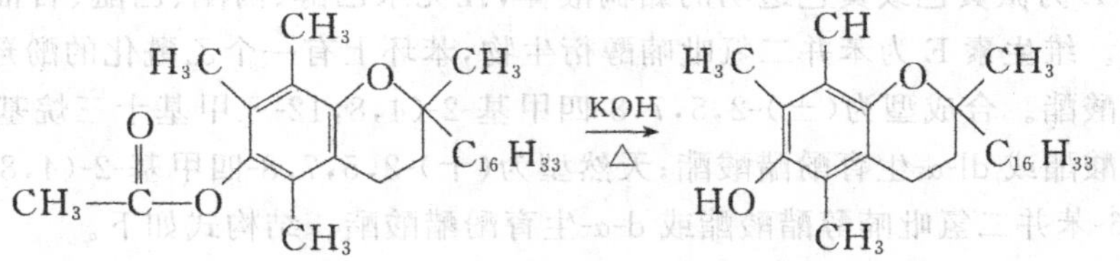

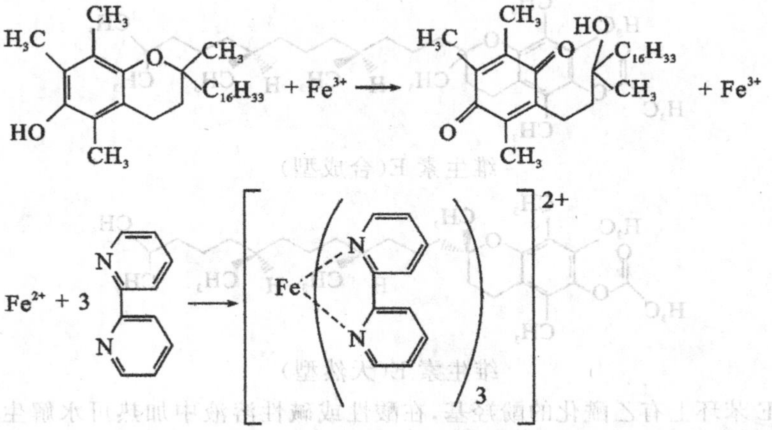

(2)方法：取供试品约 10mg，加乙醇制氢氧化钾试液 2mL，煮沸 5min，放冷，加水 4mL 与乙醚 10mL，振摇，静置使分层；取乙醚液 2mL，加 2,2′-联吡啶的乙醇溶液(0.5→100)数滴和三氯化铁的乙醇液(0.2→100)数滴，应显血红色。

3.红外光谱法

《中国药典》(2010 年版)采用红外光谱法鉴别维生素 E，采用气相色谱法鉴别维生素 E 及其各种制剂，按含量测定项下的方法试验，供试品主峰的保留时间应与维生素 E 对照品峰的保留时间一致。

(二)检查

《中国药典》(2010 年版)规定供试品须检查酸度和游离生育酚。

1.酸度

(1)原理：检查维生素 E 制备过程中引入的游离醋酸。

(2)方法:取乙醇与乙醚各 15mL,置锥形瓶中,加酚酞指示液 0.5mL,滴加氢氧化钠滴定液(0.1mol/L)至微显粉红色,加供试品 1.0g,溶解后,用氢氧化钠滴定液(0.1mol/L)滴定,不得超过 0.5mL。

2.生育酚

(1)原理:天然维生素 E《中国药典》(2010 年版)采用硫酸铈滴定法检查游离的生育酚。利用游离生育酚的还原性,可被硫酸铈定量氧化。故在一定条件下以消耗硫酸铈滴定液(0.01mol/L)的体积来控制游离生育酚的限量。游离生育酚被氧化成生育醌后失去两个电子,滴定反应的摩尔比为 1∶2,生育酚的分子量为 430.7,即 1mol 的硫酸铈相当于 1/2mol 的生育酚。

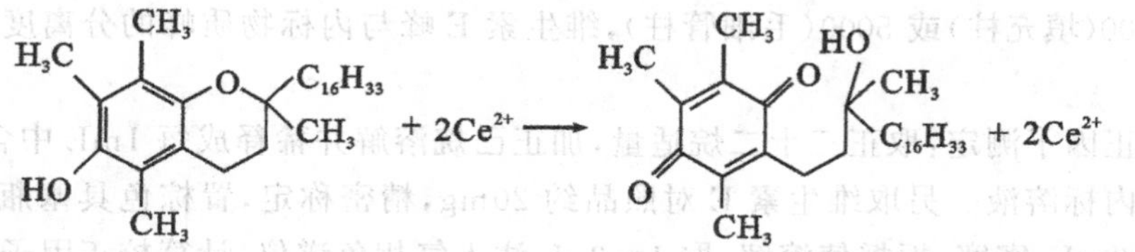

(2)方法:取供试品 0.10g,加无水乙醇 5mL 溶解后,加二苯胺试液 1 滴,用硫酸铈滴定液(0.01mol/L)滴定,消耗硫酸铈滴定液(0.01mol/L)不得过 1.0mL。

3.有关物质

(1)色谱条件及系统适用性试验:色谱柱为内径 4mm,长 15～30cm 的不锈钢柱,填充粒径 5～10μm 的十八烷基硅烷键合硅胶为固定相;流动相为甲醇-水(49∶1);紫外检测器,检测波长为 292nm。

(2)方法:取供试品适量,用正己烷稀释制成每 1mL 中含维生素 E 2.5mg 的溶液,作为供试品溶液;精密量取适量,加正己烷制成每 1mL 中含维生素 E 25μg 的溶液,作为对照溶液。照含量测定项下的色谱条件,分流比为 25∶1,取对照溶液 1μL 注入气相色谱仪,调节检测器灵敏度,使主成分色谱峰的峰高为满量程的 20%～30%;再精密量取供试品溶液与对照溶液各 1μL,分别注入气相色谱仪,记录色谱图至主成分峰保留时间的 2 倍,供试品溶液的色谱图中如有杂质峰(α-生育酚对维生素 E 峰的相对保留时间约为 0.87),α 生育酚不得大于对照溶液主峰面积的 1.0 倍(1.0%),其他单个最大杂质不得大于对照溶液主峰面积的 1.5 倍(1.5%),各杂质峰面积的和不得大于对照溶液主峰面积的 2.5 倍(2.5%)。

4.残留溶剂

方法:取供试品,精密称定,加二甲基甲酰胺溶解并定量稀释制成每 1mL 含约 50mg 的溶液,作为供试品溶液;另取正己烷,加二甲基甲酰胺定量稀释制成每 1mL 约含 10μg 的溶液,作为对照品溶液。照残留溶剂测定法第一法试验,以 5%苯基甲基聚硅氧烷为固定液(或极性相近的固定液),起始柱温为 50℃,维持 8min,然后以每分钟 45℃的速率升温至 260℃,维持 15min,应符合规定。

(三)含量测定

维生素 E 的含量测定方法很多,主要是利用维生素 E 水解产物游离生育酚的易氧化性质,用硫酸铈滴定液直接滴定;或将铁(Ⅲ)还原为铁(Ⅱ)后,再与不同试剂反应生成配位化合物进行比色测定。《中国药典》(2010年版)采用气相色谱法,该法专属性强,简便快速,特别适合于维生素E制剂的分析。

(1)原理:气相色谱法是集分离与测定于一体的分析方法,适合于多组分混合物的定性、定量分析。该法具有高度选择性,可分离维生素E及其异构体,选择性地测定维生素E,目前该法为各国药典所采用。中国药典收载的维生素E原料及其制剂均采用本法测定,维生素E的沸点虽高达350℃,但仍可不需经衍生化直接用气相色谱法测定含量,测定时均采用内标法。

(2)色谱条件及系统适用性试验:以硅酮(OV-17)为固定相,涂布浓度为2%,或以HP-1毛细管柱(100%二甲基聚硅氧烷)为分析柱;柱温为265℃。理论板数(n)按维生素E峰计算应不低于500(填充柱)或5000(毛细管柱),维生素E峰与内标物质峰的分离度(R)应符合要求。

(3)校正因子测定:取正三十二烷适量,加正己烷溶解并稀释成每1mL中含1.0mg的溶液,作为内标溶液。另取维生素E对照品约20mg,精密称定,置棕色具塞瓶中,精密加内标溶液10mL,密塞,振摇使溶解,取1～3μL注入气相色谱仪,计算校正因子。

(4)方法:取供试品约20mg,精密称定,置棕色具塞瓶中,精密加内标溶液10mL,密塞,振摇使溶解,取1～3μL注入气相色谱仪,测定,按内标法计算,即得。

第二节　水溶性维生素类药物的分析

一、维生素 B_1 的分析

维生素 B_1 广泛存在于米糠、麦麸和酵母中,此外来源于人工合成。供试品具有维持糖代谢及神经传导与消化的正常功能,主要用于治疗维生素 B_1 缺乏病、多发性神经炎和胃肠道等疾病。《中国药典》(2010年版)收载有维生素 B_1 及其片剂和注射剂。

维生素 B_1(亦称盐酸硫胺)为白色结晶或结晶性粉末,干燥品在空气中可迅速吸收4%的水分。在水中易溶,在乙醇中微溶,在乙醚中不溶,其水溶液显酸性。维生素 B_1 是由氨基嘧啶环和噻唑环通过亚甲基连接而成的季铵类化合物,噻唑环上季铵及嘧啶环上氨基,为两个碱性基团,可与酸成盐,结构式如下。

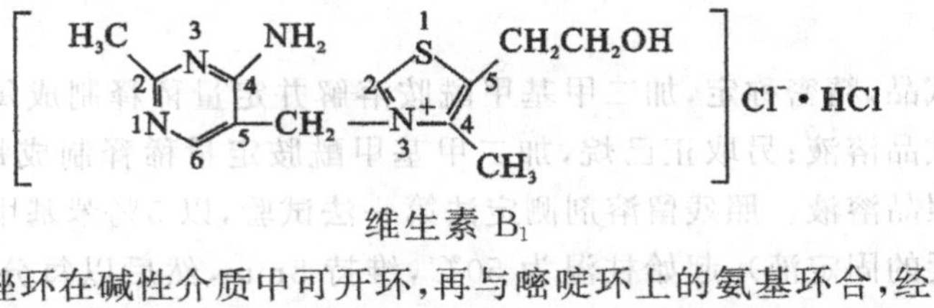

维生素 B_1

维生素 B_1 噻唑环在碱性介质中可开环,再与嘧啶环上的氨基环合,经铁氰化钾等氧化剂氧化成具有荧光的硫色素,后者溶于正丁醇中呈蓝色荧光。维生素 B_1 的12.5μg/mL盐酸溶液(9→1 000),在246nm的波长处测定吸光度,供试品的吸收系数($E_{1cm}^{1\%}$)为406～436。维生素 B_1 分子中含有两个杂环(嘧啶环和噻唑环),故可与某些生物碱沉淀试剂(如碘化汞钾、三硝基苯酚、碘溶液和硅钨酸等)反应生成组成恒定的沉淀,可用于鉴别和含量测定。维生素 B_1 为盐酸盐，故供试品的水溶液显氯化物的鉴别反应。

(一)鉴别

1.硫色素反应

(1)原理：硫色素反应为维生素 B_1 所特有的专属性反应，《中国药典》(2010 年版)用该反应鉴别维生素 B_1 及其制剂。维生素 B_1 在碱性溶液中，可被铁氰化钾氧化生成硫色素。硫色素溶于正丁醇(或异丁醇等)中，显蓝色荧光。

(2)方法：取供试品约 5mg，加氢氧化钠试液 2.5mL 溶解后，加铁氰化钾试液 0.5mL 与正丁醇 5mL，强力振摇 2min，放置使分层，上层显强烈的蓝色荧光；加酸使呈酸性，荧光即消失；再加碱使呈碱性，荧光又重现。

2.氯化物反应

供试品的水溶液显氯化物的鉴别反应。

(二)检查

1.硝酸盐

(1)原理：维生素 B_1 在合成过程中需使用硝酸盐，所以对其检查。采用靛胭脂法检查。

(2)方法：取供试品 1.0g，加水溶解并稀释至 100mL，取 1.0mL，加水 4.0mL 与 10%氯化钠溶液 0.5mL，摇匀，精密加稀靛胭脂试液(取靛胭脂试液，加等量的水稀释。临用前，量取本液 1.0mL，用水稀释至 50mL，按照紫外-分光光度法在 610nm 的波长处测定，吸光度应为 0.3～0.4)1mL，摇匀，沿管壁缓缓加硫酸 5.0mL，立即缓缓振摇 1min，放置 10min，与标准硝酸钾溶液(精密称取在 105℃干燥至恒重的硝酸钾 81.5mg，置 50mL 量瓶中，加水溶解并稀释至刻度，摇匀，精密量取 5mL，置 100mL 量瓶中，用水稀释至刻度，摇匀)。每 1mL 相当于 50μg 的 NO_3^- 0.50mL 用同一方法制成的对照液比较，不得更浅(0.25%)。

2.有关物质

(1)原理：维生素 B_1 原料及其制剂均采用高效液相色谱法进行有关物质的检查。

(2)方法：维生素 B_1 原料中有关物质的检查方法：取供试品精密称定，用流动相溶解并稀释成每 1mL 中含维生素 B_1 1mg 的溶液，作为供试品溶液；精密量取 1mL，置 100mL 量瓶中，加流动相稀释至刻度，摇匀作为对照溶液。按照高效液相色谱法测定，用十八烷基硅烷键合硅胶为填充剂；以甲醇-乙腈-0.02mol/L 庚烷磺酸钠溶液(含 1%三乙胺，用磷酸调 pH 至 5.5)(9∶9∶82)为流动相，检测波长为 254nm，理论板数按维生素 B_1 计算不低于 2 000，主峰与前后峰的分离度应符合要求。取对照溶液 20μL 注入液相色谱仪，调节检测灵敏度，使主成分色谱峰的峰高约为满量程的 20%。再精密量取供试品溶液与对照溶液各 20μL，分别注入液相色谱仪，记录色谱图至主成分保留时间的 3 倍，供试品溶液色谱图如有杂质峰，各杂质峰面积的和不得大于对照溶液主峰面积的 0.5 倍(0.5%)。

(三)含量测定

维生素 B_1 及其制剂常用的含量测定方法有非水滴定法、紫外分光光度法。《中国药典》(2010 年版)用非水溶液滴定法测定原料药，片剂和注射剂采用紫外分光光度法。

1.非水滴定法

(1)原理：维生素 B_1 分子中含有两个碱性的已成盐的伯胺和季铵基团，在非水溶液中(在醋酸汞存在下)，均可与高氯酸作用。根据消耗高氯酸的量即可计算维生素 B_1 的含量。

(2)方法：取供试品约 0.12g，精密称定，加冰醋酸 20mL 微热使溶解，放冷至室温，加醋酐 30mL，照电位滴定法，用高氯酸滴定液(0.1mol/L)滴定，并将滴定的结果用空白试验校正。每 1mL 高氯酸滴定液(0.1mol/L)相当于 16.86mg 的 $C_{12}H_{17}ClN_4OS \cdot HCl$。

(3)注意事项：①有机碱的氢卤酸盐在用高氯酸滴定前，须加入醋酸汞溶液。醋酸汞可与氢卤酸盐(盐酸)作用生成非解离的卤化汞(氯化汞)沉淀，以消除氢卤酸盐对非水滴定法的干扰。②本法可用于弱碱性药物及其盐类的含量测定。维生素 B_1 具有两个碱性基团，故与高氯酸反应的摩尔比为 1∶2。维生素 B_1 分子量为 337.27，所以滴定度为16.86mg/mL。

2.紫外分光光度法

维生素 B_1 分子中具有共轭双键结构，在紫外区有吸收，根据其最大吸收波长处的吸光度即可计算含量。《中国药典》(2010 年版)收载的维生素 B_1 片剂和注射剂均采用本法测定。

二、维生素 C 的分析

维生素 C 又称 L-抗坏血酸，在化学结构上和糖类十分相似，有 4 种光学异构体，其中以 L-构型右旋体的生物活性最强。《中国药典》(2010 年版)收载有维生素 C 原料及其片剂、泡腾片、颗粒剂、泡腾颗粒和注射剂。

维生素 C 在水中易溶，水溶液呈酸性；在乙醇中略溶，在三氯甲烷或乙醚中不溶。维生素 C 分子结构中具有烯二醇结构，具有内酯环，且有 2 个手性碳原子(C_4、C_5)，不仅使维生素 C 性质极为活泼，且具旋光性。结构式如下：

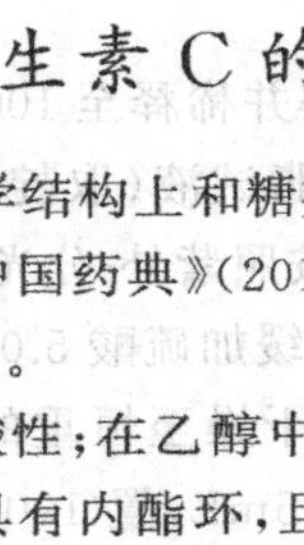

维生素 C

维生素 C 分子结构中的烯二醇基，尤其是 C_3-OH 由于受共轭效应的影响，酸性较强($pK_1=4.17$)；C_2-OH 的酸性极弱($pK_2=11.57$)，故维生素 C 一般表现为一元酸，可与碳酸氢钠作用生成钠盐。维生素 C 分子中有 2 个手性碳原子，故有 4 个光学异构体，其中 L(+)-抗坏血酸活性最强。供试品的比旋度为 $+20.50° \sim +21.50°$。维生素 C 分子中的烯二醇基具极强的还原性，易被氧化为二酮基而成为去氢抗坏血酸，加氢又可还原为抗坏血酸。在碱性溶液或强酸性溶液中能进一步水解为二酮古洛糖酸而失去活性。

(一)鉴别

1.与硝酸银反应

(1)原理：维生素 C 分子中有烯二醇基，具有强还原性，可被硝酸银氧化为去氢抗坏血酸，同时产生黑色金属银沉淀。《中国药典》(2010年版)采用该法鉴别维生素C原料药。

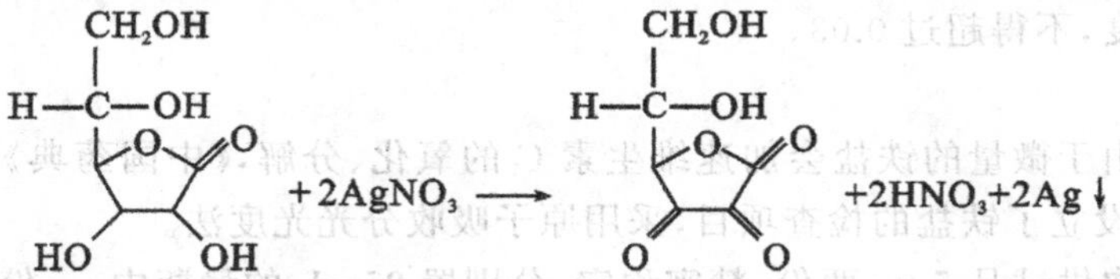

(2)方法：取供试品0.2g，加水10mL溶解。取该溶液5mL，加硝酸银试液0.5mL，即生成金属银的黑色沉淀。

2.与2,6-二氯靛酚反应

(1)原理：2,6-二氯靛酚为一染料，其氧化型在酸性介质中为玫瑰红色，碱性介质中为蓝色。与维生素C作用后生成还原型无色的酚亚胺。

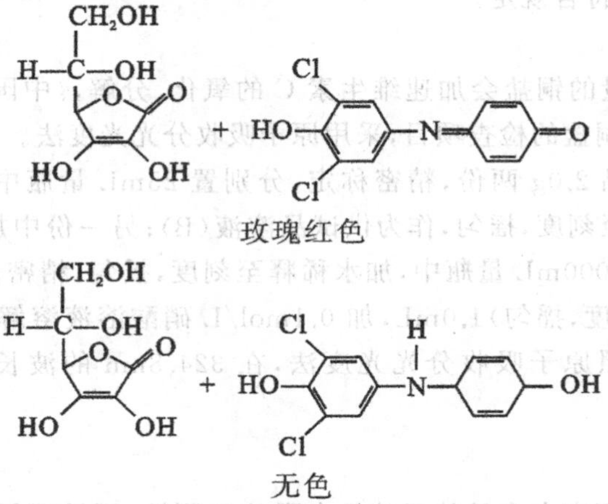

玫瑰红色

无色

(2)方法：取供试品0.2g，加水10mL溶解。取该溶液5mL，加二氯靛酚钠试液1～2滴，试液的颜色即消失。

3.与其他氧化剂反应

维生素C(抗坏血酸)还可被亚甲蓝、高锰酸钾、碱性酒石酸铜试液、磷钼酸等氧化剂氧化为去氢抗坏血酸，同时抗坏血酸可使其试剂褪色，产生沉淀或呈现颜色。

4.红外分光光度法

《中国药典》(2010年版)采用红外分光光度法鉴别维生素C。

(二)检查

《中国药典》(2010年版)规定应检查维生素C及其片剂、注射剂的澄清度与颜色，另外对维生素C原料中铜、铁离子进行检查。

1.溶液颜色与澄清度

(1)原理：维生素C及其制剂在贮存期间易变色，且颜色随贮存时间的延长而逐渐加深。因为维生素C的水溶液在高于或低于pH5～6时，受空气、光线和温度的影响，分子中的内酯环可发生水解，并进一步发生脱羧反应生成糠醛聚合呈色。为保证产品质量，须控制有色杂质的量。

(2)方法：取维生素C供试品3.0g，加水15mL，振摇使溶解，溶液应澄清无色；如显色，将溶液经4号垂熔玻璃漏斗滤过，取滤液，按照紫外-可见分光光度法，在420nm的波长处测定吸光度，不得超过0.03。

2.铁离子

(1)原理：由于微量的铁盐会加速维生素C的氧化、分解，《中国药典》(2010年版)在维生素C项下设立了铁盐的检查项目，采用原子吸收分光光度法。

(2)方法：取供试品5.0g两份，精密称定，分别置25mL的量瓶中，一份中加0.1mol/L硝酸溶液溶解并稀释至刻度，摇匀，作为供试品溶液(B)；另一份中加标准铁溶液(精密称取硫酸铁铵863mg，置1 000mL量瓶中，加1mol/L硫酸溶液25mL，加水稀释至刻度，摇匀，精密量取10mL，置100mL量瓶中，加水稀释至刻度，摇匀)1.0mL，加0.1mol/L硝酸溶液溶解并稀释至刻度，摇匀，作为对照溶液(A)。按照原子吸收分光光度法，在248.3nm的波长处分别测定，应符合规定。

3.铜离子

(1)原理：由于微量的铜盐会加速维生素C的氧化、分解，《中国药典》(2010年版)在维生素C项下设立了铜盐的检查项目，采用原子吸收分光光度法。

(2)方法：取供试品2.0g两份，精密称定，分别置25mL量瓶中，一份中加0.1mol/L硝酸溶液溶解并稀释至刻度，摇匀，作为供试品溶液(B)；另一份中加标准铜溶液(精密称取硫酸铜393mg，置1 000mL量瓶中，加水稀释至刻度，摇匀，精密量取10mL，置100mL量瓶中，加水稀释至刻度，摇匀)1.0mL，加0.1mol/L硝酸溶液溶解并稀释至刻度，摇匀，作为对照溶液(A)。照原子吸收分光光度法，在324.8nm的波长处分别测定，应符合规定。

(三)含量测定

维生素C的含量测定大多是基于其具有强的还原性，可被不同氧化剂定量氧化。因容量分析法简便快速、结果准确，被各国药典所采用，如碘量法、2,6-二氯靛酚法等。

1.碘量法

(1)原理：维生素C在醋酸酸性条件下，可被碘定量氧化。根据消耗碘滴定液的体积，即可计算维生素C的含量。

(2)方法：取供试品约0.2g，精密称定，加新沸过的冷水100mL与稀醋酸10mL使溶解，加淀粉指示液1mL，立即用碘滴定液(0.05mol/L)滴定，至溶液显蓝色并在30s内不褪。每1mL碘滴定液(0.05mol/L)相当于8.806mg的$C_6H_8O_6$。

(3)注意事项：①操作中加入稀醋酸10mL使滴定在酸性溶液中进行。因在酸性介质中维生素C受空气中氧的氧化速度减慢，但样品溶于稀醋酸后仍需立即进行滴定。②加新沸过的冷水的目的是为减少水中溶解的氧对测定的影响。③《中国药典》(2010年版)收载的维生素C原料、片剂、泡腾片、颗粒剂和注射剂均采用此法进行含量测定。为消除制剂中辅料对测定的干扰，滴定前要进行必要的处理。如片剂溶解后应滤过，取续滤液测定；注射剂测定前加丙酮2mL，以消除注射剂中抗氧剂亚硫酸氢钠对测定的影响。

2.2,6-二氯靛酚滴定法

(1)原理：2,6-二氯靛酚为一染料，其氧化型在酸性溶液中显红色，碱性溶液中为蓝色。当与维生素C反应后，即转变为无色的酚亚胺(还原型)。因此，维生素C在酸性溶液中，可用 2,6-二氯靛酚标准液滴定至溶液显玫瑰红色为终点，无需另加指示剂。《中国药典》(2010 年版)采用此法测定维生素 C 口服液的含量。

(2)方法：精密量取供试品适量(约相当于维生素 C50mg)，置 100mL 量瓶中，加偏磷酸-醋酸试液 20mL，用水稀释至刻度，摇匀；精密量取稀释液适量(约相当于维生素 C2mg)置 50mL 的锥形瓶中，加偏磷酸-醋酸试液 5mL，用 2,6-二氯靛酚滴定液滴定至溶液显玫瑰红色，并持续 5s 不褪色；另取偏磷酸-醋酸试液 5.5mL，加水 15mL，用 2,6-二氯靛酚滴定液滴定，作空白试验校正。以 2,6-二氯靛酚滴定液对维生素 C 滴定度计算，即可。

(3)注意事项：①本法并非维生素 C 的专一反应，其他还原性物质对测定也有干扰。但由于维生素 C 的氧化速度远比干扰物质的快，故快速滴定可减少干扰物质的影响。多用于含维生素 C 的制剂与食品分析。②也可用 2,6-二氯靛酚进行剩余比色测定，即在加入维生素 C 后，在很短的时间内，测定剩余染料的吸收强度，或利用醋酸乙酯或醋酸丁酯提取剩余染料后进行比色测定。③由于 2,6-二氯靛酚滴定液不够稳定，贮存时易缓缓分解，故需经常标定，贮备液不宜超过一周。

思 考 题

1.《中国药典》(2010 年版)采用什么方法测定维生素 A 含量，简述该方法的原理。

2.维生素 E 中需检查的特殊杂质以及检查的原理是什么？

3.《中国药典》(2010 年版)维生素 E 的含量测定采用什么方法？

4.简述维生素 B_1 的典型鉴别试验及其原理。试述维生素 B_1 原料药的含量测定方法。

5.简述硫色素反应鉴别维生素 B_1 的原理和方法。

6.简述维生素 C 中需检查的特殊杂质以及检查的方法是什么？试述碘量法测定维生素 C 的原理。

第十三章 抗生素类药物的分析

章节要点

1.掌握 β-内酰胺类、氨基糖苷类、四环素类抗生素药物的鉴别方法和含量测定方法。
2.熟悉 典型药物的杂质检查方法。
3.了解 抗生素类药物的结构和理化性质。

第一节 概 述

一、抗生素的特点

抗生素是指在低微浓度下即可对某些生物(病原微生物)的生命活动有特异抑制作用的化学物质的总称。临床应用的抗生素主要由生物合成(发酵)制得,少数由化学合成或者半合成制得。由于生产工艺复杂,发酵过程不易控制和易受污染等原因,抗生素与化学合成药物相比,其结构、组成更复杂,表现为三大特点。

(1)化学纯度低:表现为三多:即同系物多、异构体多和降解物多。

(2)活性组分易发生变异:微生物菌株的变化、发酵条件改变等均可导致抗生素组分的组成或比例的改变。

(3)稳定性差:抗生素分子结构中通常含有活泼基团,如青霉素、头孢菌素类结构中的β-内酰胺环和链霉素结构中的醛基等,具有稳定性差的特点。

二、抗生素类药物的质量分析

抗生素类药物的质量分析方法可分为化学法、物理化学法与生物学法,与一般化学药品一样通过鉴别、检查、含量(效价)测定等三个方面来控制其质量,但在具体方法和项目上有所不同。

(一)鉴别试验

抗生素类药物的鉴别方法仍以理化方法为主,包括官能团的显色反应、光谱法、色谱法等,但增加了生物学法,即通过检查抗生素灭活前后的抑菌能力,并与已知含量的对照品对照后进行鉴别。

(二)检查

由抗生素类药物的三大特点决定了其常规检查项目较为复杂和特殊，与一般化学药品相比，主要增加三个方面的检查指标：影响稳定性的水分和结晶性等；与临床安全性密切相关的异常毒性、热原、细菌内毒素、降压物质、无菌等；多组分抗生素的组分分析。

(三)含量/效价测定

(1)微生物检定法：微生物检定法是以抗生素抑制细菌生长能力或杀菌能力作为衡量效价标准的一种生物学方法。其优点有：①原理恰好与临床要求一致，更能够确定抗生素效价；②灵敏度高，需要样品量较小；③既适用较纯精制品，也适用于纯度较差的产品；④已知或新发现抗生素都能应用；⑤同一类型的抗生素，不需要分离，可一次测定它们的总效价。但其存在操作复杂费时和误差较大的缺点。

(2)物理化学法：物理化学法是根据抗生素的化学结构利用其特有的化学或物理化学性质及反应而进行测定的方法。对于提纯的产品以及化学结构已确定的抗生素，该法具有准确度与专属性较高，且操作简便的优点，但与临床疗效有偏差，只有当用物理化学法测定结果与用生物学法测定效价相一致时，才能用于效价测定。随着抗生素药物的发展和仪器分析方法的进步，物理化学法逐渐取代了生物学法。目前各国药典所收载的抗生素的物理化学法主要是 HPLC 法。

(3)抗生素剂量表示方法：抗生素的剂量常用重量和效价来表示。化学合成和半合成的抗生素类药物都以重量表示，生物合成的抗生素以效价表示，并同时注明与效价相对应的重量。效价是以抗菌效能(活性部分)作为衡量的标准，因此，效价的高低是衡量抗生素质量的相对标准。效价以“单位”(U)来表示，即每毫升或每毫克中含有某种抗生素的有效成分的多少。如 1mg 青霉素钠定为 1 670U，1mg 庆大霉素定为 590U。

三、抗生素的分类

抗生素种类繁多、性质复杂、用途各异，可按来源、作用对象、作用机制、生物合成途径和化学结构等作为分类依据。本章以有利于质量分析研究的化学结构分类法，通常习惯将其分为：β-内酰胺类(青霉素类、头孢菌素类)、氨基糖苷类(链霉素、庆大霉素、阿米卡星等)、四环素类(四环素、多西环素等)、大环内酯类(红霉素、麦迪霉素、螺旋霉素等)、多烯大环类(制霉菌素、两性霉素 B 等)、多肽类(多黏菌素等)、苯烃胺类(氯霉素等)、蒽环类(阿霉素等)和其他抗生素。

本章主要讨论β-内酰胺类、氨基糖苷类、四环素类抗生素的物理化学性质、鉴别试验、杂质检查、含量测定方法与原理。

第二节　β-内酰胺类抗生素

β-内酰胺类抗生素系指化学结构中具有β-内酰胺环的一大类抗生素。包括临床最常用的青霉素类与头孢菌素类，以及新发展的头霉素类、硫霉素类、单环β-内酰胺类等其他非典型β-内酰胺类抗生素。本节主要讨论青霉素类与头孢菌素类药物分析。

(一)结构与性质

1.化学结构

青霉素类与头孢菌素类的基本结构如图所示。共同点是：均具有一个四元β-内酰胺环(环上都有一个酰胺侧链)和一个羧基。不同点是：青霉素类母核为6-氨基青霉烷酸(6-APA)，含氢化噻唑环和3个手性碳原子；头孢菌素类的母核为7-氨基头孢菌烷酸(7-ACA)，含共轭结构、氢化噻嗪环和2个手性碳原子。由于侧链酰胺基上的R及R_1的不同，构成不同的青霉素和头孢菌素，品种较多。

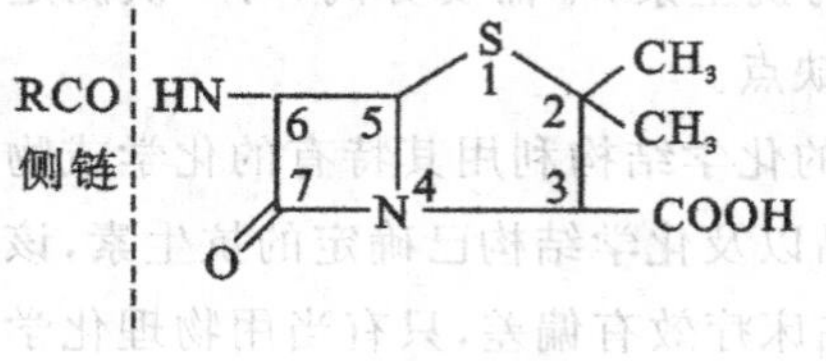

青霉素类

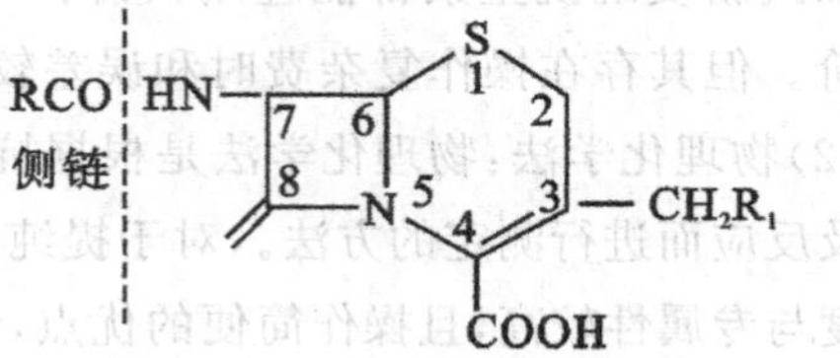

头孢菌素类

2.性质

(1)酸性：青霉素与头孢菌素分子中的游离羧基具有较强的酸性。多数青霉素类药物的pKa值为2.5～2.8，可以与碱成盐，其碱金属盐易溶于水，如青霉素G钠、青霉素G钾等。

(2)旋光性：青霉素类抗生素分子中有3个手性碳原子，而头孢菌素类抗生素分子中有2个手性碳原子，所以二者具有旋光。由于它们具有旋光性，所以可用旋光法对其进行定性或者定量分析。

(3)紫外吸收：头孢菌素类抗生素分子中母核有共轭体系，所以在260nm处有最大吸收。而青霉素类抗生素的母核中由于没有共轭系统，因此，其母核本身没有紫外吸收，但其侧链酰胺基上的R取代基若有苯环等共轭系统，则有紫外吸收，如苄青霉素。

(4)β-内酰胺环的不稳定性：干燥、纯净的青霉素类抗生素是很稳定的，但青霉素的水溶液很不稳定，它的不稳定的部分就是β-内酰胺环。β-内酰胺环在酸、碱、青霉素酶、某些金属离子以及某些氧化剂的作用下，都可使β-内酰胺环开环或发生分子重排，而失去抗菌作用。与青霉素相比，头孢菌素较不易发生开环反应，对青霉素酶和稀酸比较稳定。

(二)鉴别

在《中国药典》(2010年版)中，本类抗生素的鉴别以色谱法(HPLC、TLC)、光谱法(IR)及钾、钠离子焰色反应为主。

1.色谱法

(1)原理：高效液相色谱法(HPLC)和薄层色谱法(TLC)被各国药典广泛用于本类药物的鉴别试验。其原理是利用比较供试品与对照品主峰的保留时间(t_R)或斑点的比移值(R_f)是否一致进行鉴别。《中国药典》(2010年版)收载的头孢菌素族药物和大多数青霉素族药物均采用 HPLC 进行鉴别，特别是检查或含量测定项下已采用色谱法的品种。有多个品种采用 HPLC 与 TLC 二法并列，可选做其一。以阿莫西林的鉴别为例。

(2)方法

1)取本品与阿莫西林对照品各约 0.125g，分别用 4.6%碳酸氢钠溶液溶解并稀释制成每 1mL 中约含阿莫西林 10mg 的溶液，作为供试品溶液与对照品溶液；另取阿莫西林对照品和头孢唑啉对照品各适量，用 4.6%碳酸氢钠溶液溶解并稀释制成每 1mL 中约含阿莫西林 10mg 和头孢唑啉 5mg 的溶液作为系统溶液。按照薄层色谱法试验，吸取上述 3 种溶液各 2μL，分别点于同一硅胶 GF_{254} 薄层板上，以醋酸乙酯-丙酮-冰醋酸-水（5：2：2：1）为展开剂，展开，晾干，置于紫外灯 254nm 下检视。系统溶液应显示两个清晰分离的斑点，供试品溶液所显主斑点的颜色和位置应与对照品溶液主斑点的颜色和位置相同。

2)在含量测定项下记录的色谱图中，供试品溶液主峰的保留时间应与对照品溶液主峰的保留时间一致。

以上 1)、2)可选做一项。

2.光谱法

红外吸收光谱（IR）反映了分子的结构特征，各国药典 β-内酰胺类抗生素几乎均采用本法鉴定。该类抗生素的 β-内酰胺环羰基的伸缩振动（1 750cm^{-1}～1 800cm^{-1}），仲酰胺的氨基、羰基的伸缩振动（3 300cm^{-1}，1 525cm^{-1}，1 680cm^{-1}）和羧基离子的伸缩振动（1 600cm^{-1}，1 410cm^{-1}）是该类抗生素共有的特征峰。在中国药典（2010 年版）中，该类抗生素的原料药均采用 IR 鉴别；仅有少数品种有用紫外吸收光谱（UV）鉴别，如头孢氨苄在性状下规定测定其吸收系数。

3.钾、钠离子的火焰反应

(1)原理：有些 β-内酰胺类抗生素制成钾盐或钠盐供临床使用，因而可利用钾、钠离子的火焰反应进行鉴别。

(2)方法：先将铂丝蘸稀盐酸在无色火焰上灼烧至无色，再蘸取试样（固体也可以直接蘸取）在无色火焰上灼烧，观察火焰颜色。钾离子显浅紫（透过蓝色钴玻璃观察），钠离子显黄色。

(三)检查

本类抗生素的特殊杂质主要有高分子聚合物、有关物质、异构体等，一般采用 HPLC 法控制其限量，也有少数采用测定杂质的吸收度来控制杂质限量。此外，有的还进行结晶性、吸碘物质和抽针与悬浮时间等有效性试验。

(1)高分子聚合物：高分子聚合物是 β-内酰胺类抗生素临床过敏反应的一个主要因素，故在注射用原料及其制剂标准中增加检查高分子聚合物，控制一定的限度，对临床用药安全有效具有重大的意义。

《中国药典》（2010 年版）共有 42 个品种收载高分子聚合物检查，其中 40 个品种以葡聚糖凝胶 G-10（40～120μm）为填充剂的玻璃柱（1.0～1.4cm×30cm）色谱柱的凝胶色谱法测定，2 个品种以球状蛋白色谱用亲水硅胶（分子量为 1 000～5 000）为填充剂为色谱柱的 HPLC 法测定。

（2）有关物质：有关物质是指在药物制备和贮存过程中，根据药物性质和生产工艺可能产生的杂质，多指有机杂质，包括已知杂质与未知杂质。有关物质的检查主要是根据药物和杂质在理化性质上的差异来进行。最常用的是根据吸附或分配性质的差异进行的色谱法，因为其专属性好，灵敏度高。

在《中国药典》（2010 年版）中，所有收载的本类抗生素的原料药均规定了有关物质检查，制剂除少数因辅料干扰未规定有关物质检查外，也都规定了有关物质检查。检查方法均采用反相高效液相色谱法（RP-HPLC），除头孢西丁钠以苯基键合硅胶为填充剂外，其他均以十八烷基硅烷键合硅胶为填充剂，紫外检测，约 50% 的品种采用梯度洗脱法。

（3）异构体：本类抗生素常存在异构体，异构体间活性有明显差别，因此，可通过检查其与总组分的比例来控制质量。检查方法为 HPLC 法，多与含量测定方法相同。头孢呋辛酯的异构体检查：在含量测定项下记录的供试品溶液色谱图中，头孢呋辛酯 A 异构体峰面积与头孢呋辛酯 A、B 异构体峰面积之比应为 0.48～0.55。

（4）吸收度：中国药典也常用测定杂质吸收度来控制本类抗生素的杂质含量。青霉素钠的吸收度检查：取本品，加水制成每 1mL 中约含 1.80mg 的溶液，按照紫外-可见分光光度法测定，在 280nm 与 325nm 的波长处，其吸光值均不得大于 0.10；在 264nm 波长的最大吸收处测定，其吸光度应为 0.80～0.88。

（四）含量测定

《中国药典》（2010 年版）收载的本类抗生素共 127 个品种，其含量测定均采用 HPLC 法或 HPLC 梯度洗脱。固定相以十八烷基硅烷键合硅胶为填充剂，属反相色谱；检测器为紫外检测器。为保证方法的专属性与结果的正确性，利用该类药物遇光照或加热能产生反式异构体或 E 异构体等有关物质，用于制备系统适用性试验用分离度溶液，测定分离度；结果按外标法以峰面积计算，即得。

第三节　氨基糖苷类抗生素的分析

氨基糖苷类抗生素是由碱性氨基环己醇与氨基糖通过氧桥连接而成的苷类抗生素。主要品种有来自链霉菌的链霉素、卡那霉素、新霉素等；来自小单孢菌的庆大霉素、西索米星等天然氨基糖苷类；还有阿米卡星、奈替米星等半合成氨基糖苷类。它们的抗菌谱和化学性质都有共同之处。现以链霉素为例来说明此类抗生素的结构与性质。

（一）结构与性质

1.化学结构

链霉素的结构是由链霉胍和链霉糖、N-甲基-L-葡萄糖胺结合而成的碱性苷。庆大霉素是由紫素胺和脱氧链霉胺、N-甲基-3-去氧-4-甲基戊糖胺结合而成的苷，它是由三个类似结构的 C_1、C_2、C_{1a} 组成的混合物。

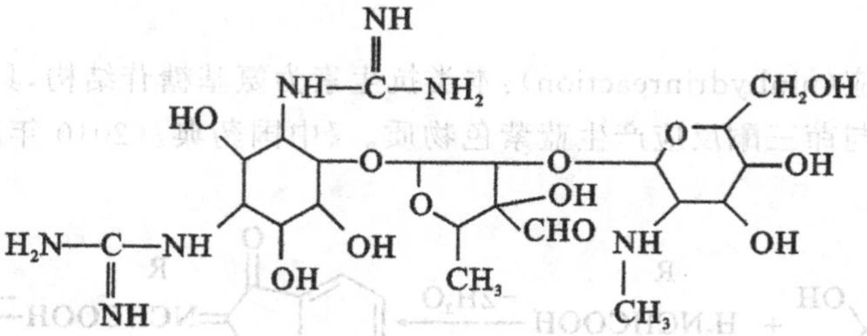

链霉素

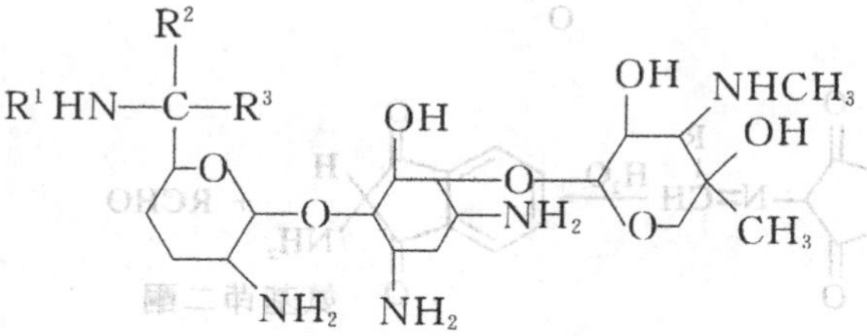

$C_1: R^1 = R_2 = CH_3$

$C_2: R^1 = CH_3, R^2 = H$

$C_{1a}: R_1 = R_2 = H, R^3 = H$

庆大霉素

2.性质

(1)溶解性:分子结构中具有碱性基团,一般均以硫酸盐形式存在作为药物。其硫酸盐易溶于水,不溶于乙醇、氯仿、乙醚等有机溶剂。

(2)苷的水解与稳定性:结构中都有以碱性氨基环己醇与氨基糖缩合而成的苷,在过酸或过碱条件下易水解失效,但相对其他类抗生素而言稳定性较好,因此,制剂中注射液品种较多。在酸性条件下,链霉素水解为链霉胍和链霉双糖胺,进一步水解则得N-甲基-L-葡萄糖胺;在碱性条件下,链霉素也能水解,并使链霉糖部分发生分子重排,生成麦芽酚,这一性质为链霉素所特有,可用于鉴别。

(3)旋光性:结构中均具有不对称碳原子,有旋光性。如硫酸庆大霉素(50mg/mL)的比旋度为+107°~+121°,硫酸奈替米星(10mg/mL)的比旋度为+88°~+96°。

(4)紫外吸收:除链霉素因链霉糖部分含有醛基而在230nm处有紫外吸收外,本类抗生素结构中没有共轭双键,所以,没有可供分析用的特征的紫外吸收,仅有末端吸收。

(二)鉴别

在中国药典(2010年版)中,氨基糖苷类抗生素的鉴别试验一般采用色谱法与硫酸盐反应,少数品种有显色反应鉴别,仅个别品种采用IR鉴别,因为本类抗生素多数组分较复杂。

1.硫酸盐反应

(1)原理:本类药物多为硫酸盐,因此,各国药典都将硫酸根的鉴别作为这类抗生素的一个鉴别试验。

(2)方法:①取供试品溶液,加氯化钡试液,即生成白色沉淀;分离,沉淀在盐酸或硝酸中均不溶解。②取供试品溶液,加醋酸铅试液,即生成白色沉淀;分离,沉淀在醋酸铵试液或氢氧化钠试液中溶解。③取供试品溶液,加盐酸,不生成白色沉淀(与硫代硫酸盐区别)。

2.显色反应

(1)茚三酮反应(ninhydrinreaction):本类抗生素为氨基糖苷结构,具有羟基胺类和α-氨基酸的性质,可与茚三酮反应产生蓝紫色物质。《中国药典》(2010年版)采用本法鉴别硫酸小诺霉素。

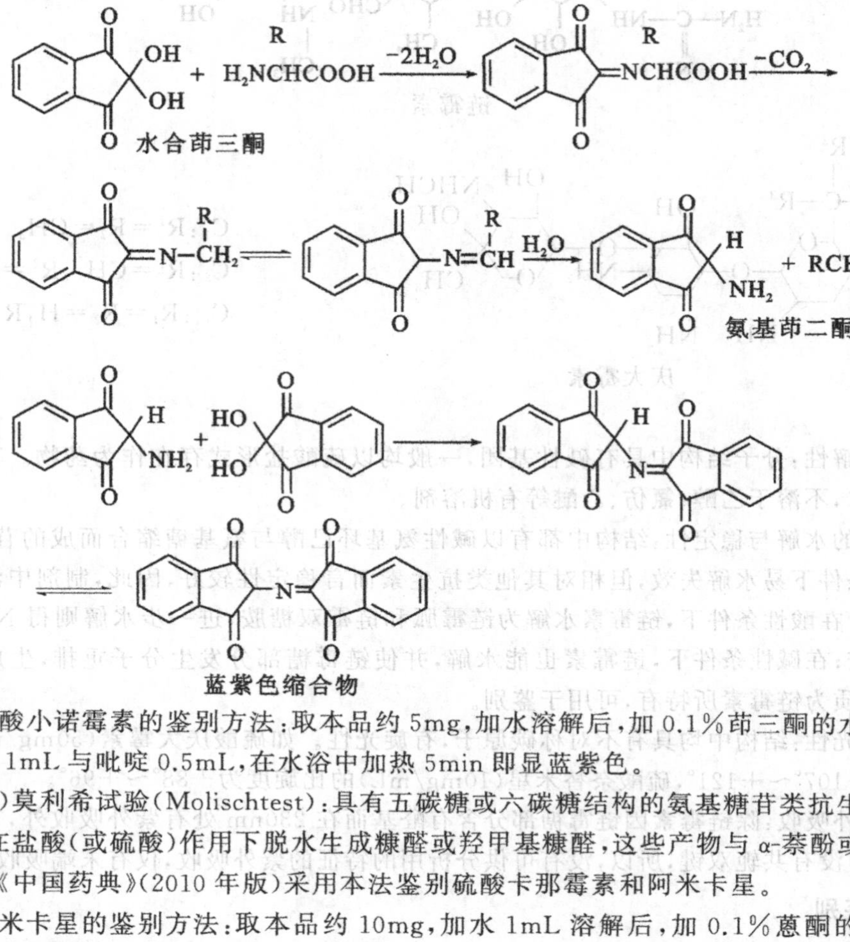

蓝紫色缩合物

硫酸小诺霉素的鉴别方法:取本品约5mg,加水溶解后,加0.1%茚三酮的水饱和正丁醇溶液1mL与吡啶0.5mL,在水浴中加热5min即显蓝紫色。

(2)莫利希试验(Molischtest):具有五碳糖或六碳糖结构的氨基糖苷类抗生素经酸水解后,在盐酸(或硫酸)作用下脱水生成糠醛或羟甲基糠醛,这些产物与α-萘酚或蒽酮缩合呈色。《中国药典》(2010年版)采用本法鉴别硫酸卡那霉素和阿米卡星。

阿米卡星的鉴别方法:取本品约10mg,加水1mL溶解后,加0.1%蒽酮的硫酸溶液4mL,即显蓝紫色。

(3)N-甲基葡萄糖胺反应(Elson-Morganreaction):本类药物经水解,产生葡萄糖胺衍生物,如链霉素中的N-甲基葡萄糖胺、硫酸新霉素中的D-葡萄糖胺等,在碱性溶液中与乙酰丙酮缩合成吡咯化合物,再与对二甲氨基苯甲醛的酸性醇溶液反应,生成樱桃红色缩合物。《中国药典》(2010年版)采用本法鉴别硫酸新霉素。

鉴别方法:取本品约10mg,加水1mL溶解后,加盐酸溶液(9→100)2mL,在水浴中加热10min,加8%氢氧化钠溶液2mL与2%乙酰丙酮水溶液1mL,置水浴中加热5min,冷却后,加对二甲氨基苯甲醛试液1mL,即显樱桃红色。

(4)坂口反应(SakaguchiReaction):此为链霉素水解产物链霉胍的特有反应。本品水溶液加氢氧化钠试液,水解生成链霉胍。链霉胍和8-羟基喹啉分别同次溴酸钠反应,其各自产物再相互作用生成橙红色化合物。

鉴别方法：取本品约 0.5mg，加水 4mL 溶解后，加氢氧化钠试液 2.5mL 与 0.1%8-羟基喹啉的乙醇溶液 1mL，放冷至约 15℃，加次溴酸钠试液 3 滴，即显橙红色。

(5)麦芽酚反应(MaltolReaction)：此为链霉素的特征反应。链霉素在碱性溶液中水解，链霉糖部分经分子重排生成麦芽酚，麦芽酚与高铁离子在微酸性溶液中形成紫红色配位化合物。

鉴别方法：取本品约 20mg，加水 5mL 溶解后，加氢氧化钠试液 0.3mL，置水浴上加热 5min，加硫酸铁铵溶液(取硫酸铁铵 0.1g，加 0.5mol/L 硫酸溶液 5mL 使溶解)0.5mL，即显紫红色。

3.色谱法

在《中国药典》(2010 年版)中，本类抗生素多数有采用色谱法鉴别，在其收载的 14 种氨基糖苷类抗生素原料药中有 8 种采用薄层色谱法(TLC)，9 种采用高效液相色谱法(HPLC)。《中国药典》(2010 年版)在鉴别试验中规定 TLC 和 HPLC 两个色谱鉴别项，可根据实验室条件任选其中之一，便于灵活操作。如硫酸庆大霉素的鉴别。

鉴别方法：①取本品与庆大霉素标准品，分别加水制成每 1mL 中含 2.5mg 的溶液，按照薄层色谱法(附录ⅤB)试验，吸取上述两种溶液各 2μL，分别点于同一硅胶 G 薄层板(临用前于 105℃活化 2h)上；另取三氯甲烷-甲醇-浓氨溶液(1∶1∶1)混合振摇，放置 30min，分取下层混合液为展开剂，展开后，取出于 20～25℃晾干，置碘蒸气中显色，供试品溶液所显主斑点数、颜色与位置应与标准品溶液斑点相同。②在庆大霉素 C 组分测定项下记录的色谱图中，供试品溶液各主峰的保留时间应与标准品溶液各主峰的保留时间一致。

以上①、②两项可任选一项。

(三)检查

《中国药典》(2010 年版)中本类抗生素的有关物质、特定杂质、组分检查方法修改为 HPLC-ELSD 方法的品种较多，但有些品种如新霉素、盐酸大观霉素仍采用 TLC 法。

(1)硫酸奈替米星的有关物质检查：有关物质：取本品适量，精密称定，用水溶解并定量稀释制成每 1mL 中含奈替米星 2.0mg 的溶液，作为供试品溶液；取供试品溶液适量，用水定量稀释制成每 1mL 中含奈替米星各 20μg、50μg、100μg 的溶液作为对照溶液①、②、③。用十八烷基键合硅胶为填充剂(pH 值范围 0.8～8.0)；以 0.2mol/L 三氟醋酸-甲醇(84∶16)为流动相，流速为每分钟 0.5mL；用蒸发光散射检测器进行检测(参考条件：漂移管温度 100℃，载气流速为每分钟 2.6L)。分别取奈替米星标准品和依替米星对照品适量，用水溶解并制成每 1mL 中各含 0.2mg 的混合溶液，取 20μL 注入液相色谱仪，记录色谱图，奈替米星峰和依替米星峰之间的分离度应不小于 1.2，连续 5 次进样，奈替米星峰面积的相对标准偏差应不大于 2.0%。

取对照溶液①20μL，注入液相色谱仪，记录色谱图，调节检测器灵敏度，使主成分色谱峰的峰高为满量程的 20%～25%，立即取对照溶液①、②、③各 20μL，分别注入液相色谱仪，记录色谱图，计算对照溶液浓度的对数值与相应的主峰面积对数值的回归方程，相关系数(r)应不小于 0.99；另取供试品溶液，同法测定，记录色谱图至主成分峰保留时间的

2倍，供试品色谱图中有杂质峰(除硫酸峰外)，按回归方程计算，单个杂质不得超过2.0%，总杂质不得超过5%。

(2)硫酸卡那霉素中卡那霉素B的检查：精密称取本品适量，加水溶解并稀释制成每1mL中含卡那霉素2mg的溶液，作为供试品溶液；精密量取适量，加水定量稀释制成每1mL约含0.04mg的溶液，作为对照溶液。按照含量测定项下的色谱条件，取对照溶液取20μL注入液相色谱仪，调节检测灵敏度，使主成分色谱峰的峰高为满量程的20%。精密量取供试品溶液与对照品溶液各20μL，分别注入液相色谱仪，记录色谱图。供试品溶液色谱图中卡那霉素B峰面积不得大于对照主峰面积(2.0%)。

(3)庆大霉素中硫酸盐和C组分的检查

硫酸盐：精密量取硫酸滴定液适量，用水稀释制成每1mL中约含硫酸盐(SO_4)0.075mg、0.15mg、0.20mg的溶液作为对照品溶液。照庆大霉素C组分项下的色谱条件，精密量取对照品溶液20μL注入液相色谱仪，计算进样量的对数与相应的主峰面积的对数值的回归方程，相关系数(r)应不小于0.99；另精密称取本品适量，用水溶解并稀释制成每1mL中约含庆大霉素0.5mg的溶液，作为供试品溶液，同法测定，由回归方程计算供试品中硫酸盐的含量。按无水物计算应为32.0%～35.0%。

庆大霉素C组分：照高效液相色谱法测定。色谱条件与系统适应性试验：用十八烷基键合硅胶为填充剂(pH值适应范围0.8～8.0)；以0.2mol/L三氟醋酸-甲醇(92∶8)为流动相；流速为每分钟0.6mL；用蒸发光散射检测器(参考条件：漂移管温度：110℃，载气流量为每分钟2.8L)，分别取庆大霉素和小诺霉素标准品各适量，用流动相制成每1mL中含0.2mg的溶液，取20μL注入液相色谱仪，记录色谱图，C组分的出峰顺序从第二个主峰计，依次为：庆大霉素C_{1a}、C_2、小诺霉素、C_{2a}、C_1，C_2、小诺霉素和C_{2a}之间的分离度应符合要求，连续进样的小诺霉素峰面积的相对标准偏差应不大于2.0%。

测定法：取庆大霉素，精密称定，用流动相制成每1mL中约含庆大霉素1.0mg、2.5mg和5.0mg的溶液作为标准品溶液①、②、③。取上述三种溶液各20μL，分别注入液相色谱仪，记录色谱图，计算标准品溶液各组分浓度的对数值与相应的主峰面积对数值的回归方程，相关系数(r)应不小于0.99；另取本品适量，精密称定，用流动相制成每1mL中约含庆大霉素2.5mg的溶液，同法测定，用庆大霉素各组分的回归方程分别计算供试品中对应组分的量(Xcx)，并根据所得的各组分的量(Xcx)按公式计算出各组分的含量。C_1应为25%～50%，C_{1a}应为15%～40%，C_2+C_{2a}应为20%～50%。质峰按小诺霉素回归方程计算，单个杂质不得过2.0%，总杂质不得过5%。

(四)含量测定

本类抗生素的效价测定目前各国药典主要采用微生物检定法，但理化分析新方法逐渐增多。下面以硫酸阿卡米星的含量测定为例。

(1)色谱条件与系统适用性试验：用十八烷基硅烷键合硅胶为填充剂，以0.27%磷酸二氢钾溶液(用2.2%的氢氧化钾溶液调节pH值至6.5)-甲醇(30∶70)为流动相，流速为每分钟1mL，检测波长为340nm。取硫酸阿米卡星对照品和杂质A对照品各适量，加水溶解并稀释制成每1mL中各含100μg的混合溶液，精密量取0.2mL至10mL量瓶中，加1.0%2,4,6-三硝基苯磺酸溶液2mL，吡啶3mL，密塞，强力振摇30s，置75℃

水浴保温 2h，取出在冷水中冷却 2min，加入冰醋酸 2mL，密塞，强力振摇 30s，用水稀释至刻度，作为系统适用性溶液。取 20μL 注入液相色谱仪，阿米卡星峰与杂质 A 峰之间的分离度应不小于 3.5；理论板数按阿米卡星峰计算不低于 3 500。

(2)方法：取本品适量，精密称定，加水溶解并稀释制成每 1mL 中约含 1mg 的溶液，按照系统适用性溶液的衍生化方法处理，精密量取 20μL 注入液相色谱仪，记录色谱图；另取硫酸阿米卡星对照品适量，同法测定。按外标法以峰面积计算供试品中 $C_{22}H_{43}N_5O_{13}$ 的含量。

第四节　四环素类抗生素的分析

这类抗生素分子结构有四个环构成，故统称为四环素类抗生素。

(一)结构与性质

1.化学结构

四环素类抗生素为四骈苯或萘骈萘的衍生物，基本结构如下。

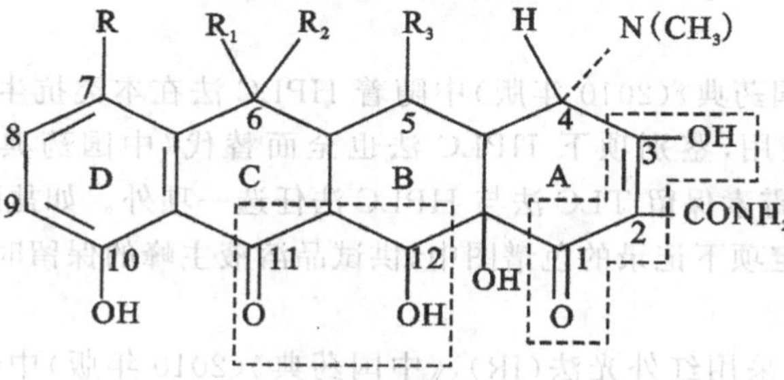

四环素类

结构中各取代基 R、R_1、R_2 和 R_3 的不同构成各种四环素类抗生素。

2.性质

(1)酸碱性与溶解度：分子结构中存在酚羟基和烯醇型羟基，显弱酸性；同时含有二甲胺基，显弱碱性，故为两性化合物，遇酸及碱均能生成相应的盐，临床上大多采用盐酸盐。四环类抗生素的游离碱，在水中的溶解度很小，当 pH 值低于 4 或高于 8 时，可以得到高浓度的四环类化合物的水溶液。其盐酸盐易溶于水。

(2)旋光性：分子结构中具有多个不对称碳原子，因此有旋光性，可用于定性、定量分析。各国药典均有测定该类抗生素的比旋度。如《中国药典》(2010 年版)规定：盐酸土霉素加盐酸溶液(9→1 000)溶解并稀释成每 1mL 中含 10mg 的溶液，其比旋度为－188°～－200°；盐酸金霉素加水溶解并稀释成每 1mL 中含 5mg 的溶液，其比旋度为－235°～－250°。

(3)紫外吸收及荧光性质：本类抗生素分子内有共轭双键系统，在紫外光区有吸收。如盐酸多西环素在甲醇溶液中紫外特征较强：20μg/mL 甲醇溶液在 269nm 和 354nm 处有最大吸收，在 234nm 和 296nm 处有最小吸收。这些抗生素在紫外光照射下产生荧光，其降解产物也有荧光，利用这一性质，在薄层色谱鉴别法中常用于斑点检出。

(4)与金属离子形成配位化合物：本类抗生素分子中含有酚羟基和烯醇基，能与金属离子形成不溶性的盐或配位化合物。如与钙、镁离子等生成不溶性的钙盐或镁盐，与铁离子生成红色配位化合物。此性质可用于四环类抗生素的分析和鉴定。

(5)稳定性：本类抗生素对各种氧化剂、酸、碱都是不稳定的。干燥的四环素类游离碱及其盐在避光条件下保存均较稳定，但其水溶液随 pH 的不同会发生差向异构化、降解等反应，尤其是在碱性溶液中特别易被氧化，颜色很快变深。

(二)鉴别

(1)氯化物反应：本类抗生素多以盐酸盐形式供药用，故各国药典均有采用氯化物反应作为鉴别方法之一。如盐酸金霉素的鉴别：本品的水溶液显氯化物的鉴别反应。

(2)浓硫酸反应：四环素类抗生素遇硫酸立即产生颜色，不同的四环素类抗生素具有不同的颜色，可用于鉴别。例如，盐酸土霉素呈显深朱红色，加水后变为黄色；盐酸金霉素显蓝色，渐变为橄榄绿色；加水后显金黄色或棕黄色。

(3)三氯化铁反应：本类抗生素分子结构中具有酚羟基，遇三氯化铁试液即呈色，常与浓硫酸反应联合用于鉴别。如中国药典(2010 年版)中盐酸四环素的鉴别。

方法：取本品约 0.5mg，加硫酸 2mL，即显深紫色，再加三氯化铁试液 1 滴，溶液变为红棕色。

(4)色谱法：《中国药典》(2010 年版)中随着 HPLC 法在本类抗生素有关物质检查和含量测定中的全面使用，鉴别项下 HPLC 法也全面替代《中国药典》(2005 年版)中的 TLC 法，除了盐酸土霉素保留 TLC 法与 HPLC 法任选一项外。如盐酸米诺环素的鉴别。

方法：在含量测定项下记录的色谱图中，供试品溶液主峰的保留时间应与对照品溶液主峰的保留时间一致。

(5)光谱法：一般采用红外光法(IR)，《中国药典》(2010 年版)中部分品种在使用 IR 鉴别的同时，增加了紫外光谱法(UV)的鉴别。如盐酸多西环素和盐酸美他环素的鉴别。

方法：取本品适量，加甲醇稀释制成每 1mL 中约含 20μg 的溶液，按照紫外-可见分光光度法(附录ⅣA)测定，在 269nm 和 354nm 波长处有最大吸收，在 234nm 和 296nm 波长处有最小吸收。

(三)检查

四环素类抗生素特殊杂质检查项目主要有有关物质检查和杂质吸收度检查。

(1)有关物质：四环素类抗生素中的有关物质主要是指在生产和贮存过程中易形成的异构杂质、降解杂质(ETC、ATC、EATC)等。检查方法均使用高效液相色谱法(HPLC)，色谱条件与含量测定的色谱条件一致。下面以盐酸四环素的有关物质检查为例。

方法：取本品适量，精密称定，用 0.01mol/L 盐酸溶液溶解并定量稀释制成每 1mL 中约含 0.5mg 的溶液(临用现配)，作为供试品溶液；精密量取 2mL，置 100mL 量瓶中，用 0.01mol/L盐酸溶液稀释至刻度，摇匀，作为对照溶液。照含量测定项下的色谱条件，取对照溶液 10μL 注入液相色谱仪，调节检测灵敏度，使主成分色谱峰的峰高约为满量程的 20%，再精密量取供试品溶液与对照溶液各 10μL，分别注入液相色谱仪，记录色谱图至主成分峰保留时间的 2.5 倍，供试品溶液色谱图中如有杂质峰，按校正后的峰面积计算(盐酸四环素、土霉素、4-差向四环素、盐酸金霉素、脱水四环素和差向脱水四环素的校正因子分别为 1.0、1.0、1.42、1.39、0.48 和 0.62)，土霉素、4-差向四环素、盐酸金霉素、脱水四环素、差向脱水四环素的峰面积分别不得大于对照溶液主峰面积的 1/4(0.5%)、1.5 倍(3.0%)、1/2(1.0%)、1/4(0.5%)、1/4(0.5%),其他各杂质峰峰面积的和不得大于对照溶液主峰面积的 1/2(1.0%)。

(2)杂质吸收度:四环类抗生素都是结晶型物质,分子内含有蒽酮类发色团,一般为黄色结晶性粉末,干燥的四环类抗生素游离碱和它们的盐类都比较稳定,但在贮存中遇光促使颜色变深,可能有降解物或异构体产生。因此,《中国药典》(2010 年版)和 BP(2011)均规定了一定溶剂、一定浓度、一定波长下杂质吸收度的限量。

(四)含量测定

四环素类抗生素的含量测定,目前各国药典多采用高效液相色谱法(HPLC)。下面盐酸多西环素的含量测定方法为例。

(1)色谱条件与系统适用性试验:用十八烷基硅烷键合硅胶为填充剂(pH 值适用范围应大于 9),以醋酸盐缓冲液[0.25mol/L醋酸铵-0.1mol/L 乙二胺四醋酸二钠-三乙胺(100∶10∶1),用冰醋酸或氨水调节 pH 值至 8.8]-乙腈(85∶15)为流动相,柱温 35℃,检测波长为 280nm。称取土霉素对照品、美他环素对照品、β-多西环素对照品及多西环素对照品适量,用 0.01mol/L 盐酸溶液溶解制成每 1mL 中约含多西环素 0.2mg 与土霉素、美他环素、β-多西环素各 0.1mg 的混合溶液,取 20μL 注入液相色谱仪,记录色谱图,土霉素、美他环素、β-多西环素、多西环素峰依次流出,多西环素峰的保留时间为 13min,多西环素峰与β-多西环素峰的分离度应大于 4.0。多西环素峰与其相对保留时间约为 1.1 处杂质峰的分离度应符合要求。

(2)方法:精密取本品适量,用 0.01mol/L 盐酸溶液溶解并定量稀释制成每 1mL 中含 0.1mg 的溶液,精密量取 20μL 注入液相色谱仪,记录色谱图;另取多西环素对照品适量,同法测定。按外标法以峰面积计算供试品中 $C_{22}H_{24}N_2O_8$ 的含量。

思 考 题

1.抗生素类药物具有哪些特点?

2.试述β-内酰胺类抗生素的鉴别方法。

3.链霉素和庆大霉素的结构特点、鉴别方法的异同点是什么?

4.简述检查庆大霉素 C 组分的意义。

5.抗生素效价测定的方法有哪两类?它们各有什么特点?

6.四环素类抗生素药物中可能存在的特殊杂质有哪些?如何检查?

第十四章　药物制剂分析

章节要点

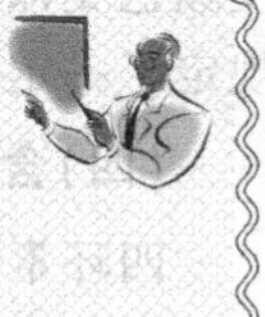

1. 掌握　片剂溶出度的检查，片剂、注射剂的含量测定方法。
2. 熟悉　片剂和注射剂中常见辅料的干扰及其排除。
3. 了解　片剂、注射剂的一般检查。

第一节　概　　述

药物需通过适当的剂型才能发挥其预防、诊断或治疗疾病的作用。良好的药物制剂，不仅便于贮存、运输和使用，还可降低药物的毒副作用、改善药物的稳定性、改变药物的作用性质，最大限度地发挥药物的功效。制剂的质量分析是保障用药安全性、有效性的重要环节。

制剂由原料药物和适宜的辅料通过一定的生产工艺制备而成，制剂质量是否合格，不仅仅取决于原料药物、辅料的质量，还与制剂工艺对药品的影响密切相关。虽然制剂的质量分析标准包括性状、鉴别、检查、含量测定等项目，但在分析内容、方法、标准要求等方面与原料药存在较大区别，更为复杂。

制剂的质量控制标准在制订时，除需分析药物的各种理化性质外，还需要考虑以下方面的影响因素。

一、制剂中共存成分对分析方法的影响

制剂是混合物，除主药外，还含有各种附加剂，如赋形剂、黏合剂、稀释剂、抗氧剂、助溶剂等。附加剂的存在有可能会干扰药物的鉴别和含量测定的方法。如何消除附加剂的干扰，是制订制剂分析方法必须要考虑的问题。对于含有两种以上主药成分的复方制剂而言，还应考虑不同主药成分彼此间的干扰情况。

二、制剂中药物的含量对分析方法的影响

原料药物的含量测定，首先考虑分析方法的准确度和精密度，多选择以常量分析为主的容量分析方法。而对以一定比例存在于制剂中的主药而言，含量较低，对分析方法的灵敏度和专属性的要求较高，需要重点考察方法的检测限、定量限等因素，首选仪器分析方法。

三、制剂产品质量对药品药效发挥的影响

药物的制剂，是主药和辅料以某种特定混合形态通过工业化过程生产出来的，产品的

物理性质、存在形态等技术指标，直接影响使用过程中主药的释放和吸收，干扰药物临床使用效果。所以，还应对制剂产品作质量分析和评价。《中国药典》在附录制剂通则下，对各类药物制剂的质量制订了明确的检查指标。

四、制剂生产过程对药品稳定性的影响

制剂是由合格的原料药和辅料制备的，一般来说，原料药的检查项目在制剂分析时不必重复检查。制剂需重点检查在生产过程中以及制剂贮存过程中可能引入的杂质。

《中国药典》(2010年版)二部收载的化学药物剂型有31种。本章将从剂型角度，重点讨论片剂、注射剂的质量分析方法。

第二节 片剂分析

片剂系指药物与适宜的辅料混匀压制而成的圆片状或异形片状的固体制剂。《中国药典》(2010年版)收载的片剂类型以口服普通片为主，另有含片、舌下片、口腔贴片、咀嚼片、分散片、可溶片、泡腾片、阴道片、阴道泡腾片、缓释片、控释片与肠溶片等。

一、基本步骤和常规检查

(一)基本步骤

片剂的分析，首先应观察片剂的性状，然后按照正文项下的要求进行检查，最后进行片剂含量测定。

(二)外观性状

片剂在生产与贮存期间，其性状要求为：外观应完整光洁、色泽均匀，有适宜的硬度和耐磨性，非包衣片应符合片剂脆碎度检查法的要求。

(三)常规检查

药典片剂品种正文项下规定的检查项目，包括与主药有关的杂质检查和与制剂有关的常规检查项目。片剂常规检查项目，可分为通用规定和特别规定项目，检查方法及要求均收载在药典附录中，通过常规检查项目，保证制剂使用的有效性和安全性。

1.重量差异

(1)原理：片剂生产过程中，由于颗粒的均匀度和流动性等工艺原因，产品会存在重量的差异。重量差异检查，是通过控制各片间重量的一致性以保证药品剂量准确性的检查方法。采用万分之一分析天平检查。

(2)方法：取供试品20片，精密称定总重量，求得平均片重后，再分别精密称定每片的重量，每片重量与平均片重相比较(凡无含量测定的片剂，每片重量应与标示片重比较)，超出重量差异限度的不得多于2片，并不得有1片超出限度1倍。《中国药典》(2010年版)对重量差异的限度要求见表14-1。

表 14-1　片剂的重量差异限度

平均片重	重量差异限度
0.30g 以下	±7.5%
0.30g 或 0.30g 以上	±5%

(3)注意事项

1)糖衣片应在包衣前对片芯做重量差异检查并符合规定,包糖衣后不再检查重量差异。

2)薄膜衣片应在包薄膜衣后检查重量差异并符合规定。

3)凡规定检查“含量均匀度”的片剂,一般不再进行重量差异检查。

2.崩解时限

(1)原理:崩解时限系指口服固体制剂在规定条件下全部崩解溶散或成碎粒,除不溶性包衣材料或破碎的胶囊壳外,应全部通过筛网。需采用专用的升降式崩解仪,主要结构为一能升降的金属支架与下端镶有筛网的吊篮,并附有挡板。

(2)方法:将吊篮通过上端的不锈钢轴悬挂于金属支架上,浸入 1 000mL 烧杯中,并调节吊篮位置使其下降时筛网距烧杯底部 25mm,烧杯内盛有温度为(37±1)℃的水,调节水位高度使吊篮上升时筛网在水面下 15mm 处。除另有规定外,取供试品 6 片,分别置上述吊篮的玻璃管中,启动崩解仪进行检查,各片均应在 15min 内全部崩解。如有 1 片不能完全崩解,应另取 6 片复试,均应符合规定。

(3)注意事项

1)《中国药典》对不同片剂类型崩解时限检查的规定不同。

2)阴道片需做融变时限检查,阴道泡腾片需做发泡量检查,分散片需做分散均匀性检查。

3)凡规定检查溶出度、释放度或融变时限的片剂,不再进行崩解时限检查。

3.溶出度

(1)原理:溶出度系指药物从片剂、胶囊剂或颗粒剂等制剂在规定条件下溶出的速率和程度。需采用专用的溶出度测定仪,仪器配有专门的溶出杯,配套的转篮、篮轴、搅拌桨和电动机。一般配有 6 套以上的测定装置,同时测定 6 份供试品。药典共收载三种方法,第一法(篮法)、第二法(桨法)、第三法(小杯法),三种方法仅在搅拌装置和溶出杯体积上有变化。

(2)方法:测定前,应对仪器装置进行必要的调试。第一法,安装转篮,使转篮底部距溶出杯的内底部(25±2)mm。第二法,安装搅拌桨,桨叶底部距溶出杯的内底部(25±2)mm。第一法和第二法使用体积为 1 000mL 的溶出杯。第三法,安装搅拌桨,方法同第二法,但使用体积仅为 250mL 的溶出杯。量取规定体积的经脱气处理的溶出介质,分别置各溶出杯内,加温,待溶出液温度恒定在(37±0.5)℃后,取供试品 6 片(粒、袋),第一法分别投入 6 个干燥的转篮内,将转篮降入溶出杯;第二法和第三法投入溶出杯内即可,按照品种项下规定的转速启动仪器计时;至规定的取样时间,吸取溶出液适量,立即用不大于 0.8μm 的微孔滤膜滤过。照品种正文项下规定的方法测定,计算出每片(粒、袋)的溶出量。

(3)结果判断:符合下述条件之一者,可判为符合规定。

1)6片(粒、袋)中,每片(粒、袋)的溶出量按标示量计算,均不低于规定限度(Q)。

2)6片(粒、袋)中,有1～2片(粒、袋)低于Q,但不低于Q-10%,且其平均溶出量不低于Q。

3)6片(粒、袋)中,有1～2片(粒、袋)低于Q,其中仅有1片(粒、袋)低于Q-10%,且不低于Q-20%,且其平均溶出量不低于Q时,应另取6片(粒、袋)复试;初、复试的12片(粒、袋)中有1～3片(粒、袋)低于Q,其中仅有1片(粒、袋)低于Q-10%,但不低于Q-20%,且其平均溶出量不低于Q。

以上结果判断中所示的10%、20%是指相对于标示量的百分率(%)。

(4)注意事项

1)药典规定了溶出液的取样位置,第一法应在转篮顶端至液面的中点,距溶出杯内壁10mm处取样;第二法,应在桨叶顶端至液面的中点,距溶出杯内壁10mm处。第三法应在桨叶顶端至液面的中点,距溶出杯内壁6mm处。

2)自取样至滤过应在30s内完成。

3)难溶性的药物一般都应检查溶出度。第三法适用于含量较低的片剂溶出度测定。

4)凡在药物正文中要求检查溶出度的制剂,不再进行崩解时限的检查。

4.释放度

(1)原理:释放度系指药物从缓释制剂、控释制剂、肠溶制剂及透皮贴剂等在规定条件下释放的速率和程度。采用溶出度测定专用的溶出度测定仪,第一法用于缓释制剂或控释制剂,第二法用于肠溶制剂,第三法用于透皮贴剂。

(2)方法:照溶出度测定法项下进行,但至少采用三个时间取样,在规定取样时间点,吸取溶液适量,立即经0.8μm微孔滤膜滤过,及时补充相同体积的温度为(37±5)℃的溶出介质,取滤液,照各品种项下规定的方法测定,计算每片(粒)的释放量。

(3)结果判断:除另有规定外,符合下述条件之一者,可判为符合规定。

1)6片(粒)中,每片(粒)在每个时间点测得的释放量按标示量计算,均未超出规定范围。

2)6片(粒)中,在每个时间点测得的释放量,如有1～2片(粒)超出规定范围,但未超出规定范围的10%,且在每个时间点测得的平均释放量未超出规定范围。

3)6片(粒)中,在每个时间点测得的释放量,如有1～2片(粒)超出规定范围,其中仅有1片超出规定范围的10%,但未超出规定范围的20%,且其平均释放量未超出规定范围,应另取6片(粒)进行复试。初、复试的12片(粒)中,在每个时间点测得的释放量,如有1～3片(粒)超出规定范围,其中仅有1片(粒)超出规定范围的10%,但未超出规定范围的20%,且其平均释放量未超出规定范围。

(4)注意事项

1)自取样至滤过应在30s内完成。

2)凡在药物正文中要求检查释放度的制剂,不再进行崩解时限的检查。

5.含量均匀度

(1)原理:含量均匀度系指小剂量或单剂量的固体制剂、半固体制剂和非均相液体制剂的每片(个)含量符合标示量的程度。

(2)方法:除另有规定外,取供试品10片(个),照各品种项下规定的方法,分别测定每片(个)以标示量为100的相对含量。

(3)结果判断:求相对含量均值和标准差S以及标示量与均值之差的绝对值A($A=|100-\overline{X}|$);如$A+1.80S\leqslant15.0$,则供试品的含量均匀度符合规定;若$A+S>15.0$,则不符合规定;若$A+1.80S>15.0$,且$A+S\leqslant15.0$,则应另取20片(个)复试。根据初、复试结果,计算30片(个)的均值$\overline{X}$、标准差S和标示量与均值之差的绝对值A;如$A+1.45S\leqslant15.0$,则供试品的含量均匀度符合规定;若$A+1.45S>15.0$,则不符合规定。

(4)注意事项

1)复方制剂仅检查符合上述条件的组分。

2)凡在药物正文中要求检查含量均匀度的制剂,一般不再检查重(装)量差异。

3)如该药品项下规定含量均匀度的限度为±20%或其他百分数时,应将上述各判断式中的15.0改为20.0或其他相应的数值,但各判断式中的系数不变。

4)除另有规定外,片剂、胶囊剂或注射用无菌粉末,每片(个)标示量不大于25mg或主药含量小于每片(个)重量25%者,内容物非均一溶液的软胶囊、单剂量包装的口服混悬液、透皮贴剂、吸入剂和栓剂,均应检查含量均匀度。

二、含量测定

(一)附加剂对测定方法的影响

片剂含量测定方法的建立,除考虑主药的理化性质及含量因素外,还需考虑附加剂对测定方法的干扰。片剂常用的附加成分有稀释剂、吸收剂、湿润剂、黏合剂、崩解剂、润滑剂、稳定剂、矫味剂、抗氧剂等。主要有淀粉、糊精、糖粉、乳糖、硫酸钙、氧化镁、碳酸钙、碳酸镁、硬脂酸镁、硬脂酸锌、硬脂酸钙、滑石粉、月桂醇硫酸镁、微粉硅胶(白炭黑)、有机酸(枸橼酸、酒石酸、柠檬酸、富马酸等),这些物质常会干扰主药含量的测定,当附加剂对主药的测定有干扰时,需要综合考虑辅料性质、辅料的比例、分析方法的专属性、灵敏度等因素制订含量测定方法。通过样品的分析前处理技术,采取适宜的分析技术,即可消除附加剂对测定的干扰。常用附加剂对含量测定方法的影响和排除方法如下。

1.不溶性辅料对仪器分析测定方法的干扰及排除

(1)干扰:高效液相色谱仪、紫外可见分光光度计、旋光仪等仪器,需要使用澄清透明的溶液进行检测。淀粉、滑石粉、微粉硅胶、硬脂酸镁等物质,在水溶液或有机溶剂中不易溶解,使供试品溶液混浊,从而影响仪器分析测定方法。

(2)排除方法:经分离、提取操作后去除不溶性物质。不溶物一般可通过溶解后滤过法除去,故片剂样品前处理过程中,均有将样品粉末用溶剂溶解稀释后,摇匀,滤过的操作步骤。也有些药品采用提取容量法,将药物提取到有机溶剂中后,挥去有机相,再行操作。

2.硬脂酸镁对非水滴定法的干扰及排除

(1)干扰:硬脂酸镁是常用的润滑剂成分,在采用非水滴定法第一法测定含量时,由于硬脂酸镁是弱碱,会消耗高氯酸滴定液,当硬脂酸镁含量较大时,滴定结果会偏高。

(2)排除方法:更换含量测定方法或提取分离后测定。换用其他不受硬脂酸镁干扰的方法测定含量是最佳方案,如磷酸伯胺喹片剂采用亚硝酸钠滴定法。由于有机碱性药物大多生理活性高,片剂含量较低,非水滴定法并不适合测定片剂含量,多数药物片剂采用仪器分析方法。如磷酸可待因原料采用非水滴定法,磷酸可待因片采用高效液相色谱法,磷酸哌喹片采用紫外-可见分光光度法。

如仍采用非水滴定法,可通过提取分离操作,将硬脂酸镁等干扰物与主药分开后,单独测定主药成分。若主药为脂溶性,可用有机溶剂(如三氯甲烷、丙酮或乙醇等)直接提取主药;若主药为水溶性的盐类,可碱化后,用有机溶剂将主药提取后测定,如硫酸奎宁片的含量测定。

3.糖类辅料对氧化还原滴定法的干扰及排除

(1)干扰:淀粉、糊精、蔗糖、乳糖等常用附加剂,在样品处理时会发生水解,终产物为葡萄糖。葡萄糖具有还原性,会与强氧化剂(如高锰酸钾、溴酸钾、溴水等)反应,生成葡萄糖酸,故糖类辅料可干扰高锰酸钾法、溴酸钾法等含量测定方法,导致终点迟滞,使含量测定结果偏高。

(2)排除方法:换用氧化还原电位稍低的滴定剂,葡萄糖还原性不强,不会和氧化性较弱的滴定液反应,如硫酸铈、亚硝酸钠等。如盐酸普鲁卡因胺的原料和片剂均采用亚硝酸钠滴定法,维生素C原料和片剂均采用碘量法测定含量。

原料药采用高锰酸钾法、溴酸钾法等方法的片剂,换用能与主药反应但不与葡萄糖反应的硫酸铈法、亚硝酸钠滴定法、碘量法即可排除此类干扰。

4.钙盐、镁盐类辅料对配位滴定法的干扰及排除

(1)干扰:片剂常使用硫酸钙、碳酸钙、碳酸镁、硬脂酸锌、硬脂酸钙、硬脂酸镁、月桂醇硫酸镁等辅料,作为稀释剂、润滑剂。这些盐类物质,可产生Ca^{2+}、Mg^{2+},干扰配位滴定法。

(2)排除方法:可采用调节溶剂pH值、加入掩蔽剂或提取分离的方法消除干扰,如Mg^{2+}与EDTA发生配位结合的最低pH值为9.7,故可通过调节酸碱度来消除Mg^{2+}对EDTA滴定的干扰。如枸橼酸锌片、氢氧化铝片的含量测定。

(二)片剂含量测定结果的计算

片剂(主药)的含量需用百分标示量表示,即每片药物中实际含有主药的测定量占标示量的百分比例。标示量是每片含有主药重量(或效价)的法定量。制剂的主药含量范围是依据保证药物安全性、有效性原则制订,范围较宽。片剂的含量表示方法如下。

$$标示量\%=\frac{每片实际含量}{标示量}=\frac{样品实测量\times平均片重}{取样量\times标示量}\times100\%$$

在《中国药典》(2010年版)中,片剂的含量测定多使用灵敏度高、专属性强的仪器分析方法,如紫外-可见分光光度法、高效液相色谱法。高效液相色谱法的应用更为普及。含量测定方法不同,含量测定结果的计算方法也不相同。

第三节　注射剂分析

注射剂系指药物与适宜的溶剂或分散介质制成的供注入体内的溶液、乳状液或混悬液及供临用前配制或稀释成溶液或混悬液的粉末或浓溶液的无菌制剂。《中国药典》(2010 年版)中注射剂可分为注射液、注射用无菌粉末与注射用浓溶液。注射液包括溶液型、乳状液型或混悬型注射液,可用于肌内注射、静脉注射、静脉滴注等,其中静脉滴注用的大体积(除另有规定外,一般不少于 10mL)注射液也称为静脉输液。注射用无菌粉末系指药物制成的供临用前用适宜的无菌溶液配制成澄清溶液或均匀混悬液的无菌粉末或无菌块状物。注射用浓溶液系指药物制成的供临用前稀释后静脉滴注用的无菌浓溶液。

一、基本步骤和常规检查

(一)基本步骤

首先应观察性状,然后按照正文项下的要求进行检查,最后进行含量测定。

(二)外观性状

《中国药典》(2010 年版)规定,溶液型注射液应澄明;除另有规定外,混悬型注射液中药物粒度应控制在 15μm 以下,含 15～20μm(间有个别 20～50μm)者,不应超过 10%,若有可见沉淀,振摇时应容易分散均匀;乳状液型注射液应稳定,不得有相分离现象,静脉用乳状液型注射液中乳滴的粒度 90%应在 1μm 以下,不得有大于 5μm 的乳滴。除另有规定外,静脉输液应可能与血液等渗。

(三)常规检查

药典注射剂品种正文项下规定的检查项目,包括与主药有关的杂质检查和与制剂有关的常规检查项目。注射剂在检查项下,均会注明"应符合注射剂项下有关的各项规定",注射剂常规检查项目、检查方法及要求均收载在药典附录中,通过常规检查项目,可保证制剂使用的有效性和安全性。

1.装量

(1)原理:装量检查旨在保证注射液的注射用量不少于标示量,达到临床用药剂量的要求。

(2)方法:标示装量为不大于 2mL 者取供试品 5 支,2mL 以上至 50mL 者取供试品 3 支,开启时注意避免损失,将内容物分别用相应体积的干燥注射器及注射针头抽尽,然后注入经标化的量入式量筒内(量筒的大小应使待测体积至少占其额定体积的 40%),在室温下检视。测定油溶液或混悬液的装量时,应先加温摇匀,再用干燥注射器及注射针头抽尽后,同前法操作,放冷,检视,每支的装量均不得少于其标示量。

(3)注意事项:标示装量为 50mL 以上的注射液及注射用浓溶液按照《中国药典》(2010 年版)"最低装量检查法"检查,应符合规定。

2.装量差异

(1)原理:装量差异检查旨在保证药物含量的均匀性,保证临床用药剂量的准确。

(2)方法：取供试品5瓶(支)，除去标签、铝盖，容器外壁用乙醇擦净，干燥，开启时注意避免玻璃屑等异物落入容器中，分别迅速精密称定。倾出内容物，容器用水或乙醇洗净，在适宜条件下干燥后，再分别精密称定每一容器的重量，求出每瓶(支)的装量与平均装量。每瓶(支)装量与平均装量相比较，应符合规定。如有1瓶(支)不符合规定，应另取10瓶(支)复试，均应符合规定。

(3)注意事项

1)《中国药典》(2010年版)对注射用无菌粉末装量差异限度的规定见表14-2。

表14-2　注射用无菌粉末装量差异限度

平均装量	装量差异限度
0.05g及0.05g以下	±15%
0.05g以上至0.15g	±10%
0.15g以上至0.50g	±7%
0.50g以上	±5%

2)凡规定检查含量均匀度的注射用无菌粉末，一般不进行装量差异检查。

3.渗透压摩尔浓度

(1)原理：渗透压摩尔浓度检查旨在控制静脉输液及椎管注射用注射液的渗透压，保证药品使用的安全性。专用的渗透压摩尔浓度测定仪，该仪器采用冰点下降的原理设计，通过测量溶液的冰点下降来间接测定其渗透压摩尔浓度。

(2)方法：首先取适量新沸放冷的水调节仪器零点，然后选择两种标准溶液(供试液的渗透压摩尔浓度介于两者之间)校正仪器，再测定供试品溶液的渗透压摩尔浓度或冰点下降值。

(3)注意事项

1)渗透压摩尔浓度测定用的标准溶液由基准氯化钠配制，共有9种浓度。

2)因0.9%的氯化钠溶液渗透压摩尔浓度与人体血液相当，可用渗透压摩尔浓度比来衡量注射液与人体渗透压的关系。渗透压摩尔浓度比是供试品溶液与0.9%的氯化钠标准溶液的渗透压摩尔浓度比率。

3)静脉输液应在说明书上表明其渗透压摩尔浓度，便于临床医生根据实际需要对所用制剂进行适当处理(如稀释)。

4)眼用液体制剂、营养液、电解质或渗透利尿剂等也需测定渗透压摩尔浓度。

4.可见异物

(1)原理：可见异物是指存在于注射剂中，在规定条件下目视可以观测到的不溶性物质。注射液中若有不溶性微粒，可能引起静脉炎、过敏反应、甚至堵塞毛细血管。

《中国药典》(2010年版)附录"可见异物检查法"有灯检法和光散射法两种方法，一般常用灯检法，也可采用光散射法检查。灯检法不适用的品种，如用有色透明容器包装或液体色泽较深的品种可选用散射法。现以溶液型制剂为例，简单介绍一下灯检法。使用装有日光灯的伞棚式装置，光照度可在1 000～4 000Lx，在暗室中测定。选择不反光的黑色背景。

(2)方法:除另有规定外,取供试品 20 支(瓶),除去容器标签,擦净容器外壁,必要时将药液转移至洁净透明的专用玻璃容器内。置供试品与遮光板边缘处,在明视距离(指供试品至人眼的距离,通常为 25cm),分别在黑色和白色背景下,手持供试品颈部轻轻旋转和翻转容器使药液中存在的可见异物悬浮(但应避免产生气泡),轻轻翻转后即用目检视。

(3)注意事项

1)《中国药典》(2010 年版)规定,各类注射剂在静置一定时间后,轻轻旋转时均不得检出烟雾状微粒柱,且不得检出金属屑、玻璃屑、长度或最大粒径超过 2mm 的纤维和块状物等明显可见异物。

2)眼用液体制剂也需检查可见异物。

5.不溶性微粒

(1)原理:不溶性微粒的检查是在可见异物检查符合规定后,进一步检查静脉用注射剂(溶液型注射液、注射用无菌粉末、注射用浓溶液)中不溶性微粒的大小和数量。

《中国药典》(2010 年版)附录"不溶性微粒检查法"有光阻法和显微计数法两种方法,当光阻法测定结果不符合规定或供试品不适于用光阻法测定时,应采用显微计数法进行测定,并以显微计数法的测定结果作为判断依据。现以溶液型制剂为例,简单介绍一下光阻法。使用专用的不溶性微粒检查仪。微粒检查用水(或其他适宜溶剂)使用前需经不大于 1.0μm 的微孔滤膜滤过。

(2)方法:标示装量为 25mL 或 25mL 以上的静脉用注射液或注射用浓溶液。取供试品,用水将容器外壁洗净,小心翻转 20 次,使溶液混合均匀,立即小心开启容器,先倒出部分供试品溶液冲洗仪器开启口及取样瓶杯,再将供试品溶液倒入取样杯中,静置 2min 或适当时间脱气,置于取样器上(或将供试品容器直接置于取样器上),开启搅拌,使溶液混匀(避免气泡产生),依法测定,记录数据。

(3)注意事项

1)《中国药典》规定,标示装量为 100mL 或 100mL 以上的静脉注射液,除另有规定外,光阻法为每 1mL 中含 10μm 及 10μm 以上的微粒不得超过 25 粒,含 25μm 及 25μm 以上的微粒不得超过 3 粒。标示装量为 100mL 以下的静脉注射液,除另有规定外,光阻法为每个供试品容器中含有 10μm 及 10μm 以上的微粒不得超过 6 000 粒,含 25μm 及 25μm 以上的微粒不得超过 600 粒。

2)光阻法不适于黏度过高或易析出结晶的制剂,如乳剂、胶体溶液、脂肪乳等。

6.无菌、细菌内毒素或热原

无菌、细菌内毒素或热原是注射剂的安全性检查项目,分别照《中国药典》(2010 年版)附录"无菌检查法""细菌内毒素检查法""热原检查法"检查,应符合规定。

二、含量测定

(一)附加剂对测定方法的影响

注射剂含量测定方法的建立,除考虑主药的理化性质及含量因素外,也需考虑附加剂对测定方法的干扰。为保证注射剂的稳定性,注射剂常用的附加成分有抗氧剂、等渗调节剂、助溶剂、抑菌剂等，当附加剂对主药的测定有干扰时，需采取适宜的分析技术，消除附加剂对测定的干扰。常用附加剂对含量测定方法的影响和排除方法如下。

1.抗氧剂对测定方法的干扰及排除

(1)干扰：为保证还原性药物注射液的稳定性，常加入的抗氧剂有亚硫酸钠、亚硫酸氢钠、焦亚硫酸钠、硫代硫酸钠、维生素C等。抗氧剂的还原性较强，会干扰氧化还原滴定法，如碘量法、硫酸铈法、溴酸钾法、亚硝酸钠滴定法等，需在测定前排除干扰。维生素C具有特征性紫外吸收，会干扰测定波长在243nm附近的紫外-可见分光光度法。

(2)排除干扰的方法：

1)掩蔽剂法：丙酮或甲醛可与含硫的抗氧剂亚硫酸钠、亚硫酸氢钠、焦亚硫酸钠等发生反应，生成加成物，从而避免其对标准溶液的干扰。亚硫酸氢钠和硫代硫酸钠可用丙酮掩蔽，焦亚硫酸钠可加入甲醛掩蔽。

2)加酸分解法：亚硫酸盐在强酸条件下，会分解生成二氧化硫气体，加热后全部逸出。

3)更换测定波长：避开243nm附近的吸收波长，选择对主药无干扰的波长测定即可消除维生素C的干扰。如《中国药典》(2010年版)将盐酸氯丙嗪注射液的含量测定波长从片剂的254nm改为306nm。

2.溶剂水对非水滴定法的干扰及排除

(1)干扰：注射液一般为水溶液，溶剂水会对非水滴定法产生干扰，故注射液已很少采用非水滴定法。

(2)排除干扰的方法

1)去除样品中的水分：如果主药对热稳定，可通过水浴加热蒸发或105℃干燥的方法除去水分。如盐酸酚苄明注射液，采取水浴蒸干的方法处理样品。又如乳酸钠注射液，则采取105℃干燥1h的方法。如果主药遇热不稳定，则需用有机溶剂提取后，再进行测定。

2)更换分析测定方法：也可采用水分不干扰的其他分析方法测定含量。如盐酸氯胺酮注射液，《中国药典》(2005年版)采用碱化后三氯甲烷提取的方法，去除水分干扰后采用非水滴定法测定含量，《中国药典》(2010年版)则改用紫外-可见分光光度法测定含量。

3.溶剂油的干扰及排除

(1)干扰：脂溶性的药物，其注射液一般配成油溶液。我国多采用麻油、茶油或核桃油为溶剂油，植物油中往往含有甾醇和三萜类等物质，会对紫外-可见分光光度法、高效液相色谱法有干扰。

(2)排除干扰的方法

1)稀释法：主药含量高时，可用有机溶剂对样品进行稀释，降低溶剂油在供试品溶液中的浓度，从而降低对测定的影响。如己酸羟孕酮注射液测定时，用甲醇将规格0.125g/mL的溶液稀释为20μg/mL的溶液后进行高效液相色谱法测定。

2)提取分离法：采用适宜的有机溶剂，将主药从溶剂油中提取出来，再行测定。如丙酸睾酮注射液的含量测定，采用甲醇分次提取的方法。

4.等渗调节剂对测定方法的干扰及排除

氯化钠是注射剂中常用的等渗调节剂，由于氯化钠会解离出氯离子和钠离子，可分别干扰银量法和离子交换法，需设法排除。例如，复方乳酸钠葡萄糖注射液中含有氯化钠，当用离子交换法测定乳酸钠含量时，氯化钠会干扰测定，必须另用银量法测得氯化钠的含量，再从离子交换法中所消耗的氢氧化钠物质的量中减去氯化钠所消耗的硝酸银物质的量，从而求得供试品中主药的含量。

(二)注射剂含量测定结果的计算

注射剂(主药)的含量需用百分标示量表示，即每支药物中实际含有主药的测定量占标示量的百分比例。标示量是每支注射剂含有主药的重量(或效价)的法定量。

注射剂的含量表示方法如下：

$$\text{标示量}\% = \frac{\text{每支实际含量}}{\text{标示量}} = \frac{\text{样品实测量} \times \text{每支装量}}{\text{取样体积} \times \text{标示量}} \times 100\%$$

在《中国药典》(2010 年版)中，注射剂的含量测定方法有滴定分析法、紫外-可见分光光度法、高效液相色谱法等。含量测定方法不同，含量测定结果的计算方法也不相同。

思 考 题

1.制剂的质量控制标准在制订时，除需分析药物的各种理化性质外，还需要考虑哪些方面的影响因素？

2.简述片剂的常规检查内容有哪些？

3.试述片剂溶出度测定的原理和方法。

4.试述片剂分析中糖类辅料的干扰及排除。

5.简述片剂分析中硬脂酸镁的干扰及排除。

6.简述注射液中抗氧剂的干扰及排除。

第十五章　生化药物分析概论

章节要点

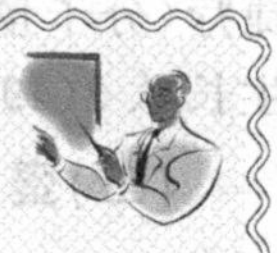

1.掌握　生化药物的定义、特点、分类及常用药物。

2.熟悉　生化药物的鉴别和含量测定方法。

3.了解　生化药物的特殊杂质检查方法。

第一节　概　　述

生化药物是从动物、植物及微生物中分离纯化所得的，以及用化学合成、微生物合成或现代生物技术制得的生化基本物质，如氨基酸、多肽、蛋白质、酶、辅酶、多糖、核苷酸、脂和生物胺等，以及其衍生物、降解物及大分子的结构修饰物等。生化药物有两个基本特点：其一，它来自生物体，来源复杂，有些化学结构不明确，相对分子质量不是定值，多属高分子物质；其二，它是生物体中的基本生化成分。

一、生化药物的种类及常用药物

生化药物按结构及功能可分为如下几类。

（一）氨基酸类药物

(1)单氨基酸：如亮氨酸、组氨酸、苯丙氨酸、半胱氨酸、异亮氨酸、丝氨酸、色氨酸、丙氨酸、赖氨酸、甘氨酸、蛋氨酸、天门冬氨酸、精氨酸、苏氨酸、脯氨酸等。

(2)氨基酸衍生物：如 N-乙酰-L-半胱氨酸、L-半胱氨酸乙酯盐酸盐、S-氨基甲酰半胱氨酸、S-甲基半胱氨酸、谷胺酰胺、S-羟色氨酸、二羟基苯丙氨酸。

(3)复合氨基酸注射液：有 3S、6S、9S、11S、13S、14S、15S、17S、18S 复合氨基酸注射液。S 代表氨基酸的种类。

（二）多肽类药物

(1)垂体多肽：如促肾上腺皮质激素（39 肽）、促胃液素（5 肽）、加压素（9 肽）、催产素（9 肽）、α-促黑素（13 肽）、人-促黑素（22 肽）等。

(2)消化道多肽：如促胰液素（胰泌素，27 肽）、胃泌素（14 肽，17 肽和 34 肽三种）、胆囊收缩素（33 肽和 39 肽，另外还有 4 肽和 8 肽）、抑胃肽（43 肽）、血管活性肠肽（28 肽）、胰多肽（36 肽）、神经降压肽（13 肽）、蛙皮肽（10 肽和 14 肽）等。

(3)下丘脑多肽：如促甲状腺素释放激素（3 肽）、促性腺激素释放激素（10 肽）、生长激素抑制激素（14 肽和 28 肽）、生长激素释放激素（10 肽）、促黑细胞激素抑制激素（3 肽和 5 肽）等。

(4)脑多肽:如由人及动物脑和脑脊液中分离出来的多肽、蛋氨酸脑啡肽和亮氨酸脑啡肽(均为 5 肽),由猪或牛垂体、下丘脑、十二指肠得到系列与脑啡肽相关的多肽,有新啡肽(25 肽)、脑活素(由 2 个肽以上组成的复合物)等。

(5)激肽类:如血管紧张肽Ⅰ(10 肽)、Ⅱ(8 肽)、Ⅲ(7 肽)等活性肽。

(6)其他肽类:如谷胱甘肽(3 肽)、降钙素(32 肽)、睡眠肽(9 肽)、松果肽(3 肽)、素高捷疗(分子量为 3 000 的肽为主成分,亦称血活素),胸腺素(肽)有:α_1 胸腺素(28 肽)、胸腺生长肽 2(49 肽)、循环胸腺因子(9 肽)、胸腺体液因子(31 肽)。

(三)蛋白类药物

猪或牛的纤维蛋白原、纤维蛋白、胃膜素(糖蛋白)、明胶、明胶海绵、精蛋白、抑素(糖蛋白)、唾液素(糖蛋白)、腮腺素、水蛭素、肝细胞生长因子。属蛋白质类的激素有生长素、甲状旁腺素、催乳素、促甲状腺素、促泡激素(FSH)、人绒毛膜促性腺激素、促黄体激素(LH)。此外,植物来源的蛋白类药物有植物凝集素、天花粉蛋白、蓖麻和相思豆毒蛋白等。

(四)酶类药物

(1)助消化酶类:如:胃蛋白酶、胰酶、胰蛋白酶、胰淀粉酶、胰脂肪酶、纤维素脂、脂肪酶(微生物发酵)、麦芽淀粉酶。

(2)蛋白水解酶类:如:糜蛋白酶、溶菌酶、胰 DNA 酶、菠萝蛋白酶、无花果蛋白酶、木瓜蛋白酶、枯草杆菌蛋白酶、黑曲霉蛋白酶、胶原蛋白酶、弹性蛋白酶、胰腺、颌下腺及尿激肽释放酶。

(3)凝血酶及抗栓酶:如:凝血酶(猪、牛血)、凝血酶致活酶、立止血、纤溶酶、尿激酶、链激酶、蛇毒凝血酶(ancrod,国内称溶栓酶、抗栓酶)、蚓激酶、曲纤溶酶。

4.抗肿瘤酶类

如 L-天门冬酰胺、甲硫氨酸酶、组氨酸酶、精氨酸酶、酶氨酸氧化酶、谷氨酸胺酶。

(5)其他酶类:如细胞色素 C、超氧化物歧化酶(SOD)、RNA 酶、DNA 酶、青霉素酶、玻璃酸酶、抑肽酶(膜蛋白酶抑制剂)。

(五)核酸类药物

RNA(包括 RNA-免疫核糖核酸)、DNA(脱氧核糖核酸)、聚肌苷酸、巯基聚胞苷酸、cAMP、CTP、CDP-胆碱、GMP、IMP、AMP、肌苷、UTP、NAD、NADP、2-甲巯基呋喃肌苷酸、双甲酰 c-AMP。

(六)多糖类药物

药物肝素、硫酸软骨素 A 和 C、硫酸皮肤素(硫酸软骨素 B)、硫酸角质素、硫酸类肝素、冠心舒和透明质酸等。类肝素(酸性黏多糖)、鹿茸多糖、刺参多糖、玉足海参多糖、白肛海地瓜多糖、壳聚多糖、右旋糖苷、蘑菇多糖、香菇多糖、银耳多糖、茯苓多糖、云芝多糖、灵芝多糖、猪苓多糖、针裂蹄多糖、黄茂多糖、人参多糖、黄芪多糖、海藻多糖、刺五加多糖、红花多糖等。

(七)脂类药物

卵磷脂、脑磷脂、胆固醇、麦角固醇、B 谷固醇、胆汁酸(胆酸与甘氨酸或牛黄酸的结合物)、鹅脱氧胆酸、猪脱氧胆酸、胆红素、原叶琳、血叶琳、亚油酸、亚麻酸、花生四烯酸、五-六烯酸、前列腺素系列(PGE1、PGE2、PGE2α和PG12)。

二、生化药物分析的特点

(一)需进行分子量测定

生化药物除氨基酸、核苷酸、辅酶及甾体激素等属化学结构明确的小分子化合物外,大部分为大分子的物质(如蛋白质、多肽、核酸、多糖类等),其分子量一般几千至几十万。对大分子的生化药物而言,即使组分相同,往往由于分子量不同而产生不同的生理活性。例如,肝素是由D-硫酸氨基葡萄糖和葡萄糖醛酸组成的酸性黏多糖,能明显延长血凝时间,有抗凝血作用;而低分子量肝素,其抗凝活性低于肝素。所以,生化药物常需进行分子量的测定。

(二)需检查生物活性

在制备多肽或蛋白质类药物时,有时因工艺条件的变化,导致蛋白质失活。因此,对这些生化药物,除了用通常采用的理化法检验外,尚需用生物检定法进行检定,以证实其生物活性。

(三)需做安全性检查

由于生化药物的性质特殊,生产工艺复杂,易引入特殊杂质,故生化药物常需做安全性检查,如热原检查、过敏试验、异常毒性试验等。

(四)需做效价测定

生化药物多数可通过含量测定,以表明其主药的含量。但对酶类药物需进行效价测定或酶活力测定,以表明其有效成分含量的高低。

(五)需用生化方法确证结构

在大分子生化药物中,由于有效结构或分子量不确定,其结构的确证很难沿用元素分析、红外、紫外、核磁、质谱等方法加以证实,往往还要用生化法如氨基酸序列等法加以证实。

第二节 生化药物检验内容和方法

一、生化药物的鉴别方法

生化药物所涉及的鉴别方法比化学药物多,除理化方法外,还常采用生化鉴别法、生物鉴别法、肽图鉴别法等。

(一)理化鉴别法

理化鉴别法包括化学鉴别法、光谱鉴别法和色谱鉴别法。

1.化学鉴别法

化学鉴别法是在一定条件下,利用药物与某些试剂发生化学反应而呈色或生成沉淀或产生气体来进行鉴别的。如氨基酸类药物与茚三酮反应而呈色。门冬酰胺在碱性条件下水解后产生氨气，能使湿润的红色石蕊试纸变蓝。

2.光谱鉴别法

光谱鉴别法利用药物的UV或IR特征吸收进行鉴别。如《中国药典》(2010年版)硫唑嘌呤的鉴别。

(1)取供试品约5mg，加盐酸(1→2)1mL溶解后，加碘试液数滴，即产生棕色沉淀。

(2)取供试品约10mg，加2mol/L盐酸溶液使溶解并稀释至100mL，摇匀，取5mL，用水稀释至50mL，摇匀，按照紫外-可见分光光度法(附录ⅣA)测定，在280nm的波长处有最大吸收。

(3)供试品的红外光吸收图谱应与对照的图谱一致。

3.色谱鉴别法

色谱鉴别法多采用TLC或HPLC法，利用对照品溶液和供试品溶液色谱图的保留时间的一致性进行鉴别。如《中国药典》(2010年版)胰岛素的鉴别采用HPLC法，而盐酸组氨酸的鉴别采用TLC法。

方法：取供试品与盐酸组氨酸对照品各适量，分别加水溶解并稀释制成每1mL中约含0.4mg的溶液，作为供试品溶液与对照品溶液。按照薄层色谱法试验，吸取上述两种溶液各2μL，分别点于同一硅胶G薄层板上，以正丁醇-冰醋酸-水(0.95∶1∶1)为展开剂，展开，晾干，喷以茚三酮的丙酮溶液(1→50)，在80℃加热至斑点出现，立即检视。供试品溶液所显主斑点的位置和颜色应与对照品溶液的主斑点相同。

(二)生化鉴别法

(1)酶法：《中国药典》(2010年版)采用酶法鉴别尿激酶。尿激酶是专属性较强的蛋白水解酶，根据尿激酶能激活牛纤维蛋白溶酶原，使其转化成具有较强的蛋白水解酶能力的纤维蛋白溶酶，纤维蛋白溶酶可将在凝血酶作用下生成的纤维蛋白凝块水解为可溶性的小分子多肽。《中国药典》(2010年版)通过观察溶解纤维蛋白作用的气泡上升法作为判断指标。

方法：取供试品适量，用巴比妥-氯化钠缓冲液(pH7.8)溶解并稀释成每1mL含20U的溶液，吸取1mL，加牛纤维蛋白原溶液0.3mL再依次加入牛纤维蛋白溶酶原溶液0.2mL与牛凝血酶溶液0.2mL，迅速摇匀，立即置(37±0.5)℃恒温水浴中保温，立即计时。应在30℃时45s内凝结，且凝块在15min内重新溶解。以0.9%氯化钠溶液作空白，同法操作，凝块在2h内不溶。

(2)电泳法：《中国药典》(2010年版)采用琼脂糖凝胶电泳法鉴别肝素乳膏，肝素是由硫酸氨基葡萄糖和葡萄糖醛酸分子间组成的酸性黏多糖，其水溶液带强负电荷，于琼脂凝胶板上，在电场作用下，向正极方向移动，与肝素标准品进行对照，其移动位置应相应一致。

方法：取供试品适量(约相当于肝素700U)，加60%乙醇溶液10mL，水浴加热使溶解，于4℃的冰箱中放置约5h，取出，滤过，取滤液作为供试品溶液。另取肝素标准品，加水溶解并制成每1mL中含200U的标准品溶液。取标准品溶液与供试品溶液各2μL，照电泳法试验，供试品溶液与对照品溶液所显斑点的迁移距离的比值应为0.9～1.1。

《中国药典》(2010 年版)采用等电聚焦电泳法鉴别重组人生长激素。重组人生长激素为重组技术生产的由 191 个氨基酸残基组成的蛋白质，由于蛋白质为两性电解质，在电泳场中形成一个 pH 梯度，其所带的电荷与介质的 pH 有关，带电的蛋白质在电泳中向极性相反的方向迁移，当到达其等电点时，电流达到最小，不再移动，与重组人生长激素对照品进行对照，供试品溶液主带位置应与对照品溶液主带位置一致。

方法：取供试品，加水溶解并制成每 1mL 中含 1mg 的溶液，取此溶液 90μL，加两性电解质 10μL 和甲基红试液 2μL，混匀，作为供试品溶液；另取重组人生长激素对照品，同法制备，作为对照品溶液。取对照品溶液和供试品溶液各 10μL，加至上样孔，照等电聚焦电泳法试验，供试品溶液主带位置应与对照品溶液主带位置一致。

(三)生物鉴别法

生物鉴别法是利用生物体进行试验来鉴别的方法。鉴别通常需用标准品或对照品在同一条件下进行对照试验加以确证。

《中国药典》(2010 年版)玻璃酸酶的鉴别方法：取健康豚鼠 1 只，分别于背部两处，皮内注射 0.25%亚甲蓝的氯化钠注射液 0.1mL，作为对照，另两处皮内注射用上述溶液制成的每 1mL 中含供试品 10U 的溶液 0.1mL，四处注射位置须交叉排列，相互间的距离应大于 3cm，注射后 5min，处死动物，将皮剥下，自反面观察亚甲蓝的扩散现象，供试品溶液所致的蓝色圈应大于对照品溶液所致的蓝色圈。

玻璃酸酶为蛋白分解酶，可促使皮下输液或局部积储的渗出液和血液的扩散，以利于吸收，因此，玻璃酸酶的鉴别是根据扩散作用，利用结缔组织中的玻璃酸具有较大的黏滞性，对体液扩散有阻滞作用，在动物皮内注射玻璃酸酶，通过对黏多糖玻璃酸的解聚作用，能加速染色剂亚甲蓝的扩散和吸收，使皮内注射的亚甲蓝和玻璃酸酶的蓝色圈大于单独注射亚甲蓝的蓝色圈。

《中国药典》(2010 年版)采用小鼠血糖法鉴别胰岛素，该法利用胰岛素的降血糖作用进行鉴别。当大剂量给药时，小鼠血糖降低至一定水平即发生惊厥，迅速静脉滴注 10%葡萄糖注射液，补充血糖，惊厥停止，说明是胰岛素所致低血糖而引起的惊厥。

方法：取供试品适量，加用酸调节至 pH 为 2.5～3.0 的水制成每 1mL 中含 5U 的溶液。在 20～30℃条件下，取体重为 20～24g 的小鼠 5 只，按每 20g 体重皮下注射上述溶液 0.25mL，注射 2h 后，至少应有 4 只小鼠发生惊厥。立即给惊厥的小鼠腹腔注射 10%葡萄糖液 1mL，应能使惊厥停止。

(四)肽图检查法

肽图检查法是通过蛋白酶或化学物质裂解蛋白质后，采用适宜的分析方法鉴定蛋白质一级结构的完整性和准确性。根据蛋白质相对分子质量的大小以及氨基酸组成特点，使用专一性较强的蛋白水解酶，一般为肽链内切酶(endopeptidase)，作用于特殊的肽链位点，将蛋白质裂解成较小的片断，经分离检测形成的指纹图谱，肽图谱对每一种蛋白质来说都是特征和专一的，可根据同种产品不同批次肽图的一致性，考察工艺的稳定性。常用的消化试剂有胰蛋白酶、凝乳蛋白酶、溴化氰等，常用的检测技术有 HPLC、CE 和 MS。《中国药典》(2010 年版)三部附录肽图检查共收载二法，第一法为胰蛋白酶裂解-反相高效液相色谱法，第二法为溴化氰裂解-SDS-聚丙烯酰胺凝胶电泳法。

二、生化药物的检查

由于生化药物的组分复杂，有效成分在生物材料中浓度都很低，杂质特别是生物大分子杂质的含量相对比较高；同时，此类药物的性质特殊，所用的原料比较复杂，如制备脏器生化药物是从动物的组织、器官、腺体、体液、分泌物以及胎盘、毛、皮、角和蹄甲等提取的药物，胰岛素来自于胰腺，尿激酶来自于尿，组氨酸、赖氨酸、精氨酸和水解蛋白来自于血，人工牛黄来自于胆汁等。此外，生产工艺复杂，易引入特殊杂质和污染物。因此，杂质检查和安全性检查就显得非常重要。《中国药典》(2010 年版)规定应保证符合无毒、无菌、无热原、无致敏源和降压物质等一般安全性要求。

(一)杂质检查

生化药物的杂质检查包括一般杂质检查和特殊杂质检查。一般杂质检查主要有氯化物、硫酸盐、磷酸盐、铵盐、铁盐、重金属、酸度、溶液的澄清度或溶液的颜色、水分及干燥失重、炽灼残渣等检查。其检查的原理及方法与化学药物中的一般杂质检查相同。特殊杂质检查主要检查从原料中带入或生产工艺中引入的杂质、污染物或其他成分。下面对生化药物中特殊杂质检查方法作一介绍。

1.氨基酸类药物中其他氨基酸的检查

氨基酸类药物可以通过化学合成法、发酵法和酶生物合成法制备，制备中有可能引入其他氨基酸，常采用 TLC 法进行检查。

《中国药典》(2010 年版)甲硫氨酸中其他氨基酸的检查：取供试品适量，加水溶解并制成每 1mL 中约含 10mg 的溶液，作为供试品溶液；精密量取 1mL，置 200mL 量瓶中，用水稀释至刻度，摇匀，作为对照品溶液；另取甲硫氨酸对照品与丝氨酸对照品各适量，置同一量瓶中，加水溶解并稀释制成每 1mL 中分别约含甲硫氨酸 10mg 和丝氨酸 0.1mg 的溶液，作为系统适用性试验溶液。按照薄层色谱法试验，吸取上述三种溶液各 5μL 分别点于同一硅胶 G 薄层板上，以正丁醇-冰醋酸-水(4∶1∶5)为展开剂，展开，晾干，在 90℃干燥 10min，喷以茚三酮的丙酮溶液(0.5→100)，在 90℃加热至斑点出现，立即检视。对照溶液应显 1 个清晰的斑点，系统适用性试验溶液应显 2 个完全分离的斑点。供试品溶液如显杂质斑点，不得超过 1 个，其颜色与对照品溶液的主斑点比较，不得更深(0.5%)。

2.多肽类药物中特殊杂质的检查

多肽类药物由多个氨基酸组成，在制备过程中可能引入氨基酸和其他肽类，合成多肽中可能有残余醋酸，需加以控制。如鲑降钙素为化学合成的由三十二个氨基酸组成的多肽，《中国药典》(2010 年版)规定进行氨基酸比值、醋酸、有关物质的检查。

(1)氨基酸比值：取供试品，加盐酸溶液(1→2)，于 110℃水解 16h 后，按照适宜的氨基酸分析方法测定。以门冬氨酸、谷氨酸、脯氨酸、甘氨酸、缬氨酸、亮氨酸、组氨酸、精氨酸、赖氨酸的摩尔数总和除以 20 作为 1，计算各氨基酸的相对比值，应符合以下规定：天门冬氨酸 1.8～2.2，谷氨酸 2.7～3.3，脯氨酸 1.7～2.3，甘氨酸 2.7～3.3，缬氨酸 0.9～1.1，亮氨酸4.5～5.3，组氨酸 0.9～1.1，精氨酸 0.9～1.1，赖氨酸 1.8～2.2，丝氨酸 3.2～4.2，苏氨酸4.2～5.2，酪氨酸 0.7～1.1，半胱氨酸 1.4～2.1。

(2)醋酸：取供试品适量，精密称定，加稀释液[流动相 A-甲醇(95∶5)溶解并定量制成每 1mL 中含 1.0mg 的溶液，作为供试品溶液。按照合成多肽中醋酸测定法测定，含醋酸应为 4.0%～15.0%。

合成多肽中醋酸测定法收载于《中国药典》(2010 年版)二部附录，系采用离子抑制色谱法，梯度洗脱，外标法定量，测定合成多肽中醋酸或醋酸盐的含量。

3.蛋白类药物中有关蛋白的检查

蛋白类药物在制备过程中易引入有关蛋白和大分子蛋白，需加以控制，除了检查相关蛋白质、高分子蛋白质外，有些蛋白类药物还应控制菌体蛋白残留量、外源性 DNA 残留量。如重组人生长激素为重组技术生产的由 191 个氨基酸残基组成的蛋白质，《中国药典》(2010 年版)规定进行总蛋白、相关蛋白质、高分子蛋白质、菌体蛋白残留量、外源性 DNA 残留量的检查。

(1)总蛋白：取供试品适量，精密称定，加磷酸二氢钾缓冲液(pH7.0)溶解并定量稀释成在最大吸收波长处(约 280nm)吸光度在 0.5～1.0 的溶液，作为供试品溶液，用紫外-可见分光光度法测定，记录最大吸收波长(约 280nm)和 320nm 波长处的吸光度，按下式计算供试品溶液中总蛋白的含量，以 mg 计。

$$总蛋白含量=V(A_{max}-A_{320})/0.82$$

式中：V——供试品溶液的体积(mL)。

(2)相关蛋白质：取供试品适量，加 0.05mol/L 三羟甲基氨基甲烷缓冲液(用 1mol/L 盐酸溶液调节 pH 至 7.5)溶解并制成每 1mL 中含重组人生长激素 2mg 的溶液，作为供试品溶液。按照高效液相色谱法测定，用丁基硅烷键合硅胶为填充剂(5～10μL)；以 0.05mol/L三羟甲基氨基甲烷缓冲液(用 1mol/L 盐酸溶液调节 pH 至 7.5)-正丙醇(71∶29)为流动相，调节流动相中正丙醇比例使重组人生长激素主峰保留时间为 30～36min；流速为 0.5mL/min；柱温 45℃；检测波长为 220nm。取系统适用性试验溶液(取重组人生长激素对照品，加0.05mol/L三羟甲基氨基甲烷缓冲液[用 1mol/L 盐酸溶液调节 pH 至 7.5]制成每 1mL 含 2mg 的溶液，过滤除菌，室温放置 24h)20μL，注入液相色谱仪，重组人生长激素主峰与脱氨的重组人生长激素峰之间的分离度不小于 1.0，重组人生长激素的拖尾因子应为 0.9～1.80。取供试品溶液 20μL，注入液相色谱仪，记录色谱图，按峰面积归一化法计算，总相关蛋白质含量不得大于 6.0%。

(3)高分子蛋白质：按照分子排阻色谱法测定。

1)色谱条件：以适合分离相对分子质量为 5000～60000 球状蛋白的亲水改性硅胶为填充剂，以异丙醇-0.063mol/L 磷酸盐缓冲液(pH7.0)(3∶97)为流动相，流速为 0.6mL/min，检测波长为 214nm。

2)测定法：取供试品，精密称定，用 0.025mol/L 磷酸盐缓冲液(pH7.0)溶解并定量稀释制成每 1mL 约含 1.0mg 的溶液，精密量取 20μL 注入液相色谱仪，记录色谱图，除去保留时间大于主峰的其他峰面积，按峰面积归一化法计算，保留时间小于主峰的所有峰面积之和不得大于 4.0%。

(4)菌体蛋白残留量：取供试品适量，依法检查，每 1mg 重组人生长激素中菌体蛋白残留量不得超过 10ng。

(5)外源性 DNA 残留量：取供试品适量，依法检查，每一剂量重组人生长激素中宿主 DNA 不得超过 10ng。

4.酶类药物中其他酶的检查

胰蛋白酶系自猪、羊或牛胰中提取的蛋白分解酶，糜蛋白酶系自牛或猪胰中提取的一种蛋白分解酶，胰蛋白酶也存在于胰脏中，在提取糜蛋白酶时易带入。同理，制备胰蛋白酶时也易引入糜蛋白酶。所以，糜蛋白酶中要检查胰蛋白酶，胰蛋白酶中要检查糜蛋白酶。另外，胰激肽原酶系自猪胰中提取的蛋白酶，要进行相关蛋白酶的检查。如糜蛋白酶中胰蛋白酶的检查采用生化法，原理为胰蛋白酶专一地作用于赖氨酸、精氨酸等碱性氨基酸的羧基组成的肽键、酰胺键和酯键，选用对甲苯磺酰-L-精氨酸甲酯为底物，酯键被水解，生成的酸可使甲基红、亚甲蓝试液变成紫红色。呈色速度与胰蛋白酶的量及试剂纯度有关，故与胰蛋白酶对照品作比较，控制其限量。

方法：取供试品，加水溶解并制成每 1mL 中含 16 000U 的溶液，作为供试品溶液；取胰蛋白酶适量，加水溶解并制成每 1mL 中含 2 500U 的溶液，作为对照溶液。取供试品溶液 50μL 与对照溶液 5μL，分别置白色点滴板上，各加对甲苯磺酰-L-精氨酸甲酯盐酸盐试液 0.2mL，放置后，供试品溶液应不呈现紫红色或呈色时间迟于胰蛋白酶对照溶液。

5.多糖类药物中特殊杂质的检查

肝素钠系自猪或牛的肠黏膜中提取的硫酸氨基葡聚糖的钠盐，属黏多糖类物质。其检查项下除进行酸碱度、溶液的澄清度与颜色、干燥失重、炽灼残渣、重金属等一般杂质检查外，还需进行总氮量、吸光度、有关物质、残留溶剂、钠、细菌内毒素的检查。总氮量测定采用氮测定法第二法，残留溶剂测定采用残留溶剂测定第二法控制甲醇、乙醇与丙酮的量，钠的测定采用原子吸收分光光度法，采用紫外-可见分光光度法控制 260nm、280nm 波长处的吸光度不得大于 0.10 控制杂质的量，有关物质的检查采用 HPLC 法。

(二)安全性检查

由于生化药物的来源特殊、性质特殊、生产工艺复杂，易引入特殊杂质，因此，生化药物需做安全性检查，如热原检查、过敏试验、异常毒性试验等。

1.热原与细菌内毒素检查法

热原检查采用家兔法，系将一定剂量的供试品，静脉注入家兔体内，在规定时间内，观察家兔体温升高的情况，以判定供试品中所含热原的限度是否符合规定。

热原检查是一种限度试验法，如《中国药典》(2010 年版)盐酸半胱氨酸中热原的检查：取供试品，加氯化钠注射液制成每 1mL 中含 15mg 的溶液，依法检查，剂量按家兔体重每 1kg 注射 10mL，应符合规定(供注射用)。

细菌内毒素主要来自革兰阴性细菌，主要成分为脂多糖，对人有致热反应，甚至导致死亡。细菌内毒素检查采用鲎试剂法，利用鲎试剂来检测或量化由革兰阴性菌产生的细菌内毒素，判断供试品中细菌内毒素的限量是否符合规定。如《中国药典》(2010 年版)丙氨酸的细菌内毒素检查规定每 1g 丙氨酸中含内毒素的量应小于 20EU(供注射用)。

2.异常毒性检查法

异常毒性试验是给予小鼠一定剂量的供试品溶液，在规定的时间内观察小鼠出现的死亡情况，以判定供试品是否符合规定的一种方法。如《中国药典》(2010 年版)玻璃酸酶的异常毒性检查：取体重 17～22g 的健康小鼠 5 只，分别由皮下注射每 1mL 中含玻璃酸酶10 000U的氯化钠注射液 0.25mL，48h 内不得发生皮下组织坏死或死亡现象，如有 1 只小鼠发生组织坏死或死亡，应按上述方法复试，全部小鼠在 48h 内不得有组织坏死或死亡现象。

《中国药典》(2010 年版)规定的异常毒性试验，实际上是一个限度试验。在此剂量条件下，一般供试品不应使试验动物中毒致死；如果出现试验动物急性中毒而死亡，则反映该供试品中含有的急性毒性物质超过了正常水平。在出现试验动物死亡时，除动物试验方法存在的差异或偶然差错外，主要决定于供试品在生产过程中是否带入可引发异常毒性反应的杂质。

3.过敏反应检查法

过敏反应是由药物中夹杂的异性蛋白所引起，过敏反应严重者可出现窒息、发绀、血管神经性水肿、血压下降、甚至休克和死亡。因此，有可能存在异性蛋白的药物应做过敏试验。过敏反应检查法是观测供试品对豚鼠腹腔注射(或皮下注射)和静脉给药后的过敏反应。系将一定量的供试品溶液注入豚鼠体内，间隔一定时间后静脉注射供试品进行激发，观察动物出现过敏反应的情况，以判定供试品是否引起动物全身过敏反应。细胞色素 C 为蛋白制剂，在制备中可能掺入少量杂蛋白，为保证使用安全，《中国药典》(2010 年版)规定细胞色素 C 溶液及细胞色素 C 注射液均应进行过敏反应检查。

4.降压物质检查法

降压物质是指某些药物中含有的能导致血压降低的杂质，包括组胺、类组胺或其他导致血压降低的物质。在生化药物的制备过程中，以动物脏器或组织为原料的，常引入组胺、酪胺等胺类物质。临床上注射染有此类降压物质的注射液后，将引起面部潮红、脉搏加速和血压下降等不良反应。因此，除了从生产工艺上采取有效措施以减少可能的污染外，对有关药品中的降压物质进行检查并控制其限度是十分必要的。

《中国药典》(2010 年版)采用猫血压法检查，系比较组胺对照品与供试品引起麻醉猫血压下降的程度，以判定供试品中所含降压物质的限度是否符合规定。如《中国药典》(2010 年版)抑肽酶的降压物质检查：取供试品，加氯化钠注射液溶解并稀释，依法检查，剂量按猫体重每 1kg 注射 1.5U，应符合规定。

5.无菌检查法

无菌检查法系指用微生物培养法检查药品、敷料、缝合线、无菌器具等是否无微生物污染的一种方法。由于许多生化药物是在无菌条件下制备的，且不能高温灭菌。因此，无菌检查就更有必要。无菌检查在洁净度 100 级单向流空气区域内进行，其全过程应严格遵守无菌操作，防止微生物污染。单向流空气区与工作台面，必须进行洁净度验证。

三、生化药物的含量测定

生化药物常用的含量(效价)测定方法包括理化分析法、生化测定法(酶法和电泳法)和生物检定法等。为此，定量表示此类药物的方法通常有两种，即一种用百分含量表示，适用于化学结构明确的小分子药物或经水解后变成小分子药物的测定；另一种用生物效价或酶活力单位表示，适用于大多数酶类和蛋白质类等药物的测定，多用生物效价或酶活力单位表示测定结果。

(一)理化分析法

理化分析法主要包括容量分析法、分光光度法和色谱法。

1.容量分析法

利用氨基酸类药物分子结构中氨基的碱性，大多数氨基酸类药物采用非水碱量法测定含量；谷氨酸利用羧基的酸性采用直接酸碱滴定法测定含量；盐酸组氨酸则采用缩合后酸碱滴定法测定含量；盐酸半胱氨酸利用分子结构中-SH 的还原性，采用剩余碘量法测定含量；胱氨酸利用分子结构中的-S-S-基，采用溴量法测定含量。

如《中国药典》(2010 年版)盐酸组氨酸的含量测定：取供试品约 0.2g，精密称定，加水 5mL 溶解后，加甲醛溶液 1mL 与乙醇 20mL 的中性混合溶液(对酚酞指示液显中性)，再加酚酞指示液数滴，用氢氧化钠滴定液(0.1mol/L)滴定，每 1mL 氢氧化钠滴定液(0.1mol/L)相当于 10.48mg 的 $C_6H_9N_3O_2 \cdot HCl \cdot H_2O$。

组氨酸分子结构中的－COOH 和－NH_2，能形成偶极离子，不能用氢氧化钠滴定液直接滴定，故加入甲醛使与组氨酸作用，生成 Schiff 碱后，用氢氧化钠滴定液滴定。

其他类药物，亦可采用容量分析法测定含量。如核酸类药物的硫唑嘌呤，《中国药典》(2010 年版)采用银量法测定含量。

2.紫外-可见分光光度法

《中国药典》(2010 年版)收载的五肽胃泌素、注射用亚锡聚合白蛋白、三磷酸腺苷二钠中总核苷、巯嘌呤、碘苷、细胞色素 C 等生化药物采用紫外-可见分光光度法测定含量。如五肽胃泌素分子结构中具有较多羰酰基和酰胺基，在 280nm 波长处有最大吸收，《中国药典》(2010 年版)采用 UV 法测定含量，吸收系数法定量。

方法：取供试品适量，精密称定，加 0.01mol/L 氨溶液溶解并定量稀释制成每 1mL 中约含 50μL 的溶液，按照紫外-可见分光光度法，在 280nm 的波长处测定吸光度，按 $C_{37}H_{49}N_7O_9S$ 的吸收系数($E_{1cm}^{1\%}$)为 70 计算，即得。

3.HPLC 法

HPLC 法适用于相对分子质量大、热稳定性差的生物活性物质的分析，常以具有一定 pH 的缓冲液作为流动相，常温操作，分析环境与生理环境相似，因而具有温和的分析条件与良好的生物兼容性，有利于保持生物大分子的构象和生理活性，广泛地用于生化药物的含量测定。

(1)反相高效液相色谱法：固定相尽量选择球形全多孔硅胶键合相，相对分子质量较小的药物选用十八烷基硅烷键合硅胶，相对分子质量较大的药物选用辛烷基硅胶键合硅胶。流动相选用乙腈-水、甲醇-水。

(2)离子抑制色谱法：一些生化药物在水溶液体系中可解离为带电荷离子，如氨基酸、多肽和蛋白质等，可采用反相色谱法中的离子抑制色谱法测定含量。离子抑制色谱法常在流动相中加入少量弱酸、弱碱或缓冲溶液以调节流动相的 pH，在非极性固定相中分离药物时可抑制带电荷离子的离解，增加疏水缔合作用，增加药物的分配系数，改善药物的分离效能。

(3)离子对色谱法：一些生化药物在水溶液体系中可解离为带电荷离子，如氨基酸、多肽和蛋白质、核酸类等，若向其中加入相反电荷的离子，使其形成中性离子对，会增大其在非极性固定相中的溶解度，从而改善分离效能。

(4)离子色谱法：离子色谱法适用于离子化合物和能够解离的化合物，如氨基酸、多肽、蛋白质、多糖类药物的分析。常用的固定相为苯乙烯-二乙烯苯共聚物或亲水性高聚物凝胶为基质的离子交换树脂，流动相多为水溶液，有时可加入少量的有机溶剂，如乙醇、四氢呋喃、乙腈等，以增加某些组分的溶解度，改变分离的选择性。如硫酸软骨素钠为硫酸化链状黏多糖钠盐的含量测定使用离子色谱法。

(5)分子排阻色谱法：分子排阻色谱法(size-exclusion chromatography，SCE)是根据待测组分的分子大小进行分离的一种液相色谱技术。分子排阻色谱法的分离原理为凝胶色谱柱的分子筛机制。色谱柱多以亲水硅胶、凝胶或经修饰凝胶如葡聚糖凝胶(sephadex)和聚丙烯酰胺凝胶(sepharose)等为填充剂，这些填充剂表面分布着不同尺寸的孔径，药物分子进入色谱柱后，它们中的不同组分按其分子大小进入相应的孔径内，大于所有孔径的分子不能进入填充剂颗粒内部，在色谱过程中不被保留，最早被流动相洗脱至柱外，表现为保留时间较短；小于所有孔径的分子能自由进入填充剂表面的所有孔径，在色谱柱中滞留时间较长，表现为保留时间较长；其余分子按分子大小依次被洗脱。

分子排阻色谱法是快速分离不同分子量混合物的色谱方法，广泛应用于多肽、蛋白质、多糖、生物酶、寡聚或多聚核苷酸等药物的分离分析及其分子量测定。流动相应对组分具有良好的溶解度以及较低的黏度。在蛋白质和多肽的分析中，通常选用交联丙烯酸甲酯凝胶或二醇键合硅胶，根据样品的相对分子质量范围，选择色谱柱的级分范围，流动相的选择应与蛋白质样品匹配，一般用0.1～0.2mol/L的缓冲液，pH为6～8。由于不同排阻范围的葡聚糖凝胶有一特定的蛋白质相对分子质量范围，在此范围内，相对分子质量的对数和洗脱体积之间呈线性关系。因此，用几种已知相对分子质量的蛋白质为标准，进行凝胶层析，以每种蛋白质的洗脱体积对它们的相对分子质量的对数作图，绘制出标准洗脱曲线。未知蛋白质在同样的条件下进行凝胶层析，根据其所用的洗脱体积，从标准洗脱曲线上可求出此未知蛋白质对应的相对分子质量。

《中国药典》(2010年版)二部附录收载的测定方法有3种，分子量测定法、生物大分子聚合物分子量与分子量分布的测定法、高分子杂质测定法。

(二)酶分析法

在生化药物的分析中，酶分析法主要包括酶活力测定法和酶法分析两种类型。酶活力测定法是一种以酶为分析对象，目的在于测定样品中某种酶的含量或活性；酶法分析则是以酶为分析工具或分析试剂的分析，主要用酶作试剂测定样品中酶以外的其他物质的含量。两者检测的对象虽有所不同，但原理和方法都是以酶能专一而高效地催化某化学反应为基础，通过对酶反应速率的测定或对底物、生成物等浓度变化速率的测定而检测相应物质的含量。《中国药典》(2010年版)酶类药物的测定大多采用酶活力测定法。

所谓酶活力，是指酶催化一定化学反应的能力。酶活力的测定实际上是测定一个被酶所催化的化学反应的速率。酶反应的速率可以用单位时间反应底物的减少或产物的增加来表示，酶反应的速率愈快则表示酶的活力愈高。

酶的单位(单位 U)是指在 25℃下,以最适的底物浓度、最适的缓冲液离子强度以及最适的 pH 等条件下,每分钟能转化一个微摩尔底物的酶量定为一个活性单位。与酶活性有关的另一概念比活性,比活性定义为每 1mg 蛋白质所含的酶单位数(单位数/mg 蛋白)。酶的比活性是酶的生产和研究过程中经常应用的基本数据,用来比较每单位重量酶蛋白的催化能力,比活性越高,表示酶纯度越高。要求得比活性,必须先求得酶制品的效价单位,酶的蛋白质含量,再按下式计算比活性。

$$比活性=\frac{效价单位数}{蛋白的毫克数}$$

如《中国药典》(2010 年版)尿激酶的效价测定:

1.酶活力

(1)试剂:牛纤维蛋白原溶液:取牛纤维蛋白原,加巴比妥-氯化钠缓冲液(pH7.8)制成每 1mL 中含 6.67mg 可凝结蛋白的溶液。

牛凝血酶溶液:取牛凝血酶,加巴比妥-氯化钠缓冲液(pH7.8)制成每 1mL 中含 6.0U 的溶液。

牛纤维蛋白溶酶原溶液:取牛纤维蛋白溶酶原,加三羟甲基氨基甲烷缓冲液(pH9.0)制成每 1mL 中含 1～1.4 酪蛋白单位的溶液(如溶液浑浊,离心,取上清液备用)。

混合溶液:临用前取等体积的牛凝血酶溶液和牛纤维蛋白溶酶原溶液,混匀。

(2)标准品溶液的制备:取尿激酶标准品,加巴比妥-氯化钠缓冲液(pH7.8)溶解并定量稀释制成每 1mL 中含 60U 的溶液。

(3)供试品溶液的制备:取供试品适量,加巴比妥-氯化钠缓冲液(pH7.8)溶解,混匀,并定量稀释成与标准品溶液相同的浓度。

(4)方法:取试管 4 支,各加牛纤维蛋白原溶液 0.3mL,置(37±0.5)℃水浴中,分别加入巴比妥-氯化钠缓冲液(pH7.8)0.9mL、0.8mL、0.7mL、0.6mL,依次加标准品溶液 0.1mL、0.2mL、0.3mL、0.4mL,再分别加混合溶液 0.4mL,立即摇匀,分别计时。反应系统应在30～40s凝结,当凝块内小气泡上升到反应系统体积一半时作为反应终点,立即计时。每种浓度测 3 次,求平均值(3 次测定中最大值与最小值的差不得超过平均值的 10%),以尿激酶浓度的对数为横坐标,以反应终点时间的对数为纵坐标,进行线性回归。供试品按上法测定,用线性回归方程求得效价,计算每 1mg 中供试品的效价(单位)。

2.蛋白质含量

取供试品约 10mg,精密称定,照蛋白质含量测定法(第一法)测定,即得。

3.比活

每 1mg 蛋白中含尿激酶活力单位数。

(三)生物检定法

生物检定法是利用生物体包括整体动物、离体组织、器官、细胞和微生物评价药物生物活性的一种方法。它以药物的药理作用为基础,以生物统计为工具,运用特定的实验设计在一定条件下比较供试品和相应的标准品或对照品所产生的特定反应,通过等反应剂量间比例的运算或限值剂量引起的生物反应程度,从而测定供试品的效价、生物活性或杂质引起的毒性。《中国药典》(2010 年版)二部附录收载了升压素生物测定法、肝素生物测定法、绒促性素生物测定法、缩宫素生物测定法、胰岛素生物测定法、硫酸鱼精蛋白生物测定法、洋地黄生物测定法、卵泡刺激素生物测定法、黄体生成素生物测定法、降钙素生物测定法和生长激素生物测定法等。如硫酸鱼精蛋白的效价测定：按照硫酸鱼精蛋白生物测定法测定，应符合规定，测得的结果应为标示量的90%～110%。硫酸鱼精蛋白生物测定法系测定硫酸鱼精蛋白供试品(T)中和肝素标准品(S)所致延长新鲜兔血或猪、兔血浆凝结时间的程度，以测定供试品效价的方法。

思 考 题

1.什么是生化药物？生化药物分为哪几类？

2.简述生化药物分析的特点有哪些？

3.试述生化药物的鉴别方法有哪些？

4.什么是热原检查？试述盐酸半胱氨酸中热原的检查方法。

5.什么是酶活力？试述其测定方法？

6.生化药物分析的常用定量方法有哪些？

实训项目

药物分析是一门实践性很强的方法学科，从事药物分析的专业人员不仅要掌握药物分析的基本理论、基本知识，还要有扎实的操作技能和实事求是的科学态度才能精确地分析研究一个药物的质量，并对被分析的药物做出合理、公正和客观的评价。所以，药物分析实训课是药物分析课程教学中不可缺少的组成部分，是整个教学过程中的一个重要环节。通过药物分析实训课教学，旨在培养学生熟练的分析操作技能，理论联系实际的学风，严谨、科学的工作作风和对事业的高度责任心。通过基本操作训练，获得较强的从事药品质量控制工作的能力，正确掌握药物常用法定方法及规范化操作技术，通过设计性实验的训练，模拟科学研究的整个过程，培养学生独立思考和独立工作的能力以及运用药物分析理论和有关基础与专业知识去解决实际问题的能力，为今后从事药品检验、新药研究和开展临床药物分析工作打下基础。

药品的质量是人民健康的重要保证，这就要求药品质量控制人员掌握基本的操作技能。掌握基本技能的关键在于要有严肃的态度、严密的方法和严格的要求。所以要求每一位学员必须珍惜药物分析实训的机会，在实训过程中勤动手、勤思考。按照药物分析实训课教学大纲的要求，提高教学效果，实训课教学应做到如下几点。

(1)认真验证实训内容指定的药物分析理论，加深对本学科专业知识的理解。

(2)正确掌握实训内容中各类代表性药物的分析方法，熟练各种分析方法的操作技术，培养独立开展药物分析工作的能力。

(3)全面了解药物分析工作的性质和内容，培养严肃认真、实事求是的科学态度和工作作风。为提高实训课教学质量，参加实训课学习者应努力做到：

1)做好预习，明确每次实训的目的和要求，理解实训原理和操作要点，预先安排好实训进程，估计实训中可能发生的问题及处理办法，以利实训的顺利完成。

2)严格按照实训步骤操作，虚心接受教师的指导，认真掌握操作技术，细心观察实验现象。

3)进入实验室要随带药物分析实验原始记录及报告。实训进程中应尊重实训事实，及时做好完整而确切的原始记录。要用钢笔或水性圆珠笔书写，字体端正。应直接记录于药物分析实训原始记录上，绝不允许记于纸条上，手上或其他本子上再誊写，更不允许暂记在脑子里等下一个数据一起记录。原始记录是实训报告的一部分，尊重原始记录是必要的科学作风。记录本不准撕页，如记录有误，只能将写错处用单线或双线划去(但要求仍能看清原来写错的数值)，在其旁写上正确数据，不得涂改，涂改的原始记录无效。

4)实训过程中防止对试剂和药品的污染，取用时应仔细观察标签和取用工具上的标志，杜绝错盖瓶盖或不随手加盖的现象发生。当不慎发生试剂污染时，应及使报告指导教师。公用试剂、药品应在指定位置取用。此外，取出的试剂、药品不能再倒回原瓶。

5)爱护仪器、小心使用，破损仪器应及时登记报损、补发。动用精密仪器，须经教师同意，用毕登记签名。

6)实训时确保安全、时刻注意防火、防爆。发现事故苗头及时报告，不懂时不要擅自动手处理。

7)清洁液一般只限于洗涤滴定管、吸量管、容量瓶等。使用时，应先用水冲水仪器，沥至无滴水后，用清洁液浸洗：其他玻璃仪器一般用洗涤剂刷洗。注意节约蒸馏水，清洗玻璃仪器应遵守少量多次的原则。

8)爱护公物、节约水电、药品和试剂。可回收利用的废溶剂回收至指定的容器中，不可任意弃去。腐蚀性残液应倒入废液缸中，切勿倒进水槽。

9)实训完毕应认真清理实验台，仪器洗净后放回原处，擦净台面，晾好抹布、毛刷、放好凳子、锁好柜子，经教师同意后，方可离开。值日生还应负责整理公用试剂台、打扫地面卫生、清除垃圾及废液缸中污物，并检查水、电、门窗等安全事宜。

本书实训内容的编写是以《中国药典》为依据，总计安排了二十三个实训项目，内容包括常见的不同类型药物的鉴别，检查及含量测定。涉及分析方法包括滴定分析法以及紫外——可见分光光度法、红外吸收光谱法、永停滴定法、气相色谱法、高效液相色谱法等仪器分析方法。

实训1　葡萄糖的一般杂质检查

一、实验目的

(1)掌握一般杂质检查的项目、限量计算方法。

(2)一般杂质检查的原理和方法。

二、实验原理

(1)酸碱度检查：是指用药典规定的方法对药物中的酸度、碱度、酸碱度等酸碱性杂质进行检查。检查时一般以新煮沸放冷的蒸馏水为溶剂，不溶于水的药物，可用中性乙醇等有机溶剂溶解。常用的方法有酸碱滴定法，指示剂法以及pH值测定法。

(2)氯化物检查：是指氯化物在硝酸溶液中与硝酸银作用.生成氯化银白色浑浊液，与一定量的氯化钠溶液在相同条件下生成的氯化银浑浊相比较，以判断供试量中氯化物的限量。

$$Cl^- + AgNO_3 \rightarrow AgCl\downarrow$$

(3)硫酸盐检查：是指药物中微量硫酸盐与氯化钡在酸性溶液中作用生成的白色浑浊液，与一定量的标准硫酸钾溶液与氯化钡在相同的条件下生成的浑浊比较，以判断药物中硫酸盐的限量。

$$SO_4^{2-} + BaCl_2 \rightarrow BaSO_4\downarrow$$

(4)铁盐检查：是指药物中三价铁盐在酸性溶液中与硫氰酸盐生成红色可溶性的硫氰酸铁配离子，与一定量的标准铁溶液，用同法处理后进行比色，以判断药物中三价铁盐的限量。

$$Fe^{3+} + 6SCN^- \rightarrow [Fe(SCN)_6]^{3-}$$

(5)重金属检查:是指重金属(以铅为代表)在弱酸性(pH3－3.5)溶液中与硫代乙酰胺或硫化钠作用,生成黄色到棕黑色的硫化物混悬液,与一定量的标准铅溶液经同法处理后的颜色比较,以控制药品中重金属含量。

$$CH_3CSNH_2 \rightarrow CH_3CONH_2 + H_2S$$

$$Pb^{2+} + H_2S \rightarrow PbS\downarrow$$

(6)砷盐检查(古蔡氏法):是利用金属锌与酸作用产生新生态的氢,与药物中微量砷盐作用生成具挥发性的砷化氢,遇溴化汞试纸,产生黄色至棕色的砷斑,与定量标准砷溶液所生成的砷斑比较,以判断药物中砷盐的限量。

$$AsO_3^{3-} + 3Zn + 9H^+ \rightarrow AsH_3\downarrow + 3Zn^{2+} + 3H_2O$$

$$AsH_3 + 2HgBr_2 \rightarrow 2HBr + AsH(HgBr)_2 \text{ 黄色}$$

$$AsH_3 + 3HgBr_2 \rightarrow 3HBr + As(HgBr)_3 \text{ 棕色}$$

五价砷在酸性溶液中也能被金属锌还原为砷化氢,但生成砷化氢的速度较三价砷慢,故在反应液中加入碘化钾及酸性氯化亚锡将五价砷还原为三价砷,碘化钾被氯化生成的碘又可被氯化亚锡还原为碘离子。

$$AsO_4^{3+} + 2I^- + 2H^+ \rightarrow AsO_3^{3-} + I_2 + H_2O$$

$$AsO_4^{3+} + Sn^{2+} \rightarrow AsO_3^{3-} + Sn^{4+} + H_2O$$

$$I_2 + Sn^{2+} \rightarrow 2I^- + Sn^{4+}$$

溶渡中的碘离子,与反应中产生的锌离子能形成络合物,使生成砷化氢的反应不断进行。

$$4I^- + Zn^{2+} \rightarrow ZnI_4^{2-}$$

(7)炽灼残渣检查:在机药物经炽灼炭化,再加硫酸湿润,低温加热至硫酸蒸气除尽后。于高温(700～800℃)炽灼至完全灰化,使有机质破坏分解变为挥发性物质逸出,残留的非挥发性无机杂质(多为金属的氧化物或无机盐类)成为硫酸盐,称为炽灼残渣。

三、实验步骤

(1)酸度:取本品 2.0g,加新沸过的冷水 20mL 溶解后,加酚酞指示液 3 滴与氢氧化钠液(0.02mol/L)0.20mL,应显粉红色。

(2)氯化物:取本品 0.60g,加水溶解使成 25mL(溶解加显碱性,可滴加硝酸使成中性),再加稀硝酸 10mL;溶液为不澄清,应滤过;置 50mL 纳氏比色管中,加水使成约 40mL,摇匀,即得供试溶液。另取标准氯化钠溶液($10\mu g Cl^-/mL$)6.0mL,置 50mL 纳氏比色管中加稀硝酸 10mL,加水使约 40mL,摇匀,即得对照溶液。于供试溶液与对照溶液中,分别加入硝酸银试液 1.0mL,用水稀释使成 50mL,摇匀,在暗处放置 5min,同置黑色背景下,从比色管上方向下观察。供试溶液不得比对照液更浓(0.01%)。

(3)硫酸盐:取本品 2.0g,加水溶解使成约 40mL(溶液如显碱性,可滴加盐酸使成中性);溶液如不澄清,应滤过;置 50mL 纳氏比色管中,加稀盐酸 2mL,摇匀,即得供试溶液。另取标准硫酸钾溶液($100\mu g SO_4^{2-}/mL$)2.0mL,置 50mL 纳氏比色管中,加水使成约 40mL,加稀盐酸 2mL,摇匀,即得对照溶液,于供试溶液与对照溶液中,分别加入 25%的氯化钡溶液 5mL,用水稀释成 50mL,充分摇匀,放置 10min,同置黑色背景上,从比色管上方向下观察。供试溶液不得比对照溶液更浓(0.01%)。

(4)铁盐:取本品 2.0g,加水溶解使成 25mL,移至 50mL 纳氏比色管中,加稀盐酸 4mL 与过硫酸铵 50mg,加水稀释使成 35mL,加硫氰酸铵溶液(30→100)3.0mL,摇匀,如显色与标准铁溶液 2.0mL 用同一方法制成的对照液比较,不得更深(0.001%)。

(5)重金属:取 50mL 纳氏比色管两支,甲管加标准铅溶液($10\mu g\ pb^{2+}/mL$)2mL,加醋酸盐缓冲液(pH3.5)2mL,加水稀释成 25mL。取本品 4.0g 置于乙管中,加水 23mL 溶解,加醋酸盐缓冲液(pH3.5)2mL。若供试液带颜色,可在甲管中滴加少量的稀焦糖溶液或其他无干扰的有色溶液使之与乙管一致;再在甲、乙两管中分别加硫代乙酰胺试液各 2mL,摇匀,放置 2 分钟,同置白纸上,自上向下透视,乙管中显出的颜色与甲管比较,不得更深(含重金属不得大于百万分之五)。

(6)砷盐:取本品 2.0g 置试砷瓶中,加水 5mL 溶解后,加稀硫酸 5mL 与溴化钾溴试液 0.5mL,置水浴上加热约 20min,使保持稍过量的溴存在。必要时,再补加溴化钾溴试液适量,并随时补充蒸散的水分,放冷,加盐酸 5mL 与水适量使成 28mL,加碘化钾试液 5mL 与酸性氯化亚锡试液 5 滴。在室温放置 10min 后,加锌粒 2g,迅速将瓶塞塞紧(瓶塞上已置有醋酸铅棉花及溴化汞试纸的砷管),并在 25~40℃的水溶液中反应 45min,取出溴化汞试纸,将生成的砷斑与标准砷溶液一定量制成的标准砷斑比较,颜色不得更深,含砷量不得超过百万分之一。

标准砷斑制备:精密量取标准砷溶液($1\mu g/mL$)2mL,置另一试砷瓶中,加盐酸 5mL 与蒸馏水 21mL,照上述方法自“加碘化钾试液 5mL……”起依法操作,即得标准砷斑。

(7)炽灼残渣:取本品 1.0g,置已炽灼至恒重的坩埚中,精密称定,缓缓炽灼至完全灰化,放冷至室温,加硫酸 0.5~1mL 使湿润,低温加热至硫酸蒸气除尽后,在 700~800℃炽灼使完全灰化,移置干燥器内,放冷至室温,精密称定后,再在 700~800℃炽灼至恒重,即得。所得炽灼残渣不得超过 0.1%。

四、注意事项

(1)比色或比浊操作,一般均应在纳氏比色管中进行。选择比色管时,应注意样品管与标准管的体积相等,玻璃色质一致,管上刻度均匀,高低一致,如有差别,不得超过 2mm。

(2)样品液与对照晶液的操作应遵循平行操作的原则,并应注意按操作顺序加入各种试剂。

(3)比色、比浊前应使比色管内试剂充分混匀,然后将两管同置于黑色或白色背景上,自上而下观察。

(4)砷盐检查时,取用的样品管与标准管应力求一致,管的长短,内径一定要相同,以免生成的色斑大小不同,影响比色。锌粒加入后,应立即将砷管盖上,塞紧,以免 AsH_3 气体逸出。

(5)炽灼残渣时,恒重操作条件,如所用的干燥器、坩埚钳、坩埚置于干燥器内放置时间等,必须一致。

五、思考题

(1)一般杂质检查的主要项目有哪些?

(2)比色、比浊操作应遵循的原则是什么?

(3)古蔡氏法检查砷所加的各个试剂的作用与操作注意点。

(4)炽灼残渣的成败关键是什么?恒重的概念和意义是什么?

实训2 药物的特殊杂质检查

一、实验目的

(1)熟悉某些药物中的特殊杂质。

(2)掌握特殊杂质检查的几种主要方法及操作。

二、实验原理

(1)麻醉乙醚中过氧化物的检查:麻醉乙醚在空气、日光及湿气的作用下,易氧化分解为有毒的过氧化物,过氧化物与碘化钾淀粉溶液反应,可产生蓝色,反应式可表示如下:

$$C_2H_5OOC_2H_5+2KI+H_2O \rightarrow C_2H_5OC_2H_5+5KOH+I_2$$

$$I_2+\text{淀粉} \rightarrow \text{蓝色}$$

(2)硫酸阿托品中莨菪碱的检查:阿托品由左旋体莨菪碱经消旋制得,无旋光性。若消旋不完全则会引入具有旋光性的杂质莨菪碱,莨菪碱是毒性较大的一种物质,应对其进行限度检查。其检查原理是利用硫酸阿托品为消旋体,无旋光性,而莨菪碱为左旋体,具有旋光性,可以利用旋光度测定法对莨菪碱杂质进行检查。

(3)肾上腺素酮体的检查:肾上腺是由肾上腺素酮经氢化还原制成。若氢化不完全,可能引进酮体杂质,所以药典规定应检查酮体。其检查原理是利用酮体杂质在 310nm 波长处有最大吸收,而肾上腺素药物本身在此波长处几乎没有吸收。根据杂质的吸收度,以控制肾上腺素中酮体的限量。

布洛芬的有关物质检查:布洛芬中可能存在的有关物质有 10 余种,其中降解产物 1-(4-异丁基苯基)乙醇和 4-异丁基苯乙酮具有成纤维细胞和红细胞毒性。因此需要对布洛芬及其制剂中有关物质进行检查。2010 版中国药典采用 TCL 法检查布洛芬的有关物质。

三、实验步骤

(1)麻醉乙醚中过氧化物的检查:取本品 5mL,置容量不超过 15mL 的具塞比色管中,加新制的碘化钾淀粉溶液(取碘化钾 10g,加水溶解成 95mL,再加淀粉指示液 5mL,混合)8mL,密塞,强力振摇 1min。

(2)硫酸阿托品中莨菪碱的检查:取本品,按干燥品计算,加水制成每 1mL 中含有 50mg 的溶液,依法测定该溶液旋光度,旋光度不得过−0.40°。

(3)肾上腺素酮体的检查:取本品,加盐酸溶液(9→2 000)制成每 1mL 中含 2.0mg 的溶液,照分光光光度法(中国药典 2010 版),在 310nm 的波长处测定,吸收度不得过 0.05。

(4)布洛芬的有关物质检查:取本品,加三氯甲烷制成每 1mL 含 100mg 的溶液,作为供试品溶液;精密量取适量,用三氯甲烷定量稀释制成每 1mL 中含 1mg 的溶液,作为对照溶液。照薄层色谱法试验,吸取上述两种溶液各 5μL,分别点于同一硅胶 G 薄层板上,以正己烷-乙酸乙酯-冰醋酸(15∶5∶1)为展开剂,展开,晾干,喷以1%高锰酸钾的稀硫酸溶液,在120℃加热20min,至紫外灯(365nm)下检视。供试品溶液如显杂质斑点,与对照溶液的主斑点比较,不得更深。

四、注意事项

测定吸收度时,应注意吸收峰波长位置的准确性,除另有规定外,吸收峰波长应在该品种项下规定的波长±1nm以内。

五、思考题

(1)特殊杂质检查的常用方法有哪些?

(2)利用紫外可见分光光度法检查杂质有何优点?

(3)薄层色谱法检查杂质常用的方法有哪几种?其结果如何判断?

实训3 药物的一般鉴别

一、实验目的

(1)掌握巴比妥类、芳香胺类、水杨酸类、托烷生物碱类药物鉴别反应的原理。

(2)熟悉巴比妥类、芳香胺类、水杨酸类、托烷生物碱类药物鉴别反应的操作要点。

二、实验原理

1.巴比妥类药物

(1)银盐反应:巴比妥类药物在适当的碱性溶液中,遇过量硝酸银试液.即产生可溶性的一银盐,继续滴加硝酸银试液,则产生白色难溶性的二银盐沉淀。

(2)铜盐反应:巴比妥类药物分子中含有—CONHCONHCO—基团,可与铜盐在碱性溶液中作用,产生类似双缩脲的颜色反应。巴比妥类药物显紫黄色或生成紫色沉淀;而含硫巴比妥类药物则显绿色。借此可区别巴比妥类或硫代巴比妥类药物。

2.芳香胺类

重氮化偶合反应:凡是有芳伯胺基的药物如磺胺类药物可在酸性溶液中与亚硝酸作用形成重氮盐,再在碱性中与β-萘酚试液偶合,生成具有鲜艳色泽的偶氮染料。

3.水杨酸类

三氯化铁反应:游离酚羟基遇三氯化铁即显紫堇色。

4.托烷生物碱类

Vitaili反应:托烷生物碱类结构中的酯键水解后生成的莨菪酸,经过发烟硝酸加热处理,转变为三硝基衍生物,再与乙醇和固体氢氧化钾作用,产生深紫色的醌型产物。

三、实验步骤

1.巴比妥类药物

(1)银盐反应:取供试量约0.1g,加碳酸钠试液1mL,振摇2min,滤过(如不浑浊可不必过滤),滤液中逐滴加入硝酸银试液,即发生白色沉淀,振摇,沉淀即溶解,继续滴加过量的硝酸银试液,沉淀不再溶解。

(2)铜盐反应：取供试品约 50mg，加吡啶溶液(1→10)5mL，溶解后，加铜吡啶试液 1mL，即显黄色或产生紫色沉淀。

2.芳香胺类药物

(1)芳伯胺基的直接重氮化偶合反应：取磺胺嘧啶片，研细，取细粉适量(约相当于磺胺嘧啶 0.1g)，加稀盐酸 5mL，振摇使磺胺嘧啶溶解，滤过，取滤液，加 0.1mol/L 亚硝酸钠溶液数滴，滴加碱性β-萘酚试液数滴，生成橙黄到猩红色沉淀。

(2)潜在芳伯氨基的水解后重氮化偶合反应：取对乙酰氨基酚片，研细，取细粉适量(约相当于对乙酰氨基酚 0.5g)，用乙醇 50mL 分次研磨使对乙酰氨基酚溶解，滤过，合并滤液，蒸干，取残渣约 0.1g，加稀盐酸 5mL，置水浴中加热 40min，放冷；取 0.5mL，滴加亚硝酸钠试液 5 滴，摇匀，用水 3mL 稀释后，加碱性β-萘酚试液 2mL，振摇，即显红色。

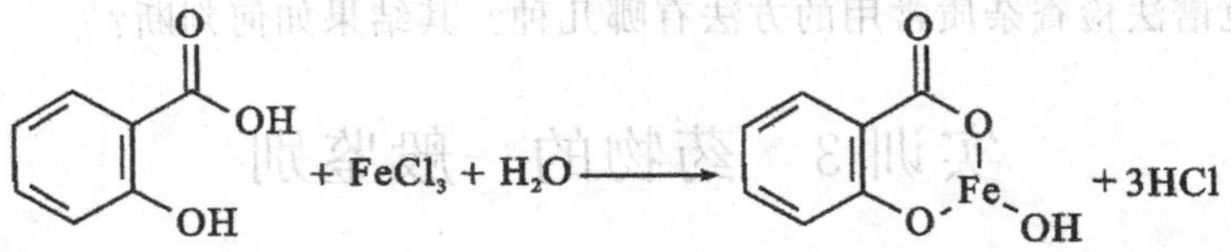

3.水杨酸类(三氯化铁反应)

(1)直接反应：取水杨酸的水溶液，加三氯化铁试液 1 滴，即显紫堇色。

(2)水解后反应：取阿司匹林约 0.1g，加水 10mL，煮沸，放冷，加三氯化铁试液 1 滴，即显紫堇色。

4.托烷生物碱类(Vitali 反应)

取硫酸阿托品片的细粉适量(约相当于硫酸阿托品 1mg)，置分液漏斗中，加氨试液约 5mL，混匀，用乙醚 10mL 振摇提取后，分取乙醚层，置白瓷皿中，挥尽乙醚后，取残渣加发烟硝酸 5 滴，置水浴上蒸干，即得黄色的残渣，放冷，加乙醇 2～3 滴湿润，加固体氢氧化钾一小粒，即显深紫色。

四、注意事项

Vitaili 反应中，由于乙醚易燃，宜采用自然挥尽的方法除去乙醚，切勿直火加热。

五、思考题

(1)鉴别试验中，样品如何取量？

(2)请列举出其他具有 Vitaili 反应的托烷生物碱类药物？

实训 4　药物的专属鉴别

一、实验目的

掌握苯巴比妥、异烟肼、硫酸奎宁、维生素 B_1 的特征鉴别试验的原理及操作方法。

二、实验原理

1.苯巴比妥的特征鉴别试验

(1)硫酸-亚硝酸钠反应：具有芳环取代基的巴比妥类药物与硫酸-亚硝酸钠反应生成橙黄色产物，产物随即转为橙红色。

(2)甲醛-硫酸反应:具有芳环取代基的巴比妥类药物,可与甲醛-硫酸反应,生成玫瑰红色产物,其反应产物不明。

2.异烟肼的特征鉴别反应

(1)还原反应:异烟肼分子中的酰肼基具有还原性,可与氨制硝酸银试液反应生成异烟酸和单质银沉淀,肼基则被氧化成氮气。

(2)缩合反应:异烟肼分子中的酰肼基可与芳醛发生缩合反应生成异烟腙,具有一定的熔点,可用于鉴别。

3.硫酸奎宁的特征鉴别反应

绿奎宁反应:含氧喹啉(喹啉环上含氧)衍生物含氧喹啉(喹啉环上含氧)衍生物的特征反应硫酸奎宁和硫酸奎尼丁都显绿奎宁反应,在药物微酸性水溶液中,滴加微过量的溴水或氯水,再加入过量的氨水溶液,即显翠绿色。

三、实验步骤

1.苯巴比妥的特征鉴别试验

(1)硫酸-亚硝酸钠反应:取苯巴比妥钠约10mg,加硫酸2滴与亚硝酸钠约5mg,即显橙黄色,随即转为橙红色。(2)甲醛-硫酸反应:取苯巴比妥约50mg,置试管中,加甲醛试液1mL,加热煮沸,冷却,沿管壁缓缓加硫酸0.5mL,使成两液层,置水浴中加热,接界面显玫瑰红色。

2.异烟肼的特征鉴别反应

(1)还原反应:取本品约10mg,置试管中,加水2mL溶解后,加氨制硝酸银试液1mL,即产生气泡与黑色混浊,并在试管壁上生成银镜。

(2)缩合反应:取本品约0.1g,加水5mL溶解后,加10%香草醛的乙醇溶液1mL,摇匀,微热,放冷,即析出黄色结晶;滤过,用稀乙醇重结晶,在105℃干燥后,测定熔点为228~231℃,熔融同时分解。

若为异烟肼片,则可取片粉适量(约相当于异烟肼0.1g)加水10mL,振摇,滤过,取滤液照异烟肼1、2项方法进行试验,应显相同的反应。

3.硫酸奎宁的特征鉴别反应

绿奎宁反应:取本品约5mg,加水5mL溶解后,加溴试液3滴与氨试液1mL,即显翠绿色。

四、注意事项

(1)硫酸-亚硝酸钠反应试管必须洁净干燥,若有水分,实验结果不明显。

(2)甲醛-硫酸反应中,操作须细心,滴加硫酸时要慢,并且沿管壁加入,方能成两液层。然后放人刚煮沸过的水浴中.静置加热.时间应足够(1~2min),则可得界面玫瑰红色。

(3)异烟肼与香草醛的反应,冷后如无结晶析出,可用玻璃棒轻轻摩擦试管内壁,即可析出结晶而变浑浊。

(4)做银镜反应的试管,如银镜洗不干净,可加硝酸数滴(必要时微热),即可洗净。

五、思考题

银镜反应操作时需要注意些什么?

实训5　阿司匹林原料药的分析

一、实验目的

(1)掌握阿司匹林的鉴别方法。

(2)掌握直接酸碱滴定法的原理及操作方法。

二、基本原理

(一)鉴别

游离酚羟基遇三氯化铁即显紫堇色。

阿司匹林钠盐水溶液在碱性下加热水解,生成水杨酸钠和醋酸钠,加过量硫酸,即析出白色水杨酸沉淀并放出醋酸臭气。

含量测定:阿司匹林的pKa为3～6,含有游离的羧基,显酸性,原料药中含水杨酸等酸性杂质较少,可以用碱(NaOH)直接滴定测定含量。

三、实验步骤

(一)鉴别

(1)取本品约0.1g,加水10mL,煮沸,放冷加三氯化铁试液1滴,即显紫堇色。

(2)取本品约0.5g,加碳酸钠试液10mL,振摇后,放置5min,滤过,滤液煮沸2min,放冷,加过量的稀硫酸,即析出白色沉淀,并发生醋酸臭气。

(二)含量测定

取本品约0.4g,精密称定,置锥形瓶中,加中性乙醇(对酚酞指示液显中性)20mL,加酚酞指示液3滴,滴加氢氧化钠液(0.1mol/L)至溶液显粉红色,每1mL的氢氧化钠液(0.1mol/L)相当于18.02mg的$C_9H_8O_4$。《中国药典》(2010版)规定,按干燥品计算,含阿司匹林($C_9H_8O_4$)不得少于99.5%。

$$含量\% = \frac{V \times F \times T}{W} \times 100\%$$

四、注意事项

滴定过程中需要不断快速振摇,快速滴定,防止局部阿司匹林水解。

五、思考题

实验中中性乙醇是对什么显中性?其作用是什么?

实训6　非水碱量法测定硫酸奎尼丁片的含量

一、实验目的

(1)通过学习硫酸奎尼丁片的非水碱量法,掌握非水溶液滴定法的原理和操作。

(2)掌握生物碱硫酸盐进行非水滴定时,滴定度的计算方法。

二、实验原理

硫酸奎尼丁在无水冰醋酸的溶剂中，可被冰醋酸凋平到溶剂阴离子 Ac^- 的碱强度水平，选用适当的指示剂，即可用高氯酸标准液直接进行滴定。

滴定溶液：　$HClO_4 + HAc \leftrightarrow H_2Ac^+ + ClO_4^-$

供试品溶液：　$R—NH_2 + HAc \leftrightarrow RNH_3^+ + Ac^-$

滴定反应：　$Ac^- + H_2Ac^+ \leftrightarrow 2HAc$

总　　式：　$R—NH_2 + HClO_4 \leftrightarrow RNH_3^+ + ClO_4^-$

三、实验步骤

取本品 10 片，除去包衣，精密称定，研细，精密称取适量(约相当于硫酸奎尼丁0.2g)，加醋酐 20mL，加热使硫酸奎尼丁溶解后，加结晶紫指示液 1 滴。用高氯酸滴定液(0.1mol/L)滴定至溶液显绿色，并将滴定的结果用空白试验校正。每 1mL 的高氯酸滴定液(0.1mol/L)相当于 26.10mg 的 $(C_{20}H_{24}N_2O_2)_2 \cdot H_2SO_4 \cdot 2H_2O$。《中国药典》2010 年版规定，本品含硫酸奎尼丁应为标示量的 93.0%～107.0%。

四、注意事项

(1)本实验应用 10mL 滴定管进行滴定，以消耗高氯酸液 8mL 为宜，故需事先估计出最大的称样量。

(2)所用仪器必须干燥无水，实验方法中加入醋酐，也是为了除去溶济和样品中的水分。

(3)冰醋酸沸点虽高(118℃)，但具挥发性，滴定管上部应取一干燥小烧杯覆盖，以防止挥发。另外需注意安全，因冰醋酸具有腐蚀性。

(4)滴定速度不要太快。因冰醋酸比较粘稠，滴定太快对粘附在滴定管内壁上的溶液还未完全流下，终点的读数易产生误差。同时应作空白试验以减少滴定终点误差。

(5)若滴定样品与标定标准液时的温度有差别，则需重新标定或将标准液的浓度加以校正。

(6)注意节省溶剂，用后回收。

五、思考题

(1)非水滴定法的操作要点有哪些？

(2)非水溶液滴定法适用于哪些类药物的分析？有哪些缺点？

(3)本实验中所用的滴定度是怎样得来的？

实训 7　非水溶液滴定法测定马来酸氯苯那敏的含量

一、实验目的

(1)熟悉非水溶液滴定法的原理、测定方法与计算。

(2)掌握马来酸氯苯那敏测定时结晶紫指示剂的终点颜色判断。

二、实验原理

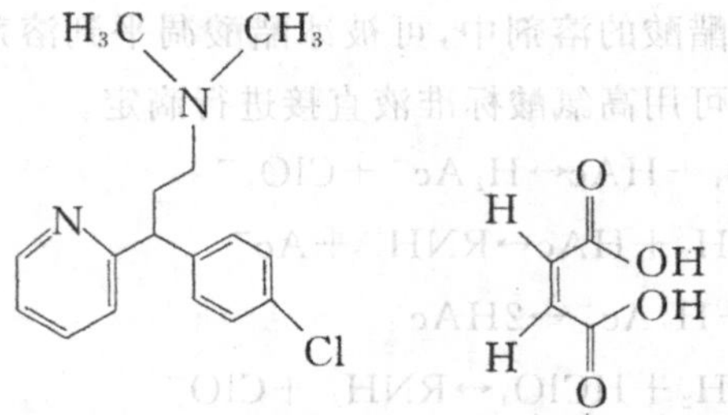

有机弱碱，在水溶液中碱性较弱，不能直接滴定，选择酸性溶剂，使其碱性增强，用高氯酸标准溶液滴定测定其含量。有机碱盐类的非水滴定实质上是一个置换滴定。即用强酸($HClO_4$)置换出和有机碱结合的较弱的酸：

$$BH^+A^- + HClO_4 = BH^+ClO_4^- + HA$$

式中，BH^+A^- 表示有机碱盐类，HA 表示被置换出弱酸。

马来酸氯苯那敏为有机碱的有机酸盐，滴定中被取代出的有机酸系弱酸，在冰醋酸中酸性弱，不干扰滴定，因此相应盐的非水滴定和一般游离碱类药物相同，可直接进行。

三、实验方法

取本品约 0.15g，精密称定，加冰醋酸 10mL 溶解后，加结晶紫指示液 1 滴，用高氯酸滴定液(0.1mol/L)滴定至溶液显蓝绿色，并将滴定的结果用空白试验校正。每 1mL 高氯酸滴定液(0.1mol/L)相当于 19.54mg 的 $C_{16}H_{19}ClN_2 \cdot C_4H_4O_4$。

《中国药典》(2010 版)规定，按干燥品计算，本品含 $C_{16}H_{19}ClN_2 \cdot C_4H_4O_4$ 不得少于 98.5%。

$$含量 = \frac{T(V-V_0)F}{W} \times 100\% = \frac{19.54 \times (V-V_0) \times \frac{C}{0.1} \times 10^{-3}}{W} \times 100\%$$

四、注意事项

(1)本试验使用的仪器均需预先洗净烘干。

(2)注意滴定时温度，因为冰醋酸的体积膨胀系数较大，其体积随温度改变较大，温度和贮存条件都影响标准溶液的浓度。若滴定供试品与标定高氯酸滴定液时的温度差别超过 10℃，则应重新标定；若未超过 10℃，则可根据下式将高氯酸滴定液的浓度加以校正。

$$C_1 = \frac{C_0}{1 + 0.001(t_1 - t_0)}$$

式中：0.0011——冰醋酸的膨胀系数；

t_0——标定高氯酸滴定液时的温度，℃；

t_1——测定供试品时的温度；

C_0——t_0 时高氯酸滴定液的浓度，mol/L；

C_1——t_1 时高氯酸滴定液的浓度，mol/L。

五、思考题

(1)非水溶液滴定法中，若容器、试剂含有微量水分，对测定结果有什么影响？

(2)非水溶液滴定法测定有机碱药物的氢卤酸盐、硫酸盐、硝酸盐时，有何干扰？如何消除？

实训 8 盐酸普鲁卡因注射液的含量测定

一、实验目的

(1)掌握亚硝酸钠滴定法测定芳香第一胺类化合物含量的原理。

(2)熟悉永停滴定法指示滴定终点的原理。

(3)掌握永停滴定法的操作。

二、实验原理

盐酸普鲁卡因分子结构中具有芳香第一胺，在酸性溶液中与亚硝酸钠定量反应，生成重氮盐，反应终点用永停滴定法指示。

永停滴定法采用铂-铂电极系统。测定时，先将电极插入供试品的盐酸溶液中，当在电极间加一低电压(约为 50mV)时，若电极在溶液中极化，则在滴定终点前，溶液中无亚硝酸，线路仅有很小或无电流通过，电流计指针不发生偏转或偏转后即回复到初始位置；当到达滴定终点时溶液中有微量亚硝酸存在，使电极去极化，发生氧化还原反应如下。

阴极 $HNO_2+H^++e \rightarrow H_2O+NO$

阳极 $NO+H_2O \rightarrow HNO_2+H^++e$

此时线路中即有电流通过，电流计指针突然偏转，并不再回零，即为滴定终点。

三、实验步骤

精密量取盐酸普鲁卡因注射液适量(约相当于盐酸普鲁卡因 0.1g)，加水 40mL 与盐酸溶液(1→2)15mL，然后置电磁搅拌器上，搅拌，再加溴化钾 2g，插入铂-铂电极后，在 15～20℃用亚硝酸钠滴定液(0.05mol/L)迅速滴定。滴定时将滴定管尖端插入液面下约 2/3 处，随滴随搅拌；至近终点时，将滴定管尖端提出液面，用少量水冲洗滴定管尖端，洗液并入溶液中，继续缓缓滴定，至电流计指针突然偏转，并不再回复，即为滴定终点。每 1mL 亚硝酸钠滴定液(0.05mol/L)相当于 13.64mg 的 $C_{13}H_{20}N_2O_2 \cdot HCl$。计算标示量的百分比。

$$标示量\% = \frac{V \times T \times F \times 每支容量}{V \times 标示量} \times 100\%$$

《中国药典》2010 年版规定本品含盐酸普鲁卡因($C_{13}H_{20}N_2O_2 \cdot HCl$)应为标示量的95.0%～105.0%。

四、注意事项

(1)重氮化反应为分子反应，反应速度较慢，滴定过程中应充分搅拌。近滴定终点时，盐酸普鲁卡因的浓度极小，反应速度减慢，应缓缓滴定，并不断搅拌。

(2)滴定前应根据盐酸普鲁卡因注射液取样量与亚硝酸钠滴定液的浓度，大致计算出应消耗亚硝酸钠滴定液的量(mL)，以便在滴定操作中掌握何时为近终点，以提出滴定管尖端，经冲洗后，再缓慢滴定至准确的终点。

(3)铂电极易钝化,每次用前应用新鲜配制的含少量三氯化铁的硝酸(加有1~2滴三氯化铁试液)或重铬酸钾-硫酸清洁液浸洗活化。

(4)滴定时电磁搅拌的速度不宜过快,以不产生空气旋涡为宜。

五、思考题

加 KBr 的意义何在?

实训9 维生素C注射液的含量测定

一、实验目的

(1)掌握维生素C注射液含量测定的原理及操作,并能进行有关计算。

(2)了解排除注射剂中常用附加剂干扰的操作。

二、实验原理

维生素C分子结构中的连二烯醇基具有较强的还原性,在酸性溶液中,被碘定量地氧化,因此,可以用碘量法测定其含量。

焦亚硫酸钠、亚硫酸氢钠或亚硫酸钠等抗氧剂,可与丙酮或甲醛反应生成加成物,从而排除抗氧剂对测定的干扰。

$$Sb^{5+} + 2I^- \rightarrow Sb^{3+} + I_2$$

$$I_2 + 2S_2O_3^{2-} \rightarrow 2I^- + S_4O_6^{2-}$$

三、实验步骤

(1)操作:精密量取本品适量(约相当于维生素C 0.2g),加水1.5mL与丙酮2mL,摇匀,放置5min,加稀醋酸4mL与淀粉指示液1mL,用碘滴定液(0.1mol/L)滴定,至溶液显蓝色并持续30s不褪。每1mL碘滴定液(0.1mol/L)相当于8.806mg的$C_6H_8O_6$。《中国药典》(2010年版)规定本品含维生素C($C_6H_8O_6$)应为标示量的90.0%~110.0%。

(2)计算。

四、注意事项

(1)测定中加入稀醋酸,是使滴定在酸性溶液中进行,在酸性介质中维生素C受空气中氧的氧化速度减慢,但样品溶于稀酸后仍需立即进行滴定。

(2)应以重新煮沸冷却的水作为溶媒,目的是减少水中溶解氧对测定的干扰。

五、思考题

实验过程中加入丙酮的目的是什么?

实训10 葡萄糖酸锑钠注射液中锑的含量测定

一、实验目的

(1)掌握间接碘量法测定含量的操作及注意事项。

(2)理解间接碘量法测定葡萄糖酸锑钠中锑的含量的基本原理。

二、实验原理

间接碘量法(生成物滴定法):被测药物与化合 A 作用,定量生成化合物 B,再用滴定液滴定化合物 B。

利用葡萄糖酸锑钠中五价锑具有强氧化性,在酸性介质中与过量的碘化钾作用,生成定量的碘,生成的碘用硫代硫酸钠标准液滴定,以淀粉为指示剂,滴定至溶液的蓝色刚好消失即为终点。根据硫代硫酸钠滴定液的浓度,消耗的体积计算葡萄糖酸锑钠中锑的含量。

三、实验方法

精密量取本品 1mL,置于具塞锥形瓶中,加水 100mL、盐酸 15mL 与碘化钾试液 10mL,密塞,振摇后,在暗处静置 10min,用硫代硫酸钠滴定液(0.1mol/L)滴定,至近终点时,加淀粉指示液,继续滴定至蓝色消失,记下体积 V,并将滴定的结果用空白试验(V_0)校正。每 1mL 硫代硫酸钠滴定液(0.1mol/L)相当于 6.088mg 的 Sb。

$$每毫升葡萄糖酸锑钠注射液中锑的含量=\frac{(V-V_0)\times T\times F}{V_1}\times 100\%$$

《中国药典》(2010 版)规定,每 1mL 葡萄糖酸锑钠注射液中锑含量应为 0.095~0.105g。

四、注意事项

(1)配制 $Na_2S_2O_3$ 溶液时需:①用新煮沸并冷却的蒸馏水(除去 CO_2 和杀死微生物);②配制时加入少量的 Na_2CO_3,使溶液呈弱碱性,以抑制微生物再生长;③配制好的标准溶液置于棕色瓶中,放置 8~10d,再用基准物(通常选用 $K_2Cr_2O_7$)标定,若发现溶液混浊,需重新配制;④$Na_2S_2O_3$ 不宜长期保存,如发现溶液变浑浊或析出硫,就应过滤再标定或重新配制。

(2)I^- 易被空气中 O_2 氧化,为了防止 I^- 被 O_2 氧化,要求做到:①溶液酸度不宜太高;②要避光在暗处反应;③析出 I_2 后不能让溶液放置太久;④滴定速度适当快些。

(3)由于 I_2 易挥发,为了防止 I_2 挥发,要求做到:①加入过量的 KI;②反应溶液的温度不能太高,一般在室温下进行,夏天尤其要注意,应避免阳光照射;③滴定时不能剧烈摇荡,用带塞的碘量瓶。

五、思考题

为什么淀粉指示剂溶液应在近终点时加入?

实训 11 溴量法测定盐酸去氧肾上腺素注射液的含量

一、实验目的

(1)掌握溴量法测定盐酸去氧肾上腺素注射液含量的原理与方法

(2)掌握盐酸去氧肾上腺素注射液含量计算方法

二、实验原理

盐酸去氧肾上腺素药物分子中具有苯酚结构,在酸性溶液中,酚羟基的邻、对位活泼氢能与过量的溴定量地发生溴代反应，再以碘量法测定剩余的溴，根据消耗的硫代硫酸钠滴定液的量，即可计算供试品的含量。反应的摩尔比为 1∶6，根据滴定度可计算盐酸去氧肾上腺素的含量。

三、实验步骤

精密量取本品 5mL，至碘量瓶中，加稀盐酸 1mL，小心煮沸至近干，放冷。加水 20mL，精密加溴标准滴定液(0.05mol/L)25mL，再加盐酸 2mL，立即密塞，摇匀，放置 15min 并时时振摇。注意微开瓶塞，加碘化钾试液 7mL，立即密塞，振摇后用硫代硫酸钠标准滴定液(0.1mol/L)进行滴定。至近终点时加淀粉指示液，继续滴定至蓝色消失，并将滴定的结果用空白试验校正。每 1mL 溴滴定液(0.1mol/L)相当于 3.395mg 的 $C_9H_{12}NO_2 \cdot HCl$(盐酸去氧肾上腺素的分子量为 203.67)。《中国药典》2010 年版规定本品含盐酸去氧肾上腺素($C_9H_{12}NO_2 \cdot HCl$)应为标示量的 95.0%～105.0%。

四、注意事项

(1)由于溴溶液易挥发，浓度不稳定，难以操作。因此配制溴酸钾和溴化钾的混合溶液(亦称溴液)代替溴溶液进行分析测定。滴定时先将上述混合液加到含被测物的酸性溶液中，溴酸钾和溴化钾在酸性溶液中立即反应生成单质溴。

(2)如果配制 $c(\frac{1}{2}Br_2)$ 的溴溶液其浓度应为 0.1mol/L。

(3)按剩余滴定的计算方法，即可计算出盐酸去氧肾上腺素的含量。

实训 12　银量法测定苯巴比妥的含量

一、实验目的

(1)掌握银量法测定苯巴比妥原料药含量的原理与方法。

(2)掌握苯巴比妥原料药含量计算方法。

二、实验原理

巴比妥类药物在适当的碱性溶液中，可与 $AgNO_3$ 定量反应，可用银量法测定巴比妥类药物的含量。滴定开始时生成可溶性的一银盐，当所有的巴比妥类药物都形成一银盐，出现二银盐的沉淀时就是终点。滴定反应的摩尔比是 1∶1。

三、实验步骤

取本品约 0.2g，精密称定，加甲醇 40mL 使溶解，再加新制的 3%无水碳酸钠溶液15mL，照电位滴定法，用硝酸银滴定液(0.1mol/L)滴定。每 1mL 硝酸银滴定液(0.1mol/L)相当于 23.22mg的 $C_{12}H_{12}N_2O_3$。《中国药典》2010 年版规定本品含苯巴比妥($C_{12}H_{12}N_2O_3$)不得少于 98.5%。

苯巴比妥的百分含量可按下式求得：

$$含量\% = \frac{TVF}{m_s} \times 100\%$$

四、注意事项

(1)无水碳酸钠、$AgNO_3$ 滴定液应新鲜配制。

(2)银电极使用前应进行处理。

(3)滴定时必须控制温度,中国药典规定在 15～20℃的温度下进行滴定。

实训 13 盐酸氯丙嗪注射液的含量测定

一、实验目的

(1)掌握利用紫外-可见分光光度法测定盐酸氯丙嗪注射液含量的原理及方法。

(2)掌握盐酸氯丙嗪的紫外吸收光谱绘制方法。

二、实验原理

盐酸氯丙嗪分子中具有三环共轭结构,在紫外光区有较强的吸收。一般具有三个峰值,即分别在 205nm、250nm 和 306nm 附近,故可利用紫外-可见分光光度法测定盐酸氯丙嗪的含量。

三、实验步骤

(一)测定波长的选择

精密量取适量 VmL(约相当于盐酸氯丙嗪 50mg),置 200mL 容量瓶中,加盐酸(9→1 000)溶液稀释至刻度,摇匀,精密量取 2mL 置 100mL 量瓶中,用盐酸(9→1 000)溶液稀释至刻度,摇匀,作为供试品溶液。在紫外-可见分光光度计上,采用 1cm 吸收池,以盐酸溶液(9→1 000)为参比溶液,从 220nm 到 350nm 进行光谱扫描,确定最大吸收波长为 254nm。

(二)样品测定及计算

在紫外-可见分光光度计上,采用 1cm 吸收池,以盐酸溶液(9→1 000)为参比溶液,在 254nm 波长处测定其吸收度,按 $C_{17}H_{19}ClN_2S \cdot HCl$ 的百分吸收系数($E_{1cm}^{1\%}$)为 915 计算标示量百分比。《中国药典》2010 年版规定本品含盐酸氯丙嗪($C_{17}H_{19}ClN_2S \cdot HCl$)应为标示量的 95.0%～105.0%。

盐酸氯丙嗪注射液标示量的百分比可按下式求得:

$$标示量\%=\frac{\frac{A}{915\times L}\times\frac{1}{100}\times V_{供}\times D}{V\times 标示量}\times 100\%$$

四、注意事项

(1)本品有吸潮性,在水、乙醇或氯仿中易溶。其吩噻嗪环易被氧化,在空气或日光中放置,渐变为红色,所以注意避光操作。

(2)本次实验采用的是吸收系数法,其优点是操作简便、快捷,不必用标准品,特别适合进行简单组分的含量测定。但该法受仪器精度、操作及环境因素等影响较对照品法显著,故在测定前必须要对紫外分光光度计进行校正与检定,对其波长、吸收度的准确度、杂散光的检查等均应符合要求，方能保证结果的准确。

(3)由于各校所使用的紫外分光光度计的型号不同，其操作亦有差异，但应注意主要的操作步骤及要点。

1)本次实验是用紫外分光法进行含量测定，故应选择可见-紫外分光光度计中的氢灯为光源，采用石英吸收池进行测定。

2)测定步骤一般须经仪器预热、并调节各种开关至工作处；调拨测定所需波长；经校正仪器后，用与供试液相同的溶剂作空白测试，调其透光率为100%(或吸收度为零)；再测定供试液的吸收度；关闭电路；计算(仪器的具体操作可详见各型号的说明书)。

3)在仪器使用中，暂停测试时，应尽可能关闭光路闸门，以保护光电管，勿使受光过久而遭损坏。

4)因玻璃能吸收紫外线，石英不吸收或少许吸收紫外线，故进行紫外分光测定时，应选用石英作吸收池。

5)吸收池在测定前，应用被测液冲洗2～3次，以保证溶液的浓度不变。

6)由于吸收池与溶剂亦可能有紫外吸收，因此通常应将测出的供试液的吸收度减去空白试验的吸收度，再计算含量(即进行空白试验校正)，以消除吸收池及溶剂带来的误差。

7)空白试验和供试液测定时的吸收池厚度应相等，透光性也要一致。吸收池放入托架内时，应注意粗糙面上的箭头"→"，空白试验与供试液测定时箭头"→"的方向应一致。

8)石英吸收池的透光面应保持光洁，拿取吸收池时，只能拿粗糙面，切不可拿透光面，使用及放置过程中应防止透光面与硬物接触，以免磨损。洗涤时，切不可用毛刷擦洗，一般以水冲洗，内壁沾污时，也可用绸布蘸酒精液轻轻擦洗，必要时，可用重铬酸钾洗液浸泡，再用水洗净。吸收池外表需拭擦时，只能用擦镜纸或白绸布擦。实验结束后吸收池应用水冲洗干净，晾干即可。

实训14　对乙酰氨基酚片的含量测定

一、实验目的

(1)掌握紫外分光光度法测定对乙酰氨基酚片含量的基本原理和方法。

(2)掌握片剂的取样量、标示量和含量计算方法。

(3)熟悉紫外分光光度计的操作。

二、实验原理

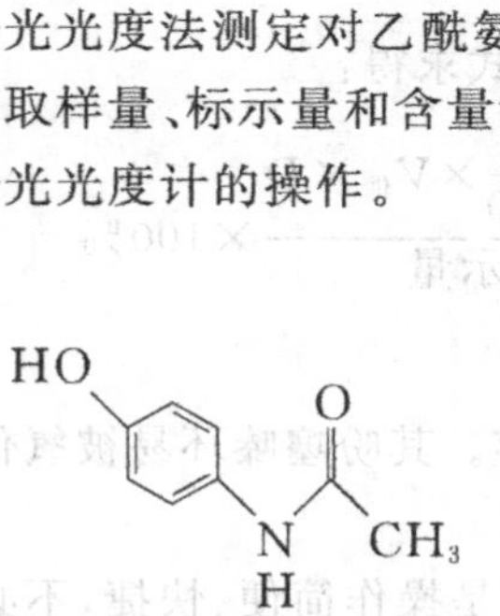

$C_8H_9NO_2$　151.16

本品为白色片、薄膜衣或明胶包衣片，除去包衣后显白色。含对乙酰氨基酚($C_8H_9NO_2$)应为标示量的95.0%～105.0%。对乙酰氨基酚在0.4%氢氧化钠溶液中，于

257nm 波长处有最大吸收，其紫外吸收光谱特征，可用于其原料及其制剂的含量测定。其片剂的溶液经干燥滤纸滤过，辅料不再干扰测定。

三、实验步骤

取本品 20 片，精密称定，研细，精密称取适量（约相当于对乙酰氨基酚 40mg），置 250mL 量瓶中，加 0.4%氢氧化钠溶液 50mL 与水 50mL，振摇 15min，用水稀释至刻度，摇匀，滤过，精密量取续滤液 5mL，置 100mL 量瓶中，加 0.4%氢氧化钠溶液 10mL，加水至刻度，摇匀，取该溶液置 1cm 厚的石英吸收池中，以 0.04%氢氧化钠溶液为空白，在 257nm 的波长处测定吸光度，按 $C_8H_9NO_2$ 的吸收系数（$E_{1cm}^{1\%}$）为 715 计算百分标示量。《中国药典》（2010 版）规定本品含对乙酰氨基酚（$C_8H_9NO_2$）应为标示量的 95.0%～105.0%。

对乙酰氨基酚片占标示量的百分比可按下式求得：

$$标示量\% = \frac{\frac{A}{715 \times L} \times \frac{1}{100} \times V \times D \times \overline{W}}{W \times 标示量} \times 100\%$$

四、注意事项

(1)对乙酰氨基酚片中含有辅料，因此紫外分析前应进行过滤操作。本实验先定容，后过滤，过滤时，所用仪器均需干燥。弃去初滤液，量取续滤液进行分析，以保持浓度的一致，从而保证结果的准确。

(2)本实验用吸光系数法测定含量，其优点是操作简便、快捷，不必用对照品。但该法受仪器精度、操作及环境因素等影响较大，因此测定前必须对紫外-可见分光光度计进行校正与检定，波长、吸光度的准确度、杂散光均应符合要求，才能保证结果的准确。

(3)吸光系数法通常都是在最大吸收波长出测定吸光度，因为在此波长处测定灵敏度高，且波长稍有偏差对吸光度影响不大。

(4)紫外-可见分光光度法测定时，除另有规定外，应以配制供试品溶液的同批溶剂为空白对照，采用 1cm 的石英吸收池，在规定的吸收峰波长±2nm 以内测试几个点的吸光度，或由仪器在规定波长附近自动扫描测定，以核对供试品的吸收峰波长位置是否正确。除另有规定外，吸收峰波长应在该品种项下规定的波长±2nm 以内，并以吸光度最大的波长作为测定波长。

五、思考题

(1)紫外法测定药物含量常用的方法有哪些？紫外测定中的一个重要定律是什么？

(2)如果对乙酰氨基酚 20 片重 2.400g(规格 0.1g)，称取相当于对乙酰氨基酚 40mg 的片粉应该是多少？

实训 15　硫酸阿托品片的质量检测

一、实验目的

(1)掌握托烷类生物碱及硫酸盐鉴别试验。

(2)掌握酸性染料比色法测定含量的操作方法。

(3)熟悉紫外可见分光光度计使用方法及含量测定中注意事项。

二、实验原理

硫酸阿托品的结构：

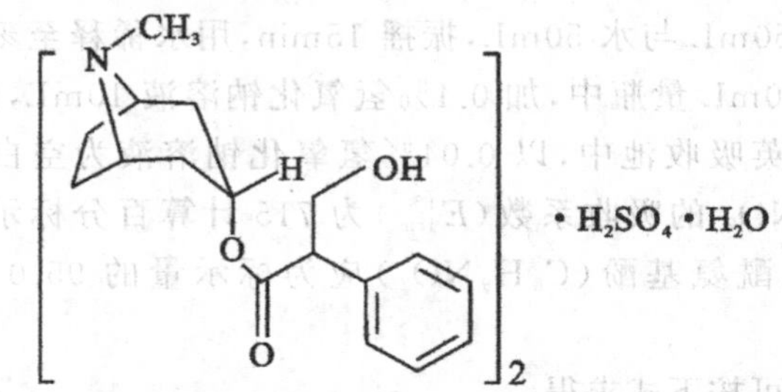

分子式：$2C_{17}H_{23}NO_3.H_2O_4S$

硫酸阿托品属于托烷类药物具有莨菪酸结构，能够发生 Vitaili 反应。方法为供试品与发烟硝酸共热，生成黄色的三硝基(或二硝基)衍生物，将该衍生物冷至室温，加醇制氢氧化钾少许，即显深紫色；硫酸阿托品分子中具有硫酸根离子，显中国药典附录中规定硫酸盐的鉴别反应。

在 pH4.6 的缓冲溶液中，硫酸阿托品的阳离子(BH^+)与溴甲酚绿的阴离子(In^-)定量结合成黄色离子对($BH^+ \cdot In^-$)。用氯仿提取后在 420nm 波长处测定吸收度，并与对照品按同法比较，求得其含量。

$$BH^+ + In^- \rightarrow BH^+ In^-$$

$BH^+ In^-$ 在氯仿中呈黄色，最大吸收波长为 420nm。

三、实验方法

(一)鉴别

取本品的细粉适量(约相当于硫酸阿托品 1mg)，置分液漏斗中，加氨试液约 5mL，混匀，用乙醚 10mL 振摇提取后，分取乙醚层，置白瓷皿中，挥尽乙醚后，取残渣加发烟硝酸 5 滴，置水浴上蒸干，即得黄色的残渣，放冷，加乙醇 2～3 滴湿润，加固体氢氧化钾一小粒，即显深紫色。

(二)含量测定

(1)对照品溶液的制备：精密称取在 120℃干燥至恒重的硫酸阿托品对照品 25mg，置 25mL 量瓶中，加水溶解并稀释至刻度，摇匀；精密量取 5mL，置 100mL 量瓶中，加水稀释至刻度，摇匀，即得(每 1mL 含无水硫酸阿托品 50μg)。

(2)供试品溶液的制备：取本品 20 片，精密称定、研细，精密称出适量 W(约相当于硫酸阿托品 2.5mg)，置 50mL 量瓶中，加水振摇使硫酸阿托品溶解并稀释至刻度，用干燥滤纸滤过，弃去初滤液，收集续滤液，即得。

(3)测定法：精密量取对照品溶液与供试品溶液各 2mL，分别置于预先精密加入氯仿 10mL 的分液漏斗中，各加溴甲酚绿溶液[取溴甲酚氯 50mg 与邻苯二甲酸氢钾 1.021g，加氢氧化钠液(0.2mol/L)6.0mL 使溶解，再加水稀释至 100mL，摇匀，必要时滤过]2.0mL，振摇提取 2min 后，静置使分层，分取澄清的氯仿液，置 1cm 吸收池中，在 420nm 的波长处分别测定吸收度，计算，并将结果与 1.027 相乘，即得供试量中硫酸阿托品$[(C_{17}H_{23}NO_3)_2 \cdot H_2SO_4 \cdot H_2O]$的重量。《中国药典》(2010 版)规定，本品含硫酸阿托品$[(C_{17}H_{23}NO_3)_2 \cdot H_2SO_4 \cdot H_2O]$应为标示量的 90.0～110.0%。

$$标示量\% = \frac{\frac{A_x}{A_B} \times C_B \times D \times 1.027 \times \overline{W}}{W \times 标示量} \times 100\%$$

四、注意事项

(1)酸性染料比色法中所用的试液、指示液、溶剂等均应用吸量管精密量取。

(2)对照品与供试品应平行操作，包括振摇的方法、次数、速度、力度以及放置的时间等均应一致。

(3)采用甘油-淀粉糊做润滑剂。本实验所用分液漏斗必须干燥无水，微量水分会使有机溶剂发生浑浊，影响比色，而且水分带入的染料会使测定结果偏高。

(4)分取三氯甲烷提取液时，应弃去初流液。所取三氯甲烷层必须澄清透明，不得混有水珠。

(5)所用比色杯应检查是否配对。比色杯装液后严格要求内外清洁透明，若有气泡或颗粒应重装。

(6)接触过三氯甲烷提取液的容器，使用完毕均应先以醇荡洗，然后水洗，再以温热的清洁液处理，洗净备用。

五、思考题

(1)酸性染料比色法的主要条件有哪些？结合实验说明如何控制这些条件。

(2)应如何作空白试验？

实训 16　维生素 AD 软胶囊中维生素 A 的含量测定

一、实验目的

(1)熟悉胶囊制剂分析的方法和基本操作。

(2)掌握三点校正法测定维生素 A 含量的实验原理和方法。

二、实验原理

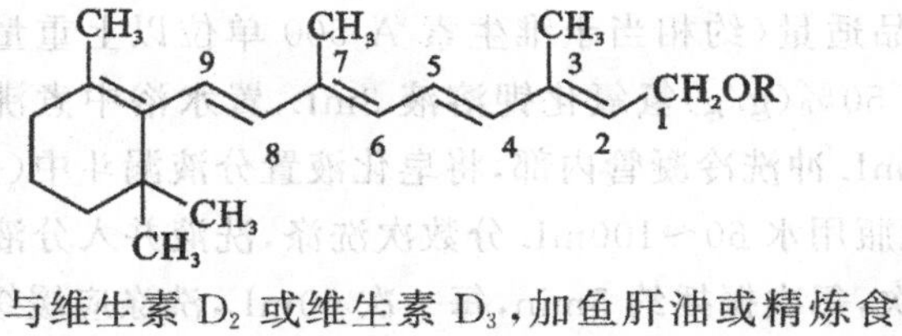

本品系取维生素 A 与维生素 D_2 或维生素 D_3，加鱼肝油或精炼食用植物油溶解并调整浓度后制成。

本品除含有全反式维生素 A 外，尚含有少量对测定有影响的杂质，主要包括维生素 A_2，维生素 A_3，维生素 A 的氧化物、无生物活性的聚合物鲸醇、维生素 A 的异构体及合成时产生的中间体，它们各具有不同的光谱特征和生物效价。全反式维生素 A 醋酸酯在环己烷中最大吸收波长为328nm，而以上所述杂质的不相关吸收在316～340nm波长范围内呈一条直线，且随波长的增大吸光度变小，由于物质对光的吸收具有加和性，故采用三点校正法可以消除这些杂质的干扰。

三、实验方法

取维生素AD软胶囊内容物，精密称定，加环己烷溶解并定量稀释制成每1mL中含9—15U的溶液，照紫外-可见分光光度法，测定其吸收峰的波长，并在下表所列各波长处测定吸光度，计算各吸光度与波长328nm处吸光度的币值和波长328nm处的值。药典规定值如实训表1。

实训表1　维生素A测定第一法的药典规定值

波长(nm)	测得吸光度	吸光度比值	
		计算值	药典规定值
300	A1	A1/A2	0.555
316	A2	A2/A3	0.907
328	A3	A3/A3	1.000
340	A4	A4/A3	0.811
360	A5	A5/A3	0.299

如果吸收峰波长在326～329nm之间，且所测得各波长吸光度比值不超过表中规定的±0.02，可用下式计算含量。

每1g供试品中含有的维生素A的单位$=E_{1cm}^{1\%}(328nm)\times 1900$

如果吸收峰波长在326～329nm之间，但所测得的各波长吸光度比值超过表中规定值的±0.02，应按下式求出校正后的吸光度，然后再计算含量：

$$A_{328}(校正)=3.52(2A_{328}-A_{316}-A_{340})$$

如果在328nm处的校正吸光度与未校正吸光度相差不超过±3.0%，则不用校正吸光度，仍以未经校正的吸光度计算含量。

如果校正吸光度与未校正吸光度相差在－15%至－3%之间，则以校正吸光度计算含量。

如果校正吸光度超出未校正吸光度的－15%至－3%的范围，或者吸收峰波长不在326～329nm之间，则供试品须按下述方法测定。

精密称取供试品适量（约相当于维生素A 500单位以上重量不多于2g），置皂化瓶中，加乙醇30mL与50%(g/g)氢氧化钾溶液3mL，置水浴中煮沸回流30min，冷却后自冷凝管顶端加水10mL冲洗冷凝管内部，将皂化液置分液漏斗中（分液漏斗活塞涂以甘油淀粉润滑剂）。皂化瓶用水60～100mL分数次洗涤，洗液并入分液漏斗中，用不含氧化物的乙醚振摇提取4次，每次振摇约5min，每一次60mL，洗涤应缓缓旋动，避免乳化。直至水层遇酚酞指示液不再显红色。乙醚液用铺有脱脂棉与无水硫酸钠的滤器滤过，滤器用乙醚洗涤，洗液与乙醚液合并，放入250mL量瓶中，用乙醚稀释至刻度，摇匀，精密量取适量，置蒸发器内，在水浴上低温蒸发至1mL后，置减压干燥器中，抽干，迅速加异丙醇溶解并稀释成每1mL中含9～15单位维生素A，照分光光度法在300nm，310nm，325nm及

334nm 四个波长处测定吸光度。并测定吸收峰的波长，吸收峰的波长应在 323nm～327nm，且 300nm 波长处的吸光度与 325nm 波长处的吸光度的比值应不超过 0.73，按下式的计算校正吸收度。

$$A_{325}(校正)=6.815A_{325}-2.555A_{310}-4.260A_{334}$$

每 1g 供试品中含有的维生素 A 的单位=(325nm)×1 830

如果校正吸收度在未校正吸收度的±3%以内，则仍以未经校正的吸收度计算含量。

根据测定结果计算出每粒含维生素 A 相当于标示量的百分率。

$$计算方法:标示量\%=\frac{每\ 1g\ 供试吕中含维生素\ A\ 的单位数\times平均装量}{标示量}\times100\%$$

《中国药典》2010 年版规定本品含维生素 A 应为标示量的 90.0%～120.0%。

四、注意事项

(1)维生素遇光易氧化变质，故测定应在半暗室中尽快进行。测定中所用的乙醚，必须不含过氧化物。

(2)在应用三点校正法时，除其中一点在最大吸收波长测定外，其余两点均在最大吸收峰的两侧上升或下降陡部的波长处进行测定，若仪器波长不够准确时，即会带入较大误差，故测定前应对所用仪器进行波长校正。

(3)注射器及刀片必须清洁干燥，用后应以乙醚洗涤干净，不得沾污。

(4)维生素 AD 软胶囊含维生素 A 10 000U，维生素 D 1 000U。1U 相当于 0.344μg 的全反式维生素 A 醋酸酯。

五、思考题

计算式中 1 900 的含义是什么？如何导出的？

实训 17　葡萄糖氯化钠注射液的质量检查

一、实验目的

(1)通过对葡萄糖氯化钠注射液的全面分析，进一步树立药品质量的全面观点。

(2)熟悉使用旋光仪，掌握旋光法测定葡萄糖含量的操作并能进行有关计算。

(3)熟悉用法杨司法测定氯化钠含量的操作并能进行有关计算。

(4)熟悉用紫外分光光度计检查药物中杂质的操作。

二、实验原理

(一)鉴别

(1)葡萄糖：本品分子含有醛式结构而具还原性，能还原碱性酒石酸铜试液（斐林试液）生成氧化亚铜红色沉淀。

(2)氯化钠：利用氯化钠与硝酸银生成白色凝乳状氯化银沉淀，沉淀能溶于氨试液中，若再加硝酸，沉淀复生成。

(二)杂质检查

采用紫外分光法检查 5-羟甲基糖醛。检查是利用 5-羟甲基糖醛在 284nm 波长处有最大吸收。本品每100mL含0.2g葡萄糖的水溶液在284nm波长处的吸收度不得大于0.25。

(三)含量测定

(1)葡萄糖:采用旋光法测定其含量。根据测得供试品的旋光度与2.0852相乘,计算出葡萄糖在供试品中的百分比浓度和标示量的百分比。

(2)氯化钠:采用法杨司测定含量。利用氯化钠与硝酸银定量反应生成氯化银,采用吸附指示剂确定终点。常用的吸附指示剂有荧光黄、曙红等。

三、实验步骤

(一)鉴别

(1)葡萄糖:取本品,缓缓滴入温热的碱性酒石酸铜试液中,即生成氧化亚铜的红色沉淀。

(2)氯化钠:取本品数滴,加稀硝酸及硝酸银试液各1滴,即产生白色凝乳状沉淀,分离,沉淀加氨试液即溶解,再加硝酸,沉淀复生成。

(二)杂质检查

《中国药典》2010年版规定本品应检查酸度、5-羟甲基糠醛、重金属、不溶性微粒、细菌内毒素及其他有关注射剂项下的各项规定。本次实验仅做5-羟甲基糖醛的检查。

(1)测定液的配制:精密量取本品4mL(约相当于葡萄糖0.2g)置100mL量瓶中,加水稀释至刻度,摇匀,即得。

(2)测定:取配制的测定液盛入1cm厚的石英池中,置预先校正好的紫外分光光度计的试样室中,以水为空白,在284nm波长处测定其吸收度,重复三次,取其平均值。《中国药典》2010年版规定,其吸收度不得大于0.25。

(3)杂质限量计算:根据5—羟甲基糠醛的(284nm)为145,测定液允许的吸收度不得大于0.25,可由下式计算出5—羟甲基糠醛的限量:

$$C=\frac{A}{E_{1cm}^{1\%}L}$$

则100mL测定液中的5—羟甲基糠醛的最大允许量为:

$$C=\frac{0.25}{145\times 1}=0.00172(g)$$

因测定液中葡萄糖浓度为5%,取量4mL,稀释为100mL制得,则4mL葡萄糖原液中5—羟甲基糠醛的最大允许量即为0.00172g,故本品中5—羟甲基糠醛的限量为:

$$\frac{0.00172}{0.2}\times 100\%=0.86\%$$

(三)含量测定

《中国药典》2010年版规定本品(100mL含葡萄糖5g,氯化钠0.9g)含葡萄糖$C_6H_{12}O_6\cdot H_2O$与氯化钠(NaCl)均应为标示量的95.0%~105.0%。

(1)葡萄糖:精密量取本品25mL,置50mL量瓶中,用水稀释至刻度,摇匀,静置10分钟,依法测定该溶液的旋光度,与2.0852相乘(测定管长度为1dm)或与1.0426相乘(测定管长度为2dm),即得供试品中含有$C_6H_{12}O_6\cdot H_2O$的重量(g)。按下式求出该注射液中葡萄糖标示量的百分比。

$$标示量\%=\frac{\alpha\times\frac{50}{25}\times 1.0426}{10}\times 100\%$$

(2)氯化钠：精密量取本品5mL，加水10mL，加2%糊精溶液5mL，2.5%硼砂溶液2mL，加荧光黄指示液5滴，用硝酸银滴定液(0.1mol/L)滴定至浑浊液由黄绿色变为微红色。根据消耗硝酸银滴定液(0.1mol/L)的体积计算氯化钠在该注射液中的百分比浓度和标示量的百分比。每1mL硝酸银滴定液(0.1mol/L)相当于5.844mg的NaCl。按下式求出该注射液中氯化钠标示量的百分比。

$$标示量\%=\frac{V\times T\times F\times 每支容量}{W_{供}(mL)\times 标示量(g)}\times 100\%$$

四、注意事项

(1)碱性酒石酸铜试液是由碱性酒石酸铜试液Ⅰ(硫酸铜溶液)与碱性酒石酸铜试液Ⅱ(碱性酒石酸钾钠溶液)于临用前等量混合而得。

(2)紫外分光法检查5-羟甲基糠醛时，由于仪器的不同，测定操作亦可能有所差异。在测定中除应注意光源及波长的选定外，须用溶剂做空白，调吸收度为零，以消除吸收池及溶剂可能带来的误差。因是直接通过所测吸收度值来判断5-羟甲基糠醛的限量，未采取与标准品比较法，故所测吸收度值应准确，仪器必须先校正合格后，方可进行测定。

(3)氯化钠含量测定中，加糊精的目的是为了保护生成的氯化银沉淀胶体状态，使到达终点时易吸附指示剂荧光黄而变色。加硼砂的目的是为了使终点明确，易于观察。

(4)硝酸银滴定液应置棕色玻瓶中密闭保存，以防遇光析出金属银。

实训18　阿昔洛韦片含量测定

一、实验目的

(1)掌握片剂取样量、标示量的概念和含量计算。

(2)掌握高效液相色谱仪的工作原理与基本操作。

二、实验原理

高效液相色谱法是将具有不同极性的单一溶剂或用不同比例配成的混合溶剂、缓冲溶液等作为流动相，用泵将流动相注入装有填充剂的色谱柱，注入供试品，被流动相带入柱内，在填充剂上进行分离，各成分先后进入检测器，用记录仪(微处理机、显示器)记录色谱图。高效液相色谱法适用于挥发性低，热稳定性差，分子量大的高分子化合物以及离子型化合物等的定性、定量分析。

三、实验步骤

(1)色谱条件与系统适用性试验：用十八烷基硅烷键合硅胶为填充剂(反向色谱柱)；以甲醇一水(10 ： 90)为流动相；检测波长为254nm。精密称取阿昔洛韦对照品50mg置50mL量瓶中，加0.4%氢氧化钠溶液5mL超声1min，加水适量于热水浴振摇10min，冷却至室温，加水稀释至刻度，摇匀，即可为阿昔洛韦对照品溶液。取阿昔洛韦对照品溶液

5mL，加入鸟嘌呤对照品贮备液 1mL（取鸟嘌呤对照品 10mg 置 100mL 量瓶中，加 0.4%氢氧化钠溶液适量，使溶解，并稀释至刻度，摇匀，作为鸟嘌呤对照品贮备液），摇匀，取 20μL 注入液相色谱仪，记录色谱图，阿昔洛韦峰与鸟嘌呤峰的分离度应符合要求，除另有规定外，要求分离度大于 1.5。

$$\text{分离度}\ R=\frac{2(t_{R2}-t_{R1})}{W_1+W_2}$$

式中：t_{R1}——相邻前一峰的保留时间；

t_{R2}——相邻后一峰的保留时间；

W_1、W_2——相邻两峰的宽度。

(2)供试品的测定

1)供试品溶液的制备：本品 20 片，精密称定，研细，精密称取适量（约相当于阿昔洛韦 50mg）置 50mL 量瓶中（称取量$=\frac{50\text{mg}}{\text{规格 mg}}\times$平均片重），加 0.4%氢氧化钠溶液 5mL 超声 1min，加水适量，于热水浴振摇 10min，冷却至室温，加水稀释至刻度，摇匀，滤过，精密量取续滤液 2mL 置 100mL 量瓶中，用水稀释至刻度，摇匀，即可。

2)对照品溶液的制备：精密称取阿昔洛韦对照品 50mg 置 50mL 量瓶中，加 0.4%氢氧化钠溶液 5mL 超声 1min，加水适量，于热水浴振摇 10min，冷却至室温，加水稀释至刻度，摇匀，滤过，精密量取续滤液 2mL 置 100mL 量瓶中，用水稀释至刻度，摇匀，即可。

3)测定：取上述供试品溶液 20μL 与对照品溶液 20μL 分别注入液相色谱仪中，记录色谱图，按外标法以峰面积计算含量。

计算公式：

$$\text{标示量}\%=\frac{W_R\times\text{稀释倍数}}{W_S\times\text{稀释倍数}}\times\frac{A_s}{A_B}\times\frac{\text{平均片重}\ g}{\text{规格}\ g}\times100\%$$

式中：A_S——供试品的峰面积（峰高）；

A_S——对照品的峰面积（峰高）；

W_R——对照品的取样量，g；

W_S——供试品的取样量，g。

《中国药典》(2010 版)规定，本品含阿昔洛韦($C_8H_{11}N_5O_3$)应为标示量的 93.0%～107.0%。

实训 19 固体药物制剂的常规检查

一、实验目的

(1)熟悉固体药物制剂中片剂和胶囊剂的常规检查项目。

(2)掌握片剂的常规检查操作方法。

(3)掌握胶囊剂的常规检查操作方法。

(4)掌握干燥失重测定的操作技能。

二、实验原理

(一)片剂的常规检查

(1)重量差异检查:片剂的重量差异指按规定称量方法测定每片的重量与平均片重之间的差异程度。

《中国药典》(2010 年版)规定片剂重量差异不得超过下表限度的规定。片剂重量差异限度要求如实训表 2。

实训表 2 片剂的重量差异限度要求

平均片重或标示片重	重量差异限度
0.30g 以下	±7.5%
0.30g 及 0.30g 以上	±5%

(2)崩解时限检查:崩解指固体制剂在检查时限内全部崩解溶散或成碎粒,除不溶性包衣材料或破碎的囊壳外,应通过筛网。

测定时使固体制剂在液体介质中,随着崩解仪器吊篮的上下移动,发生崩解成碎粒、溶化或软化的现象,以供试品通过筛网或软化的时间来控制。

(二)胶囊剂的常规检查

(1)装量差异检查:胶囊剂的装量差异指按规定称量方法测定每粒胶囊的内容物的装量与平均装量之间的差异程度。《中国药典》(2010 年版)规定胶囊剂装量差异不得超过实训表 3 限度的规定。

实训表 3 胶囊剂的装量差异限度要求

平均装量	重量差异限度
0.30g 以下	±10%
0.30g 及 0.30g 以上	±7.5%

(2)崩解时限检查:同片剂。

(三)干燥失重测定法

干燥失重是指药物在规定条件下,经干燥后所减失的重量,根据所减失的重量和取样量计算供试品干燥失重的百分率。干燥失重检查法主要控制药物中的水分,也包括其他挥发性物质如乙醇等。

三、实验步骤

(一)性状

观察维生素 B_1 片的性状,本品为白色片。

观察对乙酰氨基酚片的性状,本品为白色片。

观察诺氟沙星胶囊的性状,本品内容物为白色至淡黄色颗粒和粉末。

(二)片剂的常规检查

(1)重量差异检查:分别取维生素 B_1 片 20 片、对乙酰氨基酚片 20 片,精密称定总重量，求得平均片重后，再分别精密称定每片的重量，每片重量与平均片重相比较，按表中的规定，超出重量差异限度的不得多于2片，并不得有1片超出限度1倍。

(2)崩解时限检查：将吊篮通过上端的不锈钢轴悬挂于金属支架上，浸入1 000mL烧杯中，烧杯内盛有温度为(37±1)℃的水，调节吊篮位置使其下降时筛网距烧杯底部25mm，调节水位高度使吊篮上升时筛网在水面下15mm处，并使升降的金属支架上下移动距离为(55±2)mm，往返频率为每分钟30～32次。

取维生素B_1片6片、对乙酰氨基酚片6片，分别置上述吊篮的玻璃管中，启动崩解仪进行检查，各片均应在15min内全部崩解。如有1片不能完全崩解，应另取6片复试，均应符合规定。

(三)胶囊剂的常规检查

(1)装量差异检查：取诺氟沙星胶囊20粒，分别精密称定重量后，倾出内容物(不得损失囊壳)，再分别精密称定囊壳重量，求得每粒内容物的装量与平均装量。每粒的装量与平均装量相比较，按表中的规定，超出装量差异限度的不得多于2粒，并不得有1粒超出限度1倍。

(2)崩解时限检查：取诺氟沙星胶囊6粒，按片剂的装置与方法(如胶囊漂浮于液面，可加档板)检查。硬胶囊应在30min内全部崩解。如有1粒不能完全崩解，应另取6粒复试，均应符合规定。

(四)干燥失重

取已检查过重量差异的对乙酰氨基酚片8片，研细后取粉末约1.0g，置105℃干燥至恒重的扁形称量瓶中，精密称定。并将供试品平铺于瓶底，将称量瓶放入洁净的培养皿中，瓶盖取下，置称量瓶旁，放入恒温干燥箱内，调节温度至(105±2)℃)，干燥2～4h。取出后迅速盖好瓶盖，置干燥器内放冷至室温，迅速精密称重。计算减失重量。

四、注意事项

(1)片剂的重量差异限度和胶囊剂装量差异限度的判断，首先应确定片剂(或胶囊剂)的平均片重(或平均装量)是0.3g以上还是以下，再根据要求计算出片重(或装量)的允许上限和下限，把精密称定的20片(或20粒)的重量与这个上、下限比较，作出判断。

(2)干燥失重试验时，供试品颗粒较大或结块，应研细后干燥；称量时应尽量缩短称量时间，防止供试品吸收空气中的水分，特别是空气中湿度较大时，更须注意。

五、思考题

(1)平均重量在0.3g以上和0.3g以下的胶囊剂，装量差异限度分别为多少？

(2)《中国药典》(2010年版)规定，凡检查含量均匀度的制剂，不再作哪一项检查？凡规定检查溶出度、释放度或融变时限的制剂，不再作哪一项检查？

实训20　吡罗昔康片含量均匀度检查

一、实验目的

掌握吡罗昔康片含量均匀度的操作、计算和结果判断。

二、实验原理

根据吡罗昔康能产生紫外吸收的性质，将本品用盐酸甲醇溶液配成稀溶液，在吡罗昔康的最大吸收波长处测定吸收度，根据吸收度与浓度的关系，用紫外分光光度法中的吸收系数法计算含量，判断含量均匀度。

三、实验方法

(1)取本品1片(糖衣片除去包衣)，置100mL量瓶中，加0.1mol/L盐酸甲醇溶液适量，超声20min使吡罗昔康溶解，用0.1mol/L盐酸甲醇溶液稀释至刻度，摇匀，滤过，精密量取续滤液适量V_1($V_1=\frac{5\mu g/mL\times 100\times 50}{\text{标示量 mg}\times 1\ 000}$mL)置50mL量瓶中，用0.1mol/L盐酸甲醇溶液定量稀释至刻度，摇匀(制成每1mL中含吡罗昔康5μg的溶液)，取该溶液置1cm厚的石英吸收池中，以0.1mol/L盐酸甲醇溶液为空白，在334nm的波长处测定吸光度，按$C_{15}H_{13}N_3O_4S$的吸收系数($E_{1cm}^{1\%}$)为856，计算含量。

$$\text{每片含量}(\%)=\frac{A\times 1\%\times 1\ 000\times V}{E_{1cm}^{1\%}\times L\times \text{标示量}}\times 100\%\text{，其中 }V=\frac{100\times 50}{V_1}$$

$$\text{标示量}(\%)=\frac{\text{实际含量}}{\text{理论含量}}\times 100\%=\frac{\text{每片含量}}{\text{标示量/平均片重}}\times 100\%$$

(2)实验结果记录：用上述药品10片测定结果，算出平均标示百分含量($\overline{X}$)。标示量与均值之差A、标准差S，含量差异限度定为±15%。

序号	A值	标示量%(X%)	$X-\overline{X}$	$(X-\overline{X})^2$
1	1	$X_1\%=$		
2	2	$X_2\%=$		
3	3	$X_3\%=$		
4	4	$X_4\%=$		
5	5	$X_5\%=$		
6	6	$X_6\%=$		
7	7	$X_7\%=$		
8	8	$X_8\%=$		
9	9	$X_9\%=$		
10	10	$X_{10}\%=$		
		$\overline{X}$		$\Sigma(X-\overline{X})^2=$

$$A=|100-\overline{X}|$$

$$S=\sqrt{\frac{\sum(X-\overline{X})^2}{n-1}}$$

式中：X——单片含量；

$\overline{X}$——平均含量；

n——自由度；

初始时为 10；

复试时为 30。

3.结果判断

如 $A+1.80S\leqslant15.0$，符合规定。

若 $A+S>15.0$，不符合规定。

若 $A+1.80S>15.0$，同时 $A+S\leqslant15.0$，应另取 20 片复试。根据初、复试结果计算 30 片的均值、标准差 S 和标示量与均值的绝对值 A。

如 $A+1.45S\leqslant15.0$，符合规定。

若 $A+1.45S>15.0$，不符合规定。

四、思考题

(1)哪些药品应检查含量均匀度？

(2)检查含量均匀度的制剂是否要检查重(装)量差异？

实训 21　设计性实验 1(鉴别试验方法的设计)

一、实验内容与要求

有 1 瓶药物标签脱落，可能为苯巴比妥或异烟肼或维生素 C，请用适当方法将其确证，并说明确证的理由。

设计要求：化学法为主要方法，外观形状作为辅助参考，用适当方法区分出三种不同药物，然后进一步用专属方法对某一药物进行确证。

二、开题报告

通过教材和相关文献的查阅，根据三种药物的结构特征或物理性质差异，设计确证未知物的实验方案，包括研究意义，实验方法，实验试剂、仪器，分析计算，参考文献等。

三、实验方案的实施

自行配置实验所需各种试剂，按设计方案进行实验，并根据实际分析结果。

四、研究报告

按研究论文书写格式写出实验报告。内容包括题目、姓名、摘要、关键词、正文(前言、实验材料、方法与结果、讨论)和参考文献等。

实训 22　设计性实验 2(杂质检查方法的设计)

一、实验内容与要求

盐酸普鲁卡因注射液中对氨基苯甲酸的检查。

设计要求：采用 TLC 法或者 HPLC 法，设计内容包括最佳色谱条件的选择、杂质限量计算和方法学评价。

二、开题报告

通过教材和相关文献的查阅，设计盐酸普鲁卡因注射液中对氨基苯甲酸杂质检查方法，写出开题报告，包括研究意义，实验方法，实验试剂、仪器，分析计算，参考文献等。

三、实验方案的实施

自行配置实验所需各种试剂，按设计方案进行实验，并根据实际分析结果。

四、研究报告

按研究论文书写格式写出实验报告。内容包括题目、姓名、摘要、关键词、正文（前言、实验材料、方法与结果、讨论）和参考文献等。

实训 23　设计性实验 3（含量测定方法的设计）

一、实验内容与要求

维生素 B_1 的含量测定方法比较。

设计要求：维生素 B_1 及其制剂的含量测定可以采用非水溶液滴定法、硫色素荧光法、紫外分光光度法、HPLC 法、硅钨酸重量法等，自行设计 1 种含量测定方法，并与《中国药典》（2010 版）方法进行比较。

二、开题报告

通过教材和相关文献的查阅，设计维生素 B_1 的含量测定方法，写出开题报告，包括研究意义，实验方法，实验试剂、仪器，分析计算，参考文献等。

三、实验方案的实施

自行配置实验所需各种试剂，按设计方案进行实验，并根据实际分析结果。

四、研究报告

按研究论文书写格式写出实验报告。内容包括题目、姓名、摘要、关键词、正文（前言、实验材料、方法与结果、讨论）和参考文献等。